beck ^Ische **reihe**

W0075186

b^{sr}

Immer mehr Menschen kämpfen mit Zivilisationskrankheiten: Übergewicht, Diabetes, Allergien, Unverträglichkeiten, Aufmerksamkeitsdefizit, Burnout. Die Evolutionsbiologin Sabine Paul erklärt, warum diese Probleme existieren, warum sie in den letzten Jahrzehnten so dramatisch zunehmen und wie man sie erfolgreich behandeln bzw. verhindern kann. Voraussetzung dafür ist, die komplexe Interaktion von Genen und Umwelt zu verstehen und wieder in die richtige Balance zu bringen. Der Vergleich des Steinzeitlebens mit dem modernen Alltag ist der Weg, um den natürlichen Bedürfnissen der Menschen auf die Spur zu kommen und den mehr als zwei Millionen Jahre alten Erfolgsprogrammen wieder Geltung zu verschaffen. Diese Kraft und Erfolgsfaktoren, die aus dem paläolithischen Leben stammen, nennt Sabine Paul «PaläoPower» – es ist die Steinzeitkraft oder innere Urkraft, die jeder Mensch in sich trägt und die es neu zu entdecken gilt.

Sabine Paul, geboren 1968, ist promovierte Molekular- und Evolutionsbiologin mit langjähriger Erfahrung als Wissenschaftsautorin, Referentin und Trainerin zu den Themen Evolutionäre Medizin, Ernährung und Psychologie. Im Jahr 2009 gründete sie das Paläo-Power-Institut. Im Verlag C.H.Beck ist von ihr 2009 erschienen (gemeinsam mit Thomas Junker): *Der Darwin-Code. Die Evolution erklärt unser Leben* (lieferbar in der Beck'schen Reihe, Band 1966).

www.palaeo-power.de

Sabine Paul

Paläo**Power**

Das Wissen der Evolution nutzen
für Ernährung, Gesundheit und Genuss

Verlag C.H.Beck

Mit 12 Abbildungen und zahlreichen Illustrationen
von Helge Nyncke

Originalausgabe

© Verlag C.H.Beck oHG, München 2012
Satz, Druck u. Bindung: Druckerei C.H.Beck, Nördlingen
Umschlagentwurf: Geviert – Büro für Kommunikationsdesign,
München, Michaela Kneißl
Umschlagabbildung: Helge Nyncke, © Sabine Paul
Printed in Germany
ISBN 978 3 406 63048 4

www.beck.de

Inhalt

III. Unkonzentriert – zappelig – verträumt:
   ADS und ADHS

IV. Wenn Freund zu Feind wird:
   Allergien und Unverträglichkeiten

VI. Das PaläoPower-Prinzip

I. Zivilisationskrankheiten: Ein Rätsel?

Übergewichtsgiraffen und andere
merkwürdige Erscheinungen

*Wann haben Sie das letzte Mal
eine übergewichtige Giraffe gesehen?*

Was uns bei Tieren seltsam vorkommt – bei Menschen haben wir
uns längst daran gewöhnt, dass immer mehr von ihnen mit Übergewicht oder Fettleibigkeit kämpfen oder mit einer anderen Zivilisationskrankheit wie Herz-Kreislauf-Erkrankung, Diabetes, Krebs,
Allergie, Aufmerksamkeitsdefizit oder Burnout. Der Name deutet
es bereits an: «Zivilisationskrankheiten» findet man in den Industrienationen – so gut wie nie bei Menschen, die unter ursprünglichen Bedingungen leben. Aber ist damit schon alles erklärt?
Tatsächlich beschreibt der Begriff nicht, *warum* genau *diese Probleme* existieren, warum sie in den letzten Jahrzehnten so dramatisch *zunehmen* und ob man sie erfolgreich *behandeln* oder *verhindern* kann.

Die These dieses Buches ist: Zivilisationskrankheiten lassen sich
mit Hilfe der Evolutionsbiologie nicht nur erklären, sondern auch
auf natürliche Weise lindern oder gar abwenden. Voraussetzung ist
jedoch, die komplexe Interaktion von Genen und Umwelt zu verstehen und wieder in die richtige Balance zu bringen. Dabei wird
der Körper nicht als «Fehlkonstruktion» gesehen, auch die Gene
sollen nicht «besiegt» werden – stattdessen geht es darum, körperliche Signale als Richtschnur für Gesundheit und Genuss zu begrei-
fen und diejenigen Umweltfaktoren zu identifizieren, die mit unseren Genen in Konflikt geraten.

Das evolutionäre Verständnis verhilft oft zu überraschenden Erkenntnissen mit hoher Relevanz für den Alltag. So etwa die Entde-

ckung, dass es sich bei AD(H)S weniger um eine genetische Störung handelt, sondern um nützliche genetische Eigenschaften (die es zu fördern gilt) bzw. um eine relativ einfach korrigierbare Stoffwechselsituation (Kapitel III). Beim Thema Übergewicht zeigt sich, dass dieses zunehmend auf eine Mangelernährung zurückgeht. Sie entsteht durch täuschende ‹Superreize›, die ein zwei Millionen Jahre altes Erfolgsprogramm der Gehirnversorgung in die Irre führen – dies kann aber wiederum mit ursprünglichem Genuss gelöst werden (Kapitel II). Auch Allergien ist man nicht schutzlos ausgeliefert: Wer die biologischen Mechanismen ihrer Entstehung versteht, kann Gegenmaßnahmen in Form des richtigen Trainings ergreifen (Kapitel IV). Und schließlich weist das evolutionäre Verständnis sogar Wege aus der Burnout-Falle, da die entscheidenden biologischen Wohlergehensprogramme aufgedeckt werden (Kapitel V).

Gesundheit: Ein gefährdetes Gut

Gesundheit ist ein kostbares Gut: Menschen haben großes Interesse daran, den eigenen Körper zu verstehen und gesund zu erhalten. «Wie geht es dir?» als Begrüßungsfrage ist keine reine Floskel, und «Hauptsache, gesund» ist der große Wunsch werdender Eltern für ihr Kind. Für Allergiker oder chronisch Erkrankte ist Gesundheit ein Dauerthema – sie suchen oft jahrelang nach den Ursachen ihrer Probleme und einer erfolgreichen Therapie.

Betrachtet man nicht nur individuelle Fälle, sondern die Gesamtsituation in westlichen Ländern, zeigt sich ein ernüchterndes Bild: Unverträglichkeiten und Allergien sind als neue Volkskrankheiten auf dem Vormarsch. Parallel dazu breiten sich Übergewicht und Fettleibigkeit lawinenartig aus: Etwa ein Drittel der Franzosen, die Hälfte der Deutschen und zwei Drittel der US-Amerikaner gelten als übergewichtig oder gar fettleibig. Die Diagnosen von Aufmerksamkeitsdefiziten, die etwa 6 bis 10 Prozent der Kinder und Erwachsenen betreffen, nehmen rasch zu. Herz-Kreislauf-Erkrankungen sind die häufigste Todesursache, dicht gefolgt von Krebs.

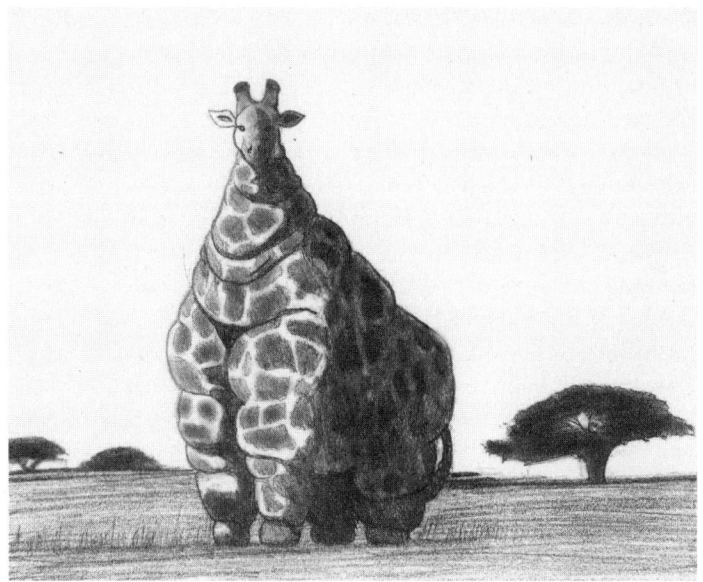

Abb. 1: Wann haben Sie das letzte Mal eine übergewichtige Giraffe gesehen?

Depressionen sind – immer häufiger im Zusammenhang mit Burn-out – die häufigsten Auslöser von Arbeitsunfähigkeit. Und es scheint kaum effektive Therapiemöglichkeiten gegen die modernen Krankheiten zu geben.

Das Rätsel der Zivilisationskrankheiten

Was sind die Ursachen für diese Erkrankungen? Kann man tatsächlich nicht erfolgreich dagegen vorgehen? Vor diesen Fragen stehen nicht nur Betroffene und Mediziner, sondern auch Ernährungswissenschaftler, Psychologen, Soziologen und Gesundheitspolitiker. In Anbetracht der vielen erfolglosen Ansätze in Prävention und Therapie resignieren mittlerweile sogar Fachärzte. Da die Lust

auf Fastfood nicht zu bändigen sei, schlugen im Jahr 2010 Herz-
spezialisten vor, man solle fettreichen Fastfood-Gerichten Statine
beimischen, da diese Medikamente die gefährlichen Fettablagerungen in den Blutgefäßen reduzieren und so das Risiko für Herz-
Kreislauf-Erkrankungen senken. Ist also «Pharmafood» die Lösung unserer Probleme? Sollten wir einfach passende Medikamente in unsere Nahrungsmittel integrieren und zukünftig einen
«McStatin» auf die Speisekarte setzen, um unbeschwert essen zu
können?

Selbst wenn man von den erheblichen Nebenwirkungen dieser
Medikamente absieht, würde ein Medikament nicht ausreichen.
Denn es geht bei Fastfood nicht nur um zu viele und schädliche
Fette, sondern auch um hohe Zuckermengen, zu hohe Salzbeigaben
und zu viel Energie. Welche Wechselwirkungen würden sich aus
den dagegen beigemischten Medikamenten ergeben? Und ein entscheidender Aspekt ist mit diesem Ansatz noch gar nicht beachtet:
Es würden lediglich Symptome behandelt – die Ursache bleibt bestehen und kann weitere Probleme nach sich ziehen.

Die Situation ist vergleichbar mit einem Wasserrohrbruch, bei
dem feuchte und schimmelige Hauswände entstehen: Man kann
mit Farbe die unschönen Stellen übertünchen, mit einem Pilzmittel
die Flecken bearbeiten und einen Schrank davorschieben, um nichts
mehr zu sehen – aber die Ursache wird damit nicht beseitigt, das
Wasser wird weiter eindringen und auf lange Sicht noch größere
Schäden anrichten. Sinnvoller wäre es daher, die Problemquelle zu
finden und zu beheben. Aber wie lässt sich das bei Zivilisationskrankheiten erreichen? Dies ist keine rein akademische, sondern
eine ganz praktische Frage, die die Gesundheit und Lebensweise
jedes Menschen betrifft.

Bislang werden in der modernen Medizin meist Erklärungen
gesucht für die Frage, wie der Körper funktioniert oder welche
Art der Beschwerden vorliegt, z. B. ob Magen-Darm-Beschwerden
durch eine bakterielle Infektion ausgelöst werden oder durch eine
Unverträglichkeit. Häufig gibt es spezifische Medikamente, die –
richtig eingesetzt – solche Beschwerden lindern oder beseitigen.
Treten die Beschwerden erneut auf, werden wiederum Medikamen-

te oder auch Operationen eingesetzt. Dieser Prozess wiederholt sich oft, ohne dass eine wirkliche Verbesserung geschieht – die Patienten leiden daher meist über lange Zeit. Aufgrund dieser medizinisch sehr unbefriedigenden Situation und auch angesichts der hohen Kosten im Gesundheitswesen hält die Suche nach neuen und effektiven Wegen in Therapie und Prävention seit Jahren an. Der Bedarf wird immer größer, da das Ausmaß der Zivilisationskrankheiten ständig wächst.

Der Schlüssel: Einblick in die Evolution

Aus Sicht der *Evolutionären Medizin* liegt des Rätsels Lösung in einer veränderten Sichtweise auf die Entstehung von Krankheiten, in der Frage, *warum* bestimmte Beschwerden auftreten. Die Evolutionäre Medizin basiert auf den Erkenntnissen Charles Darwins und seiner Nachfolger zu den Mechanismen der Evolution, ebenso auf dem Wissen um die zwei Millionen Jahre lange Entwicklungsgeschichte der Menschen und einer fast vier Milliarden Jahre langen Evolution aller Lebewesen. Verbunden werden diese Erkenntnisse mit modernen Forschungsergebnissen aus einer Vielzahl biologischer, medizinischer und anthropologischer Fachgebiete. Erst wenn man die evolutionären Zusammenhänge und Prinzipien kennt, die Körper und Verhalten der Menschen geformt haben und noch immer bestimmen, lässt sich auch verstehen, warum bestimmte Merkmale vorhanden sind, warum und unter welchen Bedingungen Gesundheit und Krankheiten entstehen können.

In seinem berühmten Werk *Über die Entstehung der Arten* beschrieb Darwin 1859 die Grundprinzipien der Evolution: die natürliche und die sexuelle Auslese. Man kann demnach davon ausgehen, dass jedes Merkmal eines Organismus nützlich ist oder für die Vorfahren dieses Organismus von Nutzen war – entweder direkt oder indirekt. Das bedeutet, dass auf lange Sicht körperliche Merkmale und Verhalten optimal an ihre Funktion in einer bestimmten Umwelt angepasst werden. Ändert sich die Umwelt, können aber auch andere Eigenschaften vorteilhaft werden und die bisherigen

Merkmale oder Verhaltensweisen einen Nachteil darstellen. Üblicherweise führt das Wechselspiel von Genen und Umwelt dazu, dass Lebewesen bestmöglich an einen bestimmten Lebensraum angepasst sind. Das Gedankenspiel zur übergewichtigen Giraffe zeigt: Solange keine entscheidenden neuen Einflüsse auftreten, wird eine Giraffe gesund, agil und mit Normalgewicht in ihrer natürlichen Umgebung unterwegs sein. Das Gleiche gilt auch für andere Tiere, so auch für Menschen.

Menschen haben etwa zwei Millionen Jahre als Jäger und Sammler gelebt – und sich an die entsprechende Lebensweise, Ernährungsform und die Einflussfaktoren dieser Umwelt angepasst. Erst seit weniger als 10 000 Jahren sind sie sesshaft, haben ihre Ernährung umgestellt, leben und arbeiten heute weitgehend in geschlossenen Räumen und sind neuen Umweltbedingungen wie künstlichem Licht oder Schichtarbeit ausgesetzt. Es gibt aber auch viele Vorteile des modernen Lebens gegenüber der Vergangenheit: kaum Nahrungsmangel, geringere Kindersterblichkeit, viele Arbeitsprozesse ohne große körperliche Kraftanstrengung. Sind wir heute also Jäger und Sammler im Schlaraffenland? Jäger und Sammler sicherlich, aber nicht im Schlaraffenland. Denn unsere Körperfunktionen sind trotz (oder wegen?) aller Annehmlichkeiten offensichtlich aus dem Gleichgewicht geraten. Während sich die Umweltfaktoren in relativ kurzer Zeit sehr stark verändert haben, ist unsere genetische Ausstattung noch immer weitgehend diejenige der Jäger und Sammler. Das Zusammenspiel unserer Steinzeitgene mit der heutigen Umwelt entscheidet über Gesundheit oder Krankheit. Die Evolutionäre Medizin geht diesen Mechanismen auf den Grund und eröffnet die Chance, sie für ein gesünderes, genussvolleres Leben zu nutzen.

Evolutionäre Medizin:
Das Geheimnis der nützlichen und unnützen Merkmale

Die Evolutionäre Medizin beschäftigt sich mit der Entstehung von Gesundheit und Krankheit aus evolutionärer Sicht. Man könnte vermuten, dass Darwin selbst der Vater dieser Fachrichtung ist – schließlich war er der Sohn und Enkel berühmter Ärzte und hatte ein Medizinstudium begonnen. Die Evolutionäre Medizin ist jedoch eine relativ junge Disziplin und wurde Mitte der 1990er Jahre durch mehrere Artikel und ein viel beachtetes Buch von Randolph M. Nesse und George C. Williams begründet. Ihre Thesen und Methoden setzten in den letzten zwanzig Jahren einen neuen Denkprozess in Gang: weg von den Symptomen hin zur Erklärung von *Krankheitsursachen*. Es geht nicht mehr nur darum zu verstehen, *wie* eine Erkrankung abläuft, beispielsweise welches Bakterium welche Infektion auslöst, sondern *warum* Menschen von diesem Bakterium infiziert werden können und warum bestimmte Antibiotika diese Mikroorganismen abtöten, der Patient bei der Behandlung aber nicht an den Zellgiften stirbt. Allgemeiner gesagt: Es geht darum zu verstehen, *warum* es überhaupt bestimmte Krankheiten gibt und wie wir mit diesem Wissen gesund bleiben oder wieder gesund werden können.

Bislang lag der Fokus der Evolutionären Medizin auf Eigenschaften des Körperbaus, die unter heutigen Bedingungen zu Gesundheitsproblemen führen (z. B. Erkrankungen der Gelenke und der Wirbelsäule). Allmählich rücken auch Fragen zu Ernährung, Allergien und psychischen Problemen in den Mittelpunkt des Interesses. Genau dies ist der Schwerpunkt dieses Buches: die stoffwechsel- bzw. immunsystembedingten und psychischen Erkrankungen moderner Menschen, wie Übergewicht, Unverträglichkeiten, AD(H)S oder Burnout.

Alle heutigen Lebewesen sind evolutionär gesehen Erfolgsmodelle: Sie stammen von einer ununterbrochenen Vorfahrenreihe ab, die sich erfolgreich durchgesetzt hat. Die Erbsubstanz dieser erfolgreichen Vorfahren wurde an uns weitergegeben – es sind die

20 000 bis 25 000 Gene, die jeder Mensch besitzt, sozusagen unser inneres Erfolgsprogramm. Allerdings bezieht sich der Erfolg auf die Vergangenheit und sagt nichts darüber aus, ob ein Organismus mit diesen Genen auch heute und zukünftig den Bedingungen seines Lebensraums gewachsen ist. Aber auch als Erfolgsmodelle sind Organismen nicht absolut perfekt, sondern nur insofern optimiert, als sie bestmöglich und zugleich mit geringstem Aufwand den Anforderungen ihrer Umwelt entsprechen. Diese Optimierung auf einen Lebensraum erfolgt durch natürliche und sexuelle Auslese (Selektion), deren Produkt alle Organismen sind.

Nur wenn man diese evolutionären Prinzipien verstanden hat, kann man sie erfolgreich zur Lösung von Gesundheitsfragen anwenden. Daher werden sie im Folgenden kurz erklärt.

Natürliche Selektion erklärt nützliche Merkmale

Natürliche Selektion findet immer dann statt, wenn es einen (auch noch so kleinen) genetischen Unterschied zwischen Individuen gibt (z. B. Blutgruppe A und 0), die das Überleben oder die Fortpflanzung beeinflusst (z. B. Blutgruppe A schützt besser vor Pest, Blutgruppe 0 vor Pocken). Ungünstigere Varianten haben bei einem bestimmten Umwelteinfluss weniger gute Überlebens- bzw. Fortpflanzungschancen (z. B. Blutgruppe 0 bei Pest-, Blutgruppe A bei Pockenepidemien), ihre Häufigkeit wird geringer, gleichzeitig erhöht sich die Häufigkeit der günstigeren Varianten. Im Lauf der Zeit verschieben sich so die Anteile der genetischen Varianten, bis die für eine bestimmte Umwelt beste Konstellation erreicht ist. Dabei gibt es keinen Plan, kein Ziel, keine Richtung, nur Zufall und Notwendigkeit. Es geht nur darum, ob eine bestimmte Zusammenstellung von Genvarianten, das jeweilige Genom eines Organismus, einen größeren oder kleineren Fortpflanzungserfolg hat im Vergleich mit dem Genom eines anderen Organismus. Es muss aber nicht immer der schnellste oder stärkste Organismus sein, es kann auch der fürsorglichere oder vorsichtigere sein. So überleben üblicherweise eher vorsichtige Feldmäuse, da sie auf freiem Feld selte-

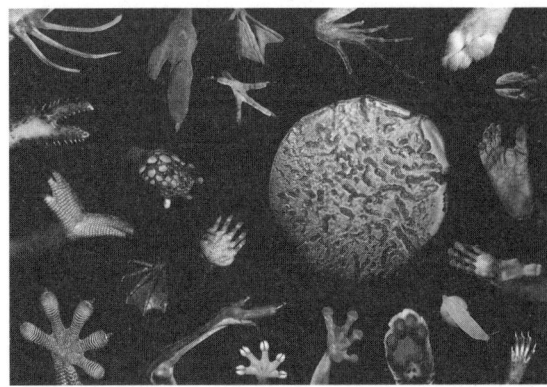

Abb. 2:
Natürliche
Selektion:
Körperliche
Merkmale wie
ein Fuß wer-
den bestmög-
lich an die
jeweilige Um-
welt angepasst
und sind daher
sehr unter-
schiedlich
ausgeprägt.

ner Opfer der Greifvögel werden. In harten Wintern, mit begrenzten Futtermengen, haben aber wagemutigere Feldmäuse einen
Vorteil und die besseren Fortpflanzungschancen.

Ob sich eine bestimmte Genvariante (Allel) durchsetzt, ist von
sehr vielen Faktoren abhängig: Zunächst muss eine vorteilhafte genetische Veränderung auftreten, das Individuum muss lange genug
leben, damit sich der Vorteil zeigen kann, es muss einen Reproduktionspartner finden und lebensfähige Nachkommen haben. In der
folgenden Generation muss die neue Genvariante erhalten bleiben
und auch unter sich ändernden Umweltbedingungen in weiteren
Generationen noch immer einen Vorteil bieten. Auf diese Weise
entstehen für eine bestimmte Umwelt *nützliche Merkmale*, z. B.
besonders gut haftende Fußlamellen von Geckos, die Wände hoch-
und an Decken entlanglaufen, pfannkuchenartige Fußsohlen von
Elefanten, die auf sandigem Savannenboden abrollen, oder die
Grabschaufeln eines Maulwurfs, der sich durch das Erdreich arbeitet. Bei allen genannten Beispielen handelt es sich um Füße, abhängig vom jeweiligen Lebensraum sind sie jedoch ganz unterschiedlich und für diesen am zweckmäßigsten geformt.

Sexuelle Selektion erklärt schöne, nutzlose und riskante Merkmale

Die natürliche Auslese kann eine bestimmte Art von Merkmalen nicht erklären: Die schönen, scheinbar nutzlosen und riskanten Merkmale wie aufmerksamkeitserregende, flugunfähige Pfauenfedern oder lebensgefährliche Verhaltensweisen wie das Kurvenschneiden der Motorradfahrer, die im Frühjahr mit halsbrecherischer Geschwindigkeit unterwegs sind. Solche Merkmale kommen durch die sexuelle Auslese zustande, d. h. durch den Wettkampf um einen Fortpflanzungspartner. Konkurrieren die Individuen eines Geschlechts direkt miteinander (meist die Männchen) und tragen dabei körperliche Kämpfe aus, werden Merkmale körperlicher Stärke, z. B. große Geweihe bei Hirschen, selektiert. Es können aber auch die Individuen eines Geschlechts (meist die Weibchen) den Partner des anderen Geschlechts wählen. Die potentiellen Fortpflanzungspartner bewerben sich gewissermaßen und machen auf ihre besonderen Qualitäten aufmerksam. Auf diese Weise entstehen schöne Merkmale wie glatte, d. h. gesunde Haut oder ein farbenprächtiges Gefieder.

Je mehr die Reproduktionspartner zur gemeinsamen Aufzucht der Nachkommen beitragen, desto ausgeglichener ist das Verhältnis von Werbung und Wahl. Bei Menschen wählen sowohl die Frauen als auch die Männer; auf diese Weise entstehen attraktive Frauen-*und* Männerkörper, interessante geistige Eigenschaften sowohl bei Frauen als auch bei Männern. Damit ist aber noch keine Erklärung für riskante und lebensgefährliche Verhaltensweisen gegeben wie etwa das ‹Komasaufen› von Jugendlichen, die regelmäßig und absichtlich so große Alkoholmengen zu sich nehmen, dass die Alkoholvergiftung bis zur Bewusstlosigkeit führt.

Auch das lässt sich letztlich über die sexuelle Auslese erklären, bei der die besonderen Qualitäten des Organismus präsentiert werden. Dieses ‹Marketing› kann aber mehr vorspiegeln, als tatsächlich dahintersteckt, also eine Art Mogelpackung darstellen. Etwa wenn bei einer ersten Begegnung eine Person behauptet, vermögender Firmeninhaber oder eine virtuose Pianistin zu sein, obwohl die Firma, dessen Besitzer er ist, gerade insolvent geworden ist oder ihr Klavierspiel nicht für eine große Karriere ausreicht. Ein potentieller Reproduktionspartner, der auswählt, wird also darauf achten müssen, dass die präsentierten Qualitätssignale seines Gegenübers echt und nicht zu sehr übertrieben sind. Dies kann ein Bewerber vor allem dann glaubhaft vermitteln, wenn seine Merkmale oder Verhaltensweisen besonders aufwändig oder gefährlich sind: teure Autos über mehrere Jahre hinweg zu besitzen, ein brillantes, öffentliches Konzert zu geben – oder auch Komasaufen als Versuch, eine besonders stabile Gesundheit zu demonstrieren, die sogar eine starke Alkoholvergiftung verkraftet. Dieses Prinzip der Übertreibung als Echtheitsgarantie wird als *Handicap-Prinzip* bezeichnet und erklärt die *riskanten, übertriebenen und schmückenden Merkmale und Verhaltensweisen* – die scheinbar den Überlebens- und Fortpflanzungschancen zuwiderlaufen.

Erfolgsstrategien sozialer Tiere: Kampf und Kooperation

Für die Erklärung menschlicher Verhaltensweisen und Merkmale ist es notwendig, noch eine dritte Komponente zu beachten: Menschen sind *soziale* Lebewesen, d. h., sie leben in Gruppen und zeigen ein daran angepasstes Verhalten. Darwin beschrieb 1871 in seinem zweiten Hauptwerk *The Decent of Man* sehr ausführlich typische Merkmale der Menschen. Er verglich sie mit denen anderer sozialer Tiere und zeigte, dass auch Verhaltensweisen und geistige Eigenschaften durch evolutionäre Mechanismen entstehen.

Die Sozialstrukturen der Menschen, ihre Verhaltensweisen in Gruppen, aber auch ihre geistigen Eigenschaften verlangen daher ebenso eine Untersuchung aus evolutionärer Perspektive wie ihre körperlichen Merkmale. Dies steht nicht im Widerspruch zu soziologischen oder psychologischen Erklärungen, sondern beschreibt die ihnen zugrunde liegenden biologischen Mechanismen. Ein zentraler Aspekt ist dabei das Austarieren unterschiedlicher Interessen der Gruppenmitglieder: So kann sich das individuelle Interesse an Fortpflanzung und Wohlergehen mit dem Nutzen der Gruppe decken und dadurch verstärken – aber auch in Konflikt damit geraten.

Beispielsweise trainieren begeisterte Skifahrer durch Bewegung im Freien ihre Muskeln, heben die Stimmung und steigern Wohlergehen und Attraktivität. Für die Gruppe der Krankenversicherten ist dies positiv, auch wenn gelegentliche Unfälle die Kosten der Gemeinschaft etwas erhöhen. Extremskifahrer steigern ihr Training und ihre Attraktivität noch weiter, können sich aber auch schwer verletzen oder hohe Bergungskosten verursachen. Deshalb werden Extremsportarten von der Gemeinschaft weniger toleriert. Jedoch ist die Gruppe stets an gut trainierten, wagemutigen Individuen interessiert und lässt extreme Sportformen bis zu einem gewissen Grad zu. Sie begrenzt sie aber etwa durch Ausschluss aus einer Krankenversicherung oder eine Erhöhung des Versicherungstarifs.

Die Gruppenmitglieder schwanken bei ihrer Interaktion immer zwischen verschiedenen Interessen, zwischen Kooperation und Kampf – und müssen diese Ambivalenz kontinuierlich ausgleichen und die jeweils effektivste Strategie finden. An dieser Stelle sei nur kurz angemerkt, dass der Reproduktionserfolg, um den es letztlich bei all diesen Strategien geht, nicht nur *direkte* Fortpflanzung bedeutet, sondern dass es auch *indirekte* Fortpflanzung gibt, bei der ein Individuum seine Verwandten unterstützt und diese sich dadurch mehr Kinder leisten oder sie besser aufziehen können. Auch auf diese Weise werden gemeinsame Gene (besser) weitergegeben.

Licht ins Dunkel:
Evolutionäre Erklärungen für heutige Krankheiten

Wie können uns diese Erkenntnisse zu evolutionären Mechanismen helfen, die Entstehung von Krankheiten besser zu verstehen? Sie zeigen, wie Körpereigenschaften und Verhaltensweisen auf unterschiedliche Weise beeinflusst werden, dass Merkmale teilweise unterschiedlichen Zwecken dienen, sich daher auch in ihrer Ausprägung gegenseitig behindern oder verstärken können.

Für die evolutionäre Erklärung von Krankheiten werden meist fünf wichtige evolutionäre Prinzipien herangezogen, die sich aus der natürlichen und sexuellen Auslese ableiten.

1. Design-Kompromisse: Bestimmte Merkmale können nicht gleichzeitig in ihrer Ausprägung maximiert werden, da sich ihre Funktionen gegenseitig und teilweise auch gegenteilig beeinflussen. So wird etwa die maximal mögliche Gehirngröße des Menschen durch die Enge des Geburtskanals begrenzt, welcher wiederum durch den aufrechten Gang und das zweibeinige Laufen nicht weiter ausgedehnt werden kann. Es muss daher ein Kompromiss gefunden werden, der die bestmögliche Kombination bestimmter Merkmalsvarianten darstellt – der Körper ist demnach eine Ansammlung vieler ‹Design-Kompromisse›. Es ist jedoch keine korrekte Ableitung, Menschen deshalb als «Fehlkonstruktion» oder «Mängelwesen» zu betrachten. Auch aus der Welt der Technik kennt man Design-Kompromisse: Beispielsweise verbrauchen Fahrzeuge mit zunehmender Geschwindigkeit und Beschleunigungsfähigkeit mehr Kraftstoff. Daher muss je nach gewünschtem Einsatz des Fahrzeugs – als Rennwagen des Weltmeisters oder sparsames Stadtauto – ein Kompromiss entweder beim Kraftstoffverbrauch oder bei der Schnelligkeit eingegangen werden.

2. Das evolutionäre Erbe: In einem lebenden Organismus sind immer nur graduelle Merkmalsveränderungen möglich, die neutral oder nützlich sein müssen, um sich halten bzw. durchsetzen zu können. Daher entstehen keine vollständig neuen Konstrukte – es kann immer nur am Bestehenden weiter verbessert werden. Frühere Eigenschaften bleiben dabei immer erhalten und können sich später negativ auswirken. Zum Beispiel birgt die Fähigkeit von Zellen, sich unbegrenzt zu teilen (wie dies bei Einzellern oder embryonalen Zellen üblich ist), das Risiko, dass in einem späteren Lebensalter die Zellteilungsbremsen wieder deaktiviert werden und Krebszellen entstehen können, die Metastasen bilden und sich im Körper ausbreiten.

3. Ständiges Wettrüsten (Coevolution) mit Krankheitserregern: Vielzellige Organismen werden von vielen Krankheitserregern befallen: Viren, Bakterien, Würmer etc. breiten sich darin aus. Gleich-

zeitig versucht der Wirtsorganismus stets, Krankheitserreger abzu-
wehren und neue Verteidigungsmechanismen zu entwickeln. Dies
führt wiederum zu neuen Angriffsstrategien der Erreger, so dass ein
Wettrüsten auf beiden Seiten stattfindet. Konkret versucht der
menschliche Organismus, bakterielle Infektionen mit der Erhöhung
der Körpertemperatur (Fieber) einzudämmen. Eine Fiebersenkung
ist daher eher hilfreich für die Bakterien und kann den Krankheits-
verlauf sogar verlängern. Auch Appetitlosigkeit, Mattigkeit und
hohes Schlafbedürfnis sind nützliche Abwehrstrategien: Sie reduzieren die für Bakterien notwendige Eisenmenge und geben dem
ruhenden Körper die Möglichkeit, das Immunsystem unter Hoch-
druck arbeiten zu lassen. Der schnellste Weg zur Genesung ist daher, diesen Körpersignalen zu folgen und nicht mit Medikamenten
innerhalb von 24 Stunden wieder einsatzbereit sein zu wollen. Gelegentlich schießen die Abwehrmechanismen des Wirtsorganismus
aber auch über, und das Immunsystem greift dann körpereigenes
Gewebe an, was zu Allergien und Autoimmunerkrankungen führt.

4. Funktionelle Kompromisse der Gene: Genvarianten können
sich je nach Konstellation als neutral, vorteilhaft oder nachteilig erweisen. So können Merkmale auftreten, die in der Jugend einen
Vorteil bringen, im Alter jedoch nachteilig sind. Denn was nach
Ende der reproduktiven Phase schädlich ist, liegt im toten Winkel
der Evolution. So führt z. B. die Veranlagung zu Bluthochdruck zur
Leistungssteigerung in der Jugend um den Preis des erhöhten Herzinfarktrisikos im Alter.

5. Neue, stark veränderte Umweltfaktoren: Sie passen oft nicht
zu den bislang optimierten oder neutralen Genen und führen infolgedessen zu Krankheiten. Ein klassisches Beispiel dafür ist, dass die
Kurzsichtigkeit (Myopie) bei den Bewohnern der Arktis selten war.
Nach der Einführung von Schulen wurde ein Viertel der Kinder
kurzsichtig. Diese überraschende Entwicklung trat aufgrund einer
Genvariante auf, die ursprünglich keine negative Auswirkung hatte. Aber durch Fokussieren auf nahe Gegenstände wie Bücher wurde das Retinawachstum bei Kindern nun ungebremst fortgesetzt
und führte zu Kurzsichtigkeit. Dies ist eine typische Konstellation,
bei der bestimmte genetische Anlagen erst durch neue, stark ver-

änderte Umweltbedingungen (meist kulturelle Entwicklungen) zur Ausprägung einer Krankheit führen. Viele der Zivilisationskrankheiten sind, wie wir im Folgenden sehen werden, auf diesen Mechanismus zurückzuführen. Er bildet daher einen Schwerpunkt in diesem Buch.

Die Erforschung evolutionärer Zusammenhänge hilft, Krankheiten besser verstehen und behandeln zu können – aber auch, ihnen vorzubeugen. Körper und Verhaltensweisen werden in der Evolutionären Medizin sowohl als Produkt der Evolution als auch der Umwelt gesehen. Der Vorteil dieses Ansatzes ist, dass Zusammenhänge erkennbar werden und sich daraus klare, an den natürlichen Bedürfnissen der Menschen orientierte Richtlinien ableiten lassen.

Wie geht man konkret vor? Verschiedene Fragestellungen sollten dabei beachtet werden: Ist das Merkmal eine Anpassung und bietet einen Vorteil? Falls ja, wie muss der Rest des Körpers entsprechend angepasst sein? Falls es sich um ein nachteiliges Merkmal handelt: Warum wurde es in der Vergangenheit erhalten und positiv selektiert? Oder könnte ein nachteiliges Merkmal auch der Preis für einen anderen Vorteil sein? Anhand der darauf gefundenen Antworten lassen sich auch Voraussagen zu noch unbekannten Vorgängen machen und zukünftig überprüfen. So lässt sich zeigen, ob die Hypothesen und Schlussfolgerungen korrekt waren oder nicht. Diese Vorgehensweise ergänzt die klassischen naturwissenschaftlichen Experimente und entspricht dem Vorgehen von Wissenschaften, die Vorgänge in langen Zeiträumen mit üblichen Laborexperimenten nicht nachvollziehen können, z. B. der Geologie. Auch diese arbeitet mit Vergleichen und überprüfbaren Voraussagen.

Wenn die Erkenntnisse der Evolutionsbiologie und die Ansätze der Evolutionären Medizin korrekt sind, dann müsste sich die Herkunft von Zivilisationskrankheiten anhand spezifischer evolutionärer Faktoren erklären lassen. Darüber hinaus müsste es auch möglich sein, eine Lebensweise zu entwickeln, die den *natürlichen Bedürfnissen* der Menschen und einem ‹artgerechten› Leben entspricht – vielleicht sogar Krankheiten möglichst lange verhindert und ein genussvolles Leben bis ins hohe Alter erlaubt. Zunächst aber müssen wir klären, wie das genetische Erbe und die Erfolgsstrategien unserer Vorfahren entstanden. Dabei hilft ein Blick auf das Leben der Jäger und Sammler in der Altsteinzeit.

Mammuts, Möhren, Malerei:
Eine Zeitreise zur natürlichen Lebensweise

Welches sind unsere natürlichen Bedürfnisse? Machen wir zur Beantwortung dieser Frage eine kurze Zeitreise durch die Evolution der Menschen. Streng genommen müsste sie mit der Entstehung der ersten Lebewesen vor etwa dreieinhalb bis vier Milliarden Jahren beginnen, denn von den ersten Organismen bis zu den heutigen Menschen besteht eine ununterbrochene Stammesgeschichte. Setzt man jedoch erst zu dem Zeitpunkt ein, als der letzte gemeinsame Vorfahre unserer nächsten heute noch lebenden Verwandten, der Schimpansen, gelebt hat, befinden wir uns ca. sechs bis sieben Millionen Jahre vor heute. Aus diesen Urschimpansen des afrikanischen Regenwaldes entstanden aufrecht laufende Menschenaffen: die Australopithecinen, die etwa fünf Millionen Jahre in trockeneren Regionen mit verstreuten Bäumen und Wäldern an Ufern von Seen und Flüssen lebten.

Menschen auf Wanderschaft

Die ersten Menschenformen, die mit dem Gattungsnamen *Homo* benannt werden, stammen aus der Zeit von vor ca. 1,9 Millionen Jahren: Es ist *Homo erectus*, ein ausdauernder Läufer mit aufrechtem Gang, einem, verglichen mit den Australopithecinen (410–515 ccm), deutlich größeren Gehirnvolumen von ca. 1000 ccm und einer Körpergröße und Körpergestalt, die heutigen Menschen sehr ähnlich ist. *Homo erectus* lebte als erfolgreicher Jäger und Sammler und war die erste Menschenart, die aus Afrika heraus andere Erdteile besiedelte. Vor etwa 600 000 Jahren entstand *Homo heidel-*

bergensis in Afrika – mit einem Gehirnvolumen, das dem der modernen Menschen entspricht. *Homo heidelbergensis* kam in einer zweiten Verbreitungswelle bis nach Europa – Mitglieder dieser Menschengruppe waren die Vorfahren der Neandertaler. Parallel dazu entstanden vor etwa 200 000 Jahren in Afrika die anatomisch modernen Menschen, *Homo sapiens*. Sie breiteten sich vor weniger als 100 000 Jahren von Afrika bis nach Europa und Ostasien aus und erstmals bis nach Australien, Amerika und auf Inseln im Pazifik. Vor etwa 45 000 Jahren trafen sie in Europa ein.

Leben in der Altsteinzeit

Wie sah die Lebensweise der Menschen seit ihrem Ursprung vor etwa zwei Millionen Jahren bis vor weniger als 10 000 Jahren aus? Die Beantwortung dieser Frage ist von großer Bedeutung, denn diese Zeit prägte die genetische Ausstattung der Menschen und bestimmt noch heute unsere Körpereigenschaften und unser Verhalten.

Es war ein sehr aktives Leben, halb nomadisch, als Jäger und Sammler. Neben den großen Ausbreitungswellen in geographisch und klimatisch unterschiedliche Regionen waren die Jäger und Sammler auch in ihrem jeweiligen Gebiet häufig auf Wanderschaft, da sie Tieren, Pflanzenvorkommen und Wasserquellen im Wechsel der Jahreszeiten folgten. Als Werkzeuge dienten verschiedene Geräte aus Stein, etwa Schaber, Messer, Faustkeile (viele davon einsetzbar als Universalgeräte wie ein Schweizer Taschenmesser), Bohrer, Meißel etc. Aufgrund der typischen Werkzeugfunde spricht man von ‹Steinzeit›, und die Zeit der Jäger und Sammler wird als ‹Altsteinzeit› oder ‹Paläolithikum› bezeichnet – sie macht etwa 99,5 Prozent der Menschheitsgeschichte aus und hielt bis vor knapp 10 000 Jahren an.

Zur Jagd wurden unter anderem fast zweieinhalb Meter lange hölzerne Stoßlanzen eingesetzt, mit denen Waldelefanten, Wisente, Rentiere oder Pferde erlegt wurden. Zu den gejagten Tieren gehörten je nach Klima auch Mammuts, Rot- und Riesenhirsche, Elche,

Rehe, Wildesel, Wildschweine, Auerochsen, Wildrinder, Moschus-
ochsen, Wasserbüffel, Antilopen, Flusspferde, Nashörner, Berber-
affen, Höhlen- oder Braunbären, Wölfe, Füchse, Gemsen, Stein-
böcke, Hasen, Vögel (Enten, Schneehühner, Gänse, Rebhühner,
Fasane etc.) und Wassertiere wie Fische, Muscheln und Meeres-
säuger.

Es gab vielfältige Jagdtechniken: Treibjagden in Sümpfen oder
über Klippen, Erlegen von Höhlenbären während ihrer Winterruhe, Einsatz von Fallen, Schlingen, Wurfspeeren, gelegentlich auch
von Wurfhölzern und Bumerangs, Verwendung von Harpunen,
Angeln, Netzen, Reusen – und seit etwa 20 000 Jahren Speer-
schleudern oder Pfeil und Bogen, die eine noch größere Reichwei-
te bei der Jagd auf Landtiere erzielten. Auch für das Sammeln un-
terirdischer Nahrungsquellen wie Wurzeln und Speicherknollen
wurden Werkzeuge verwendet, z. B. Grabstöcke. Die Tiere wurden vollständig verwertet: als Nahrungsquelle (Muskelfleisch, aber
auch Innereien und Knochenmark), zur Werkzeugherstellung, für
den Behausungsbau, als Brennstoff (Knochen) und als Kleidung
(Fell).

In Gruppen von etwa 20 bis 200 Personen legten die Menschen
oft weite Strecken zurück. Oft wurde unter freiem Himmel ohne
Unterkunft übernachtet. Es gab aber auch längerfristig bewohnte
Basis- oder Winterlager, teilweise mit massiven Hütten, deren Boden aus Steinen oder Knochen bestand oder die aus Holzstäm-
men gearbeitet und mit Tierhäuten abgedeckt wurden. Kurzzeitig
bewohnte Versorgungs- oder Sommerlager wurden hingegen mit
leichten Stangenzelten errichtet, die sich gut transportieren und
schnell auf- und abbauen ließen. Bei extremen Witterungsbedingungen wurden auch Höhlen genutzt.

Entgegen dem Klischee, dass in der Steinzeit die Männer jagten
und die Frauen sammelten, waren die täglichen Arbeiten nicht so
stereotyp verteilt. Männer sammelten und kochten ebenfalls. Da
Frauen lediglich eine kurze reproduktive Phase (späte Menstrua-
tion, frühe Wechseljahre) mit nicht mehr als vier bis fünf Kindern
hatten, stand ihrer Beteiligung an Großwildjagden nicht viel entgegen, sei es als Jägerinnen oder beim Sichten und Zerlegen von Tie-

ren. Auch Kleinwild wurde von Frauen aktiv gejagt, ebenso waren sie als Fischerinnen unterwegs – entweder allein oder mit Männern und älteren Kindern. Die Werkzeugherstellung wurde wahrscheinlich von der Person durchgeführt, die die Werkzeuge anschließend benutzte. Die Kinderbetreuung lag in der Hand von älteren Kindern und mehreren Erwachsenen. Frauen sammelten aber auch mit großer Ausdauer Pflanzen, gruben Wurzeln aus und verarbeiteten und konservierten die Nahrung.

Eine Vielzahl an Pflanzen fand Verwendung als Nahrungs- und Würzmittel, als Heil- und Rauschmittel, zur Insektenvertreibung, als Brennstoff, Farb- und Gerbstoff, Polstermaterial, Rohstoff für Seile oder Gewebe, als Schleif- und Poliermittel, Windeln, Menstruationsschutz, Wundauflagen, Seifen, Shampoos und Zahnputzmittel. Zur Ernährung dienten *Speicherorgane (Knollen und Wurzeln), Blätter, Stängel, Knospen, Samen oder Früchte* typischer Arten der grünen Grassteppe wie Sauerampfer, Beifuß, Wermut, Süßgräser, Sanddorn, Wacholder, Spitz- und Breitwegerich, Weidenröschen, Kornblume, Heidekraut, Heidel-, Preisel- und Rauschbeere, Brom-, Him- und Erdbeere, Vogelbeere, Weißdorn, Wildapfel, Astern, Wiesen-Knöterich, Lein, Hahnenfuß, Wasserlilie, Gänsefuß, Schafgarbe, Waldmeister, Möhre, Petersilie, Kümmel, Fenchel, Giersch, Bibernelle, Dill, Glockenblume, Rapunzel, Rettich, Wildkohl, Kresse, Raps, Senf, Radieschen, Schwarzwurzeln, Löwenzahn, Brennnessel, Lauch, Klee, Luzerne, Hülsenfrüchte, Borretsch, Nelkengewächse, Majoran, Rosmarin, Thymian, Salbei, Minze, Moose, Schachtelhalm, Weide, Kiefer und viele mehr. Neben den verschiedenen Pflanzenteilen wurden auch *Nüsse und Pilze* verwendet.

Die Nahrungsmittel wurden getrocknet, im Frostboden eingefroren, geräuchert, geröstet, auf heißen Steinen gegart, in Kochgruben mit Kochsteinen gekocht oder auf Feuerstellen gegrillt. Belegt ist, dass Menschen seit mindestens 800 000 Jahren ihre Nahrung erhitzen, deutliche Hinweise existieren, dass dies sogar seit 1,9 Millionen Jahren der Fall sein könnte. Als Kochgeräte findet man Arbeitsplatten, Mörser und Reibschalen aus Stein, die vermutlich auch für Arzneien und Farbpigmente verwendet wurden. Napfförmig vertiefte Steine könnten geschmolzenes Tierfett mit einem Docht aus Moos beinhaltet haben – eine solche Lampe hat die Leuchtkraft von drei Kerzen.

Natur und Kunst gehen Hand in Hand

Faszinierend ist, dass schon vor 40 000 bis 30 000 Jahren, also vor dem ersten Einsatz von Pfeil und Bogen, Kunstwerke von großer Fertigkeit erstellt wurden. Die berühmten Höhlenmalereien aus Südfrankreich und Nordspanien begeistern noch heute jährlich Tausende von Besuchern. Das Leitmotiv der Malerei und Schnitzerei sind große, gefährliche, schnelle Tiere – das gesamte Spektrum der eiszeitlichen Großsäuger ist zu finden –, aber auch Tier-Mensch-Mischwesen. Von Menschen selbst gibt es kaum Darstellungen, außer als Frauenstatuetten (Venus vom Hohle Fels, Venus von Willendorf). Sogar Musikinstrumente sind aus dieser Zeit bekannt: Auf Rekonstruktionen dieser Flöten kann heute noch gespielt werden. Vielfältige Formen von Schmuck wurden schon länger verwendet: Perlen, Anhänger aus Elfenbein, Knochen, Zahn, Geweih und Steine, Muscheln, Schneckenhäuser – die teils über weite Handelsstrecken kamen. Vermutlich gab es auch intensive Körperbemalung, die Verwendung von Federn und Pflanzenmaterialien als Körperschmuck, von denen jedoch keine Fossilien erhalten blieben.

Beanspruchung des Körpers: Training, Rast und Tod

Sowohl das Jagen als auch das Sammeln in der freien Natur, bei jeglicher Art von Wetter, verlangten eine große Ausdauerleistung. Die Jäger und Sammler waren schlank und stark, ihre Gelenke und Muskelansatzstellen der Knochen belegen, dass sie etwa so muskulös waren wie heutige sehr gut trainierte Sportler. Körpergröße und Körperbau entsprachen unseren heutigen Maßen. Für derzeitige Verhältnisse überraschend ist der paläolithische Arbeitsrhythmus: Etwa ein bis zwei Tagen des Jagens und Sammelns folgten ein bis zwei Tage Ruhephase. Noch heute wenden die Buschmänner der Kalahari im Durchschnitt nur 12 bis 19 Stunden pro Woche für die Nahrungsbeschaffung auf.

Krankheiten und Tod wurden vor allem durch eine hohe Kindersterblichkeit, Infektionen und akute Verletzungen wie Knochenbrüche hervorgerufen. Die Verteilung und Häufigkeit der Knochenbrüche, die an paläolithischen Skeletten nachgewiesen wurden, ähneln denen von Rodeoreitern. Es finden sich auch starke Abnutzungen der Zähne, da sie teilweise als Werkzeuge verwendet wurden, und Verschleißerscheinungen an den Gelenken durch zu hohe Belastung. Gelegentlich kam es zu starkem Muskelabbau durch fehlende Belastung, Karies aufgrund von Bleivergiftung oder auch Lungenentzündung oder angeborenen Fehlbildungen – chronische Erkrankungen, wie wir sie heute kennen, traten jedoch so gut wie nicht auf.

PaläoPower statt Zivilisationskrankheiten?

Fassen wir zusammen: Über 99 Prozent ihrer bisherigen Entwicklungsgeschichte haben Menschen als Jäger und Sammler verbracht und in dieser Zeit ihre körperlichen Merkmale und geistigen Talente an diese Umwelt und Lebensverhältnisse optimal angepasst. Es war ein sehr aktives Leben, mit halb nomadischer Lebensform – auf ständiger Suche nach nährstoffreichen Nahrungsquellen, der permanenten Entwicklung neuer Techniken, dem Meistern von Gefahren und der Entstehung von Kunst und beeindruckenden Kunstwerken. Bei aller Faszination gegenüber der Leistung unserer Vorfahren ist allerdings auch klar: Die Lebensbedingungen waren hart, voller Bedrohungen und Hindernisse. Es gibt daher wenig Grund, die paläolithische Phase unserer Vergangenheit übermäßig zu romantisieren – wohl aber Anlass, sich die Erfolgsstrategien unter diesen widrigen Bedingungen bewusstzumachen und auch heute zu nutzen.

Gesundheit: Die Interaktion von Genen und Umwelt

Überleben und Gesundheit sind nur dann möglich, wenn genetische Ausstattung und vorherrschende Umweltfaktoren zueinanderpassen. Genau hier findet aber eine immer größere Aufspaltung zwischen dem Leben der Jäger und Sammler und dem modernen Leben statt. In den letzten 10 000 Jahren, seit der Sesshaftwerdung, haben sich die Umwelteinflüsse immer rasanter verändert – die genetischen Merkmale jedoch kaum.

Wir verwenden heute eine grundsätzlich andere Zusammensetzung unserer Nahrungsmittel im Vergleich mit den Jägern und Sammlern, bewegen uns statt zwei- bis dreimal die Woche etwa 20 Kilometer kaum mehr als ein paar hundert Meter, arbeiten und leben in geschlossenen Räumen statt unter freiem Himmel, nutzen künstliches Licht und damit auch die Möglichkeit von Nacht- und Schichtarbeit. Es gibt Heizung und Klimaanlage, um den Einfluss der Temperatur zu minimieren, und wir reisen innerhalb weniger Stunden über viele Zeitzonen hinweg. Für viele Menschen ist entweder kein Arbeitsplatz vorhanden oder aber die Berufstätigkeit mit großem Arbeitsaufwand und Stress verbunden, so dass echte Ruhephasen und Entspannung beinahe Luxusgüter geworden sind. 10 000 Jahre sind für die Meisten ein enorm langer Zeitraum – evolutionär betrachtet, und verglichen mit den beinahe zwei Millionen Jahren der Jäger-und-Sammler-Phase handelt es sich jedoch um einen vergleichsweise kurzen Zeitabschnitt. Genetisch bedeutet dies, dass sich trotz stark veränderter Umweltbedingungen nur sehr wenige genetische Anpassungen ausbilden konnten. Dies bereitet den Boden für Zivilisationskrankheiten.

Die Kraft der Evolutionären Medizin

Die Evolutionäre Medizin versucht zu erklären, warum bestimmte Krankheiten z. B. aufgrund des Ungleichgewichts von genetischen Merkmalen und neuen Umweltbedingungen zustande kommen können. An ausgewählten Beispielen zeigt dieses Buch, ob und wie evolutionär bedingte Faktoren dabei wirken und wie sich menschliche Verhaltensweisen erklären und gegebenenfalls ändern lassen. Die Besonderheit dieses Buches liegt vor allem darin, den bisher eher theoretischen Ansatz der Evolutionären Medizin um die praktische Anwendbarkeit im Alltag zu erweitern – und das auf möglichst genussvolle Weise.

Bislang wurde die praktische Umsetzung evolutionsmedizinischer Erkenntnisse aus verschiedenen Gründen nicht sehr forciert: zum einen, weil zunächst Grundlagenforschung notwendig war (und auch immer noch ist), um die wissenschaftliche Basis bereitzustellen. Zum anderen sind Wissenschaftler zurückhaltend, wenn es um die konkrete Anwendung wissenschaftlicher Erkenntnis geht. Zu groß ist zunächst die Wahrscheinlichkeit, dass man aufgrund fehlender Daten und Einblicke falsche Empfehlungen gibt. Diese Vorsicht ist sicherlich berechtigt. Meine Erfahrung nach mehr als zehnjähriger Arbeit an der Schnittstelle zwischen wissenschaftlicher Forschung und nutzbringender Anwendung dieser Erkenntnisse ist jedoch: Gerade diese Kombination hat eine besondere Stärke, sofern die wissenschaftliche Basis gewissenhaft integriert wird. Auch macht es aus meiner Sicht Sinn, dem heutigen Wildwuchs an Ernährungs- oder Verhaltensregeln einen wissenschaftlich basierten Kompass entgegenzusetzen. Gerade das evolutionäre Verständnis ist sehr hilfreich, um die Spreu vom Weizen zu trennen, vor allem wenn man an einer Richtschnur interessiert ist, die die natürlichen Bedürfnisse der Menschen im Auge hat.

Die Medizin ist eine Erfahrungswissenschaft. Ihr liegt schon immer die Anwendung naturwissenschaftlichen, anatomischen und physiologischen Wissens zugrunde; sie gibt auch klare Verhaltensregeln für die Behandlung oder Prävention von Krankheiten vor –

warum sollte dies für die Evolutionäre Medizin nicht ebenfalls gelten? Das Beispiel der Bionik zeigt, wie fruchtbar die Anwendung eines fundierten Naturverständnisses für die Lösung technischer oder medizinischer Probleme sein kann, beispielsweise bei der Entwicklung funktionierender Flugmaschinen oder eines delfinnasenartigen Bugs für Schiffe, welches Treibstoff spart. Biologische Erkenntnisse finden bereits ihren Weg in die Medizin, etwa mit der Entwicklung einer Art Tesafilm, der Wunden nach dem Geckofußprinzip ‹klebt›, biologisch kompatibel und abbaubar ist und das Klammern oder Nähen von Wunden überflüssig macht.

Es spricht also vieles dafür, die Anwendung evolutionsbiologischer Erkenntnisse nutzbringend voranzutreiben. Ziel ist es, die ständig zunehmenden Zivilisationskrankheiten zu verhindern oder auf Grundlage des evolutionären Blickwinkels besser, ganzheitlicher und nachhaltiger zu behandeln. Damit eröffnet sich nicht nur eine hilfreiche Option für Patienten, sondern auch eine neue Perspektive für Ärzte und Therapeuten, speziell für die Fachbereiche der Inneren, der Allgemein-, Ernährungs-, Arbeits-, Kinder- und Anti-Aging-Medizin und nicht zuletzt für Heilpraktiker und Psychotherapeuten.

PaläoPower: Steinzeitkraft im modernen Leben

Konkret geht es in diesem Buch um Krankheitsbilder, die sich besonders rasant ausbreiten oder besondere Lebenseinschränkungen mit sich bringen. Dazu zählen Übergewicht, Herzinfarkt, Zuckerkrankheit, Allergien/Unverträglichkeiten sowie AD(H)S und Burnout. Welche evolutionären Aspekte können dazu beitragen, die Entstehung dieser Krankheiten zu verstehen? Welche Umweltfaktoren spielen eine Rolle? Können sie verändert werden und wenn ja, wie? Diese Fragen beantworten die Kapitel II bis V. Darauf aufbauend, wird eine Lebensweise formuliert, die sowohl Gesundheit als auch Genuss für moderne Menschen erreichen kann (Kapitel VI). Der Vergleich des paläolithischen Lebens mit dem modernen Alltag ist der Weg, um den natürlichen Bedürfnissen der

Menschen auf die Spur zu kommen und die mehr als zwei Millionen Jahre alten Erfolgsprogramme wieder zur Geltung zu bringen.

> Diese Kraft und Erfolgsfaktoren, die als genetisches Erbe der Steinzeit in jedem Menschen verankert sind, nenne ich «PaläoPower» – die Kraft der Altsteinzeit. PaläoPower bedeutet das Wiederentdecken der natürlichen körperlichen, geistigen und emotionalen Bedürfnisse – und das Leben im Einklang mit der eigenen Biologie und Biographie.

Fünf große Lebensbereiche waren in Jäger-und-Sammler-Gruppen zu meistern und bestimmen in der Summe die PaläoPower:

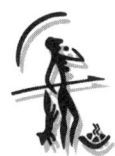 **Ressourcen:** sind diejenigen Mittel, die zum Überleben oder für bestimmte Tätigkeiten notwendig sind. Elementare Ressourcen sind vor allem Lebensmittel, denn ohne Nahrung gibt es kein Überleben. Die richtigen *Nahrungsmittel* mussten beschafft, zubereitet und möglichst für Hungerzeiten aufgehoben werden, um das Überleben sicherzustellen. Notwendig war das Wissen, welche Nahrungsmittel in welcher Zusammensetzung sättigend, gesundheitsförderlich oder schädlich sind. Zu den überlebensnotwendigen Ressourcen gehörten neben der Nahrungsbeschaffung aber auch *materielle und mentale Sicherheit:* z. B. Brennmaterial-Reserven, Schutz vor Gefahr und die Gewissheit, mit den richtigen Materialien bzw. Jagd-, Sammler-, Handwerks- oder Kunsttechniken gewappnet zu sein. Dies spiegelt sich im nebenstehenden Signet wider.

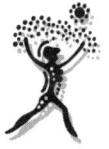 **Training:** beinhaltet in der Altsteinzeit körperliche Bewegung, Kraftanstrengung, das Zurücklegen weiter Strecken, Beweglichkeit, aber auch alle auf den Körper einwirkenden Umweltfaktoren, die ihn fördern und fordern, z. B. Krankheitserreger, Wetterbedingungen wie Sonne, Wind und Regen, Temperaturunterschiede, Tag-und-Nacht-Wechsel, Jahreszeiten, Düfte, Pollen, Farben etc. Dies ist im nebenstehenden Signet symbolisiert.

Regeneration: bedeutet Erholung – die Wiederherstellung verbrauchter Kräfte und der Leistungsfähigkeit durch freie Zeit, Entspannung und Schlaf. Dies drückt das nebenstehende Signet aus. Auch der Besuch bei anderen Gruppen wurde immer wieder genutzt, um Körper und Geist zu regenerieren.

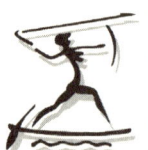

Talente: erlauben, neue Herausforderungen zu meistern. Geistige, emotionale und handwerkliche Begabungen, Wissen, Geschicklichkeit, Mut und Kreativität sind die Voraussetzungen, um ein unbekanntes Gebiet durchqueren, einen breiten Fluss überwinden oder neue Nahrungsquellen finden zu können. Dies spiegelt das Talente-Signet wider. Ständig waren Gefahren zu bestehen, Risiken abzuwägen und neue Techniken zu entwickeln. Hilfreich waren dabei Neugierde, das Entfalten individueller Fähigkeiten und Kreativität, um die anstehenden Herausforderungen zu meistern. Fantasien, Wünsche und Risikobereitschaft führten zu technischen Weiterentwicklungen, der Besiedelung neuer Regionen und der Erschließung bislang ungenutzter Ressourcen.

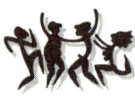

Interaktion: Menschen sind soziale Tiere. Die Vorteile der Gruppe wie besserer Schutz, mehr Nahrung, entlastende Aufteilung der Kindererziehung, Weitergabe wichtiger Informationen etc. werden durch große Kooperationsfähigkeit erreicht und durch gemeinsames Essen, Feiern und intensive Paarbindung gestärkt. Die Nachteile der Gruppenstruktur sind das Aufkommen unterschiedlicher Interessen und damit verbundener Aggression und Ambivalenz, die innerhalb der Gruppe mit großem Aufwand austariert werden müssen. Dies symbolisiert das Interaktion-Signet.

Für die Bewältigung all dieser Situationen haben unsere Vorfahren passende körperliche Merkmale und geistige Strategien entwickelt. Die genetische Basis dieser Merkmale und Strategien wurde im Lauf von fast zwei Millionen Jahren in der Erbsubstanz (DNA) fixiert, wenn sie erfolgreich waren. Unsere DNA ist also eine Art Archiv oder Schatzkiste genetischer Erfolgsprogramme der Vergangenheit. PaläoPower bedeutet, diese Schätze zu suchen und zu heben. Konkret: Wenn etwa die Zusammensetzung einer artgerechten Ernährung bekannt ist, die aktuelle Ernährung diesem Anspruch jedoch bei weitem nicht gerecht wird und zugleich ernährungsbedingte Krankheiten auftreten, lässt sich eine Korrektur vornehmen.

Dieses Vorgehen bedarf einer entscheidenden Ergänzung: Von dem biologischen *Lust-/Unlust-Prinzip* lässt sich lernen, dass keine Empfehlung dauerhaft gegen das Lustprinzip verstoßen darf (wie dies die meisten Diäten und Ernährungsempfehlungen tun): Nur eine Ernährungsumstellung, die zugleich genussvoll ist, wird dauerhaft beibehalten. Kurz gesagt: Man kann alles tun, was man möchte – aber dauerhaften Erfolg gibt es nur, wenn man *mit* den biologischen Programmen arbeitet, *nicht gegen* sie.

Wenn der Ansatz der Evolutionären Medizin richtig ist und das evolutionäre Verständnis von Gesundheit und Krankheit menschengerecht angewandt wird, dann sollte es möglich sein, statt von Zivilisationskrankheiten geplagt zu werden, mit PaläoPower gesund und zugleich genussvoll zu leben. Impulse, wie dies aussehen kann, soll dieses Buch all denjenigen vermitteln, die von wissenschaftlichen Erkenntnissen immer wieder neu fasziniert werden, den Mut zur Anwendung von Wissen haben, Genuss und das Leben lieben, ein wenig experimentierfreudig und vor allem neugierig geblieben sind.

II. Runde Hüften, süßes Blut:
Vom Übergewicht zu Diabetes und Herzinfarkt

1. Süß, fett, salzig: Laster oder gesunde Leidenschaft?

Sisyphus hatte es leicht: Er rollte das stets gleiche Gewicht den Berg hinauf. Wir haben es deutlich schwerer: Wir tragen ein ständig zunehmendes Gewicht mit uns herum. Was uns mit Sisyphus verbindet: Alle Anstrengungen, das Problem in den Griff zu bekommen, scheinen ebenso vergeblich zu sein.

Übergewicht ist längst kein individuelles Problem mehr, die Häufigkeit hat weltweit in den letzten Jahrzehnten drastisch zugenommen. Die Weltgesundheitsorganisation (WHO) schätzt, dass 2008 mehr als 1,5 Milliarden Menschen übergewichtig waren, davon etwa 500 Millionen sogar fettleibig. Besonders schwerwiegend sind drei Entwicklungen: Zum einen haben sich die Zahlen seit 1980, d.h. sehr schnell, verdoppelt, zum Zweiten wird das Ausmaß pro Person immer größer, und schließlich sind Kinder zunehmend betroffen. In Deutschland sind ca. 15 Prozent der Kinder übergewichtig oder fettleibig, demgegenüber sind nur 2 Prozent magersüchtig. Aber Übergewicht, ehemals als Wohlstandskrankheit eingestuft, erreicht nun auch Länder mit mittlerem oder geringem Durchschnittseinkommen, z.B. Brasilien und Indien – und in den Industrienationen bringen vor allem Kinder aus Familien mit niedrigem Sozialstatus und Migrationshintergrund zu viele Kilogramm auf die Waage.

Fettleibigkeit und Übergewicht sind also keine reinen Überflussphänomene. Auch handelt es sich nicht nur um ein Schönheitsproblem, sondern langfristig gesehen um ein stark erhöhtes Risiko für schwere Krankheiten wie Zuckerkrankheit, Herzinfarkt oder Schlaganfall. Es wird auch ein Zusammenhang mit einigen Krebsarten, Asthma und Degenerationskrankheiten wie Alzheimer diskutiert. Weltweit sterben an den Folgen von Übergewicht und Fettleibigkeit inzwischen mehr Menschen als an Untergewicht.

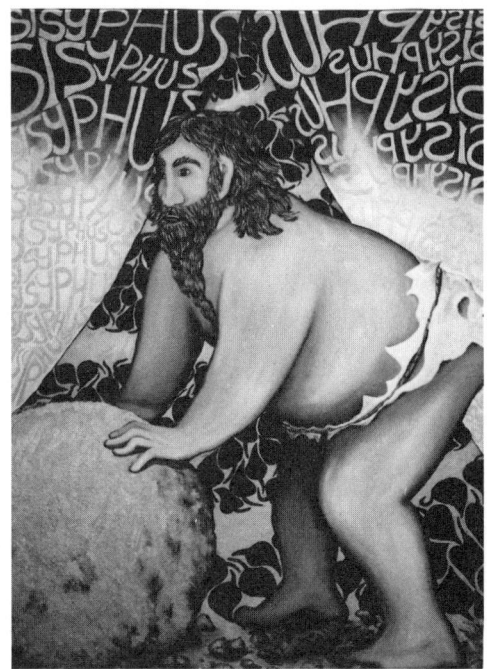

Abb. 3: Sisyphus hatte es trotz allem leicht – die Last heutiger Menschen wird hingegen immer schwerer. «Sisyphus» von Mareke Müller, 1994, Öl und Bronzen auf Nessel

Guter Rat ist teuer?

Zu den Top-Neujahrsvorsätzen gehört stets: Gewicht reduzieren! Pünktlich nach Weihnachten starten darauf abgestimmte Werbeanzeigen – ein Dauerbrenner bis zum Sommer, wenn die Bikinisaison vorbei ist. Gleichzeitig versuchen Ernährungsmediziner und Ernährungsberater, eine wachsende Zahl an Menschen davon zu überzeugen, ihre Ernährung der Gesundheit zuliebe umzustellen. Die Erfahrung ist in allen Bereichen gleich ernüchternd: So gut wie nichts funktioniert auf Dauer. Eine Gewichtsreduktion, die länger als sechs bis zwölf Monate anhält, ist nur in Einzelfällen zu erreichen.

Oft verirren sich die Ratsuchenden im undurchdringlichen Dschungel der Empfehlungen. Noch nie in der Menschheitsgeschichte war es so schwer wie in den letzten Jahrzehnten, die ‹richtige› Ernährung zu finden, sich zugleich gesund und genussvoll zu ernähren – und ein zuverlässiges Gefühl dafür zu haben, was der Körper braucht. Der Leidensdruck ist für die meisten Betroffenen so stark, dass sie bereit sind, große Geldsummen in Diätbücher, Ernährungskurse, Fitness-Studios etc. zu investieren. Aber die Hoffnung auf eine endgültige Lösung des Problems trügt: Nach durchschnittlich sieben Anläufen geben die Meisten enttäuscht auf. Ist die Situation wirklich hoffnungslos und muss wirklich so viel Geld in ineffektive Ratschläge investiert werden?

2. Die Entdeckung der natürlichen Leidenschaften

Wir machen alles richtig!

Die gute Nachricht ist: Evolutionsbiologisch gesehen machen wir alles richtig. Unsere Vorlieben für bestimmte Speisen sind genetisch festgelegt – sie hatten bzw. haben einen Überlebens- oder Fortpflanzungsvorteil und sind deshalb in den Genen verankert.

Diese Feststellung erscheint widersprüchlich, denn viele Menschen essen offensichtlich zu viel vom Falschen: süß, fett, salzig, zu wenig Obst und Gemüse, zu viel Fastfood und Softdrinks – und legen so den Grundstein für viele Erkrankungen. Kann dies vorteilhaft oder richtig sein? Hier hilft ein Blick in die Zeit, in der unsere Vorlieben und der für Menschen typische Stoffwechsel entstanden: die Welt der Jäger und Sammler. In dieser Zeit wurden die genetischen Programme festgeschrieben, die unsere natürlichen Leidenschaften bestimmen. Worin ihr Nutzen lag, wird im Folgenden betrachtet.

Entscheidend für das Überleben der Jäger und Sammler war, dass ihre Nahrung genug Energie und die ausreichende Menge der richtigen Nährstoffe lieferte. Dies gilt auch für moderne Menschen.

Exkurs: Welche Nährstoffe benötigt der Körper?

1) Makronährstoffe: Fett, Protein (Eiweiß), Kohlenhydrate (Zucker).
Sie liefern **Energie,** sind aber gleichzeitig auch **Baustoffe** für Körperzellen und Enzyme, die Stoffwechselprozesse steuern oder Zellschäden reparieren.

2) Mikronährstoffe: Vitamine und Mineralstoffe. Sie sind die ‹helfenden Hände› im Stoffwechsel. Vitamine und Mineralstoffe (wie Zink, Eisen, Calcium etc.) sind Bestandteile von Enzymen, die für die **Umwandlung von Stoffen** im Körper sorgen. Sie sind auch wichtig für das **Immunsystem,** die Bildung von **Hormonen,** den **Sauerstofftransport,** die Bildung von **Neurotransmittern** etc.

3) Sekundäre Pflanzenstoffe: Sie schützen die Pflanze vor Fraß, Befall durch Krankheitserreger oder UV-Licht oder dienen der Anlockung von Bestäubern. Werden sekundäre Pflanzenstoffe (z. B. Carotinoide, Saponine, Polyphenole) in mäßigen Mengen aufgenommen, entfalten sie bei Menschen oft eine heilende oder schützende Wirkung: Senkung des Cholesterinspiegels, Schutz vor zerstörerischen Oxidantien, Tumorhemmung, Stärkung des Immunsystems.

Die Nahrungsquellen der Jäger und Sammler waren sehr vielfältig – sie mussten den gesamten Nährstoffbedarf abdecken. Pflanzen waren in der Regel ausreichend vorhanden. Sie lieferten vor allem Mikronährstoffe (Vitamine und Mineralstoffe), komplexe Kohlenhydrate (Ballaststoffe) und die schützenden sekundären Pflanzenstoffe. Dies erklärt, warum Menschen Blätter (z. B. Salat) und Wurzeln (z. B. Möhren) mögen, häufig aber kein ausgeprägtes Verlangen danach haben: Es waren genügend dieser Ressourcen vorhanden.

Deutlich schwieriger war es, an Protein- und Fettquellen zu kommen. Fleisch, Fisch und Meeresfrüchte sind die besten Proteinlieferanten. Fett ist vor allem in Fleisch, Fisch und Nüssen enthalten. Die tierischen Nahrungsmittel waren aufgrund ihrer besonderen Nährstoffe und der aufwändigeren Beschaffung wertvoll und begehrt – so entstand eine besondere Vorliebe, d. h. eine hohe Motivation, sie trotz größerer Anstrengung zu suchen. Dieses *Nährstoffoptimierungsprogramm* aus Genuss an Pflanzen und Verlangen nach tierischen Quellen sicherte das Überleben und die erfolgreiche Fortpflanzung.

Ein zweites Programm wurde im Lauf der Evolution notwendig, denn die Menschen bildeten ein immer größeres Hirnvolumen und eine komplexere Vernetzung bestimmter Hirnbereiche aus. Damit stieg der Energiebedarf: Das menschliche Gehirn verbraucht bei nur 2 Prozent des Körpergewichts je nach Aktivitätszustand bis zu 50 Prozent der Körperenergie. Überlebensvorteile hatten daher diejenigen, die besonders *energiereiche* Nahrungsquellen aufnahmen, d. h. vor allem Fett, da es doppelt so viel Energie enthält wie Kohlenhydrate und Proteine, und gekochte Nahrung, die eine höhere Energieaufnahme ermöglicht als Rohkost. Gehirn und Muskeln benötigten bei der anstrengenden Nahrungssuche aber auch Quellen, die *schnell* Energie lieferten. Dies sind die einfachen Kohlenhydrate wie Trauben- oder Fruchtzucker, die in Früchten und Honig enthalten sind. Auch heute noch ist eine Portion Traubenzucker nach einer langen Sporteinheit oder bei Prüfungen ein bewährtes Rezept für schnelle Energiezufuhr.

Fett und einfache Kohlenhydrate sind also die Nährstoffquellen, nach denen ein Verlangen entstand, um den hohen Energiebedarf des Gehirns zu decken. Diese Anforderungen des Körpers führten dazu, dass die Menschen Vorlieben für Fettreiches und Süßes entwickelten: das *Energiemaximierungsprogramm*. Allerdings war dieses Programm auf ganz bestimmte Umweltbedingungen abgestimmt: Jäger und Sammler hatten eine hohe Bewegungsaktivität und eine Vielzahl körperlicher Anstrengungen zu bewältigen.

Die Vorlieben der Jäger und Sammler bezüglich bestimmter Nährstoffe richteten sich nach ihrem körperlichen Bedarf und der Verfügbarkeit in ihrer Umwelt: Benötigt wurden ein sehr vielfältiges Nährstoffspektrum und daher entsprechend vielfältige Nahrungsquellen, die aus Pflanzen und Tieren bestanden (Nährstoffoptimierungsprogramm). Der Aufbau und der besondere Energiebedarf des Gehirns verlangten nach Fett und Kohlenhydraten (Energiemaximierungsprogramm). Diese beiden oft gegensätzlich arbeitenden Programme wurden durch die Umwelt und Lebensweise der Jäger und Sammler in Balance gehalten.

Der menschliche Stoffwechsel und die Verdauungsorgane passten sich bestmöglich an diese Nahrungsquellen an, die Vorlieben für energiereiche oder schnelle Energie liefernde Nährstoffe wurden in den Genen verankert und in dieser Form fast unverändert bis heute vererbt. Das erklärt auch, warum beispielsweise Ernährungsempfehlungen und Diäten, die den Verzicht auf fettreiche Nahrungsmittel verlangen, über längere Zeit kaum umsetzbar sind: Sie arbeiten gegen das Bioprogramm der Fettliebe.

Wenn Menschen heute Lust auf Bratwurst (Fett, Protein) mit Brötchen (einfache Kohlenhydrate) oder ein großes Stück Torte mit Sahne haben, wenn sie süßen Getränken, Pommes frites und Eis nicht widerstehen können, dann ist es keine Willensschwäche, sondern sie machen evolutionär gesehen, tatsächlich erst mal alles richtig: Sie agieren bei der Nahrungsaufnahme nach dem zwei Millionen Jahre alten Erfolgsprogramm der Energiemaximierung.

Fastfood-Ketten decken solche Vorlieben nahezu perfekt ab und haben deshalb weltweit Erfolg. Sie liefern genau das, was Menschen seit Jäger-und-Sammler-Zeiten schmeckt: heißes Fleisch, fettreiche und süße Nährstoffe (heute: Pommes frites, Ketchup und Brötchen) mit ein paar Salatblättern bzw. Zwiebeln; und die Kunden dürfen sogar mit den Fingern essen ... Problematisch sind allerdings die Zusammensetzung und die Mengen dieser Angebote, gepaart mit weiteren Faktoren – wir kommen darauf zurück.

Die Geschmacksknospen auf der *Zunge* spiegeln diese Vorlieben, aber auch notwendige Warnmechanismen wider: Menschen können sechs elementare Geschmacksrichtungen unterscheiden. ‹Süß› spricht auf einfache Kohlenhydrate an, ‹umami› (würzig) weist auf Proteine bzw. Fleisch hin. Aktuell wurde auch der Geschmackssinn für ‹fettreich› aufgespürt. ‹Salzig› signalisiert den Gehalt des kostbaren Salzes und weiterer Mineralstoffe. ‹Sauer› und ‹bitter› warnen vor unreifen, verdorbenen oder giftigen Nahrungsmitteln. ‹Bitter› kann aber zugleich auch ein Hinweis auf gesundheitsförderliche sekundäre Pflanzenstoffe sein.

Mit Hilfe von Genprofilen, die man aus dem eigenen Blut erstellen lassen kann, ist es inzwischen möglich, spezifische *Stoffwechsel-*

gene zu analysieren (z. B. hinsichtlich der paläolithischen Tendenz, viel Fett aus dem Darm aufzunehmen oder schnell Fettdepots zu bilden) und erste individuelle Ernährungsempfehlungen abzuleiten. Der Forschungszweig der Nutrigenomik steckt allerdings noch in den Kinderschuhen – und so sind noch interessante Ergebnisse zu erwarten, bis schließlich eine umfassende individuelle Analyse und darauf optimal zugeschnittene Ernährungsempfehlungen gelingen können.

Zwillingsstudien zeigen, dass genetische Faktoren zu mehr als drei Vierteln das Risiko für eine Gewichtszunahme bestimmen. Evolutionsbiologisch macht dies insofern Sinn, als seit den Jäger- und-Sammler-Zeiten Stoffwechselprogramme genetisch etabliert wurden, die eine Energiemaximierung ermöglichten. Angesichts neuer Umweltbedingungen in Form von nahezu unbegrenzter Energiezufuhr führen sie aber zu Übergewicht. Wenn die Daten zur Höhe des genetischen Anteils korrekt sind, müssen wir also davon ausgehen, dass mehr als drei Viertel der Bevölkerung übergewichtig bis fettleibig werden, solange sich die derzeitigen Umweltbedingungen nicht verändern.

Üppigkeit und Genuss: Eine biologische Notwendigkeit

Das Energiemaximierungsprogramm wird durch einen zweiten Mechanismus verstärkt: die *sexuelle Selektion*, die die Fortpflanzungschancen optimiert. Signale, die körperliche Fitness und Ressourcenreichtum ausstrahlen, d. h. Wohlgenährtsein trotz knapper Nahrungsquellen, verschaffen Vorteile bei potentiellen Fortpflanzungspartnern. Pralle Gesichtszüge, großzügige Rundungen an Brüsten, Hüften und Gesäß sind daher auch heute noch für viele Menschen ein positives Signal. Dies kippt oft erst, wenn die Körperproportionen so unförmig werden, dass eine konturlose Form entsteht, welche die sexuellen Signale neutralisiert.

Nahrungsaufnahme erfüllt neben der Versorgung mit Nährstoffen, Energie und der Vermittlung sexueller Attraktivität noch einen Zweck, der die heutige Entwicklung von Übergewicht voran-

Abb. 4: Sexuelle Selektion: Signale, die Ressourcenreichtum ausstrahlen, z. B. rundliche Körperformen, sind vorteilhaft bei potentiellen Fortpflanzungspartnern. «Tänzer», Fernando Botero, 1987, Museo Botero, Bogotá.

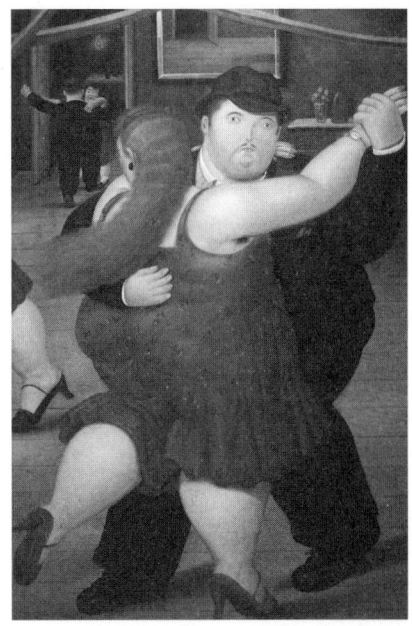

treibt: Die *soziale Funktion* der gemeinsamen Nahrungsbeschaffung und -zubereitung, des gemeinsamen Essens und Feierns.

Jäger und Sammler aßen ihre Beute meist nicht vor Ort, sondern transportierten sie zum gemeinsamen Lagerplatz. Dort wurde sie zubereitet, aufgeteilt und gemeinsam verzehrt – eine Belohnung für die gemeinsame Anstrengung des Tages und eine Unterstützung für diejenigen mit geringerer Ausbeute. Auch aus diesem Grund scheitern heutzutage individuelle Ernährungsumstellungen oft: Wer sich mit einer besonders gestalteten Nahrungszufuhr gegen die Essensgewohnheiten der Gruppe stellt, grenzt sich aus und riskiert den Gruppenzusammenhalt. Daher qualifizieren Familienmitglieder oder Arbeitskollegen Diäten oder andere Ernährungsbesonderheiten häufig ab und verführen oder zwingen sogar Abweichler dazu, sich wieder am gruppentypischen Essen zu beteiligen. Erfolgreicher sind Diätprogramme mit Gruppenstruktur, die ihre Teilnehmer zumindest eine Weile besser motivieren können, da «geteiltes Leid halbes Leid» ist. Aber niemand kommt letztlich um die besonderen Gelegenheiten herum, an denen gefeiert wird und alle restriktiven Ernährungsregeln aufgehoben werden.

Was macht eine Feier aus? Speisen kommen nicht nur in großen Mengen auf den Tisch, sondern sie enthalten auch seltene, besonders üppige oder symbolisch bedeutsame Bestandteile. Zudem müssen Beschaffung, Zubereitung und Präsentation besonders viel Energie und Zeit in Anspruch nehmen. Schließlich finden Feiern zu speziellen Anlässen statt. Alle diese Merkmale sind durch das Handicap-Prinzip (vgl. Kapitel I) zu erklären und lassen sich auch schon bei Feiern der Jäger und Sammler vor 12 000 Jahren finden. Feste stärken den Gruppenzusammenhalt, reduzieren Stress und Konflikte bei eng aufeinander lebenden Menschen – sie sind also entscheidend für den Erfolg der sozialen Gruppe. Große Mengen, hochwertige Qualität der Speisen, aufwändige Beschaffung und Zubereitung sind notwendig, um innerhalb der Gruppe und zwischen fremden Gruppen die Ernsthaftigkeit und Bedeutung der sozialen Kontakte zu signalisieren. Diese Mechanismen wirken noch heute bei üppigen Geburtstagsfeiern, reichlichen Totenmahlen, exquisiten Geschäftsessen oder Staatsbanketts.

Gelegentlich führt das Handicap-Prinzip dazu, dass es zu schädlichen Übertreibungen kommt, z. B. wenn ein oder zwei Jahresgehälter für Hochzeiten oder Beerdigungsfeiern ausgegeben werden. Daher gibt es schon seit langer Zeit zumeist wirkungslose Anti-Luxus-Gesetze für Feiern: Vor knapp 2500 Jahren kontrollierten Aufseher in Athen, ob die erlaubte Gästeanzahl nicht überschritten wurde, während zur Zeit der Römischen Republik keine gemästeten Hühner serviert werden durften (weshalb man zu Enten, Wachteln und Pfauenzungen griff).

Die natürliche Leidenschaft für süße, fettreiche Nahrung, für Fleisch, Gekochtes, Hochwertiges, aber auch für große Mengen waren und sind Kennzeichen der menschlichen Ernährung. Sie beruhen auf vier biologischen Programmen, welche das Überleben und die Fortpflanzung in der Vergangenheit bestimmt haben und durch die natürliche und sexuelle Auslese optimiert wurden: 1) *Nährstoffoptimierung* für die Stoffwechselfunktionen, 2) *Energiemaximierung* für die Gehirnversorgung, 3) *Üppigkeit und Genuss* als sexuelle Signale, 4) *gemeinsames Essen und das Feiern* gemeinsamer Anstrengung zur Stabilisierung der sozialen Gruppe. Ernährungsempfehlungen, die diese zwei Millionen Jahre alten Programme ignorieren, können nicht erfolgreich sein. Entscheidend ist aber, welche Nahrungsmittel wir zur Erfüllung dieser Programme zu uns nehmen.

Fastfood, Speedfood, Pharmafood

Wie sieht die Zukunft der menschlichen Ernährung aus? In den letzten 30 bis 40 Jahren kristallisierten sich zwei unterschiedliche Trends heraus: Industrieproduktion und Nahrungsmitteldesign auf der einen und nachhaltige Lebensmittelherstellung auf der anderen Seite. Zunehmend dominieren Standardisierung und Billigproduktion. Eine große Verbreitung bequemer und einheitlicher Produkte findet man seit Anfang der 1970er Jahre: 1971 eröffnete das erste Fastfood-Restaurant in München, im Jahr 2010 hatte der Marktführer McDonald's in Deutschland knapp 1400 Filialen mit über 980 Millionen Kunden, die drei Milliarden Euro ausgaben.

Beinahe wäre jedoch die Fastfood-Industrie noch durch das Speedfood eines Metzgers in Gelsenkirchen überholt worden: durch ‹Powerfritten›, die Schnelligkeit und Bequemlichkeit in noch größerem Ausmaß kombinierten und 2001 zum Patent angemeldet wurden. Fleisch und Kartoffeln wurden zu gleichen Teilen püriert und dann frittiert. Astronautennahrung und Einheitsbrei als kulinarischer Zukunftstraum? Vielleicht ist es kein Zufall, dass der Erfinder der ‹Powerfritten› in einen Gammelfleischskandal verwickelt war und 2010 neben einer einjährigen Haftstrafe auf Bewährung auch ein dreijähriges Berufsverbot bekam.

Auch Designerfood ist aktuell in aller Munde – aber tatsächlich schon ein sehr alter Ansatz. Seit der Sesshaftwerdung vor etwa 10 000 Jahren werden Nahrungsmittel so gestaltet, dass sie entweder einfacher zu produzieren sind oder die Ernährung verbessern sollen. Dazu dienen heute im Wesentlichen zwei Verfahren: 1) moderne Züchtung und Gentechnik, 2) das Herstellen von Nahrungsmittelimitaten (Kunstkäse, Fleisch aus Stammzellen etc.).

Mit dem Beginn von Ackerbau und Viehzucht wählten unsere Vorfahren Pflanzen oder Tiere aus, die wünschenswerte Merkmale besaßen, und förderten deren Fortpflanzung, d. h., sie begannen mit der Züchtung, bei der über Generationen hinweg immer die besten Varianten vermehrt wurden. Daher stehen heute auch kaum noch Wildpflanzen und Wildtiere auf dem Speiseplan, sondern fast ausschließlich genetisch veränderte Zuchtpflanzen und Zuchttiere. Während die meisten Menschen aufgrund dieser Tradition Züchtung als unproblematisch beurteilen, wird die moderne Gentechnik häufig kritisch gesehen. Beiden Verfahren ist jedoch gemeinsam, dass das genetische Material von Tieren oder Pflanzen absichtlich verändert wird.

Heutige Züchtungsformen haben mit der traditionellen Züchtung jedoch nicht mehr viel gemeinsam. Mit der sogenannten Mutationszüchtung werden beispielsweise Pflanzen mit Chemikalien und Strahlen behandelt, so dass sich das genetische Material stark verändert. Dieses Verfahren ist deutlich schneller als die klassische Züchtung. Andererseits ist die Angst, genetisch veränderte Organismen könnten die Umwelt zerstören, unbekannte Giftstoffe bilden und hätten ein Bedrohungspotential wie Atomkraftwerke, nach bisherigen Erkenntnissen vermutlich übertrieben. Aber nicht die heutigen *Methoden*, sondern die *Züchtungsziele* sind wesentlich bedenklicher, da wir mit ihren Auswirkungen täglich konfrontiert sind: etwa die Herstellung billiger oder minderwertiger Nahrungsmittel mit Hilfe von Zusatz- und Ersatzstoffen, schonungslose Massentierhaltung oder die Massenproduktion von Pflanzen mit Resistenz gegen Unkrautvernichtungsmittel. Die Folgen gehen zu Lasten der Qualität, der Umwelt und der Tiere, letztlich auch der menschlichen Gesundheit.

Designerfood im engeren Sinne sind Lebensmittelimitate. Dieser Ansatz fügt sich nahtlos in die industrielle Massenproduktion ein. Schinkenersatzprodukte enthalten nur noch 50 bis 65 Prozent Fleisch, ansonsten Ersatz- und Zusatzstoffe. Schinkenersatz wird vor allem auf Pizzen, in Salaten und Nudelsaucen eingesetzt, da er in geschnittener oder überbackener Form kaum zu erkennen ist. Kunstkäse besteht aus preiswerten Pflanzenfetten, die mit Aromazusätzen, Verdickungsmitteln und Farbstoffen angereichert werden, und kommt ohne teure Reifezeiten aus. Kunstkäse wird in verarbeiteten Lebensmitteln eingesetzt, z. B. in überbackenen Brötchen, Tiefkühlpizza und -lasagne oder Fertigsaucen. Ähnliches gilt für Surimi, eine Eiweißmasse, die mit einer Vielzahl an Zusätzen zu Krebsfleisch- oder Garnelenimitaten verarbeitet wird.

Zusätzlich verspricht der neue Trend ‹Pharmafood› Fastfood-Genuss ohne Reue: Fastfood und anderen Fertiggerichten sollen Medikamente beigemischt werden, um die schädlichen Folgen gleich beim Essen zu behandeln. Einige große Nahrungsmittelkonzerne haben entsprechende Forschungs- und Entwicklungstätigkeiten gestartet. In wenigen Jahren sollen die ersten Produkte auf dem Markt sein – mit Medikamenten gegen Übergewicht, Zuckerkrankheit, Alzheimer und Arteriosklerose. Ob dann neben der Preisangabe auch stehen wird: «Zu Risiken und Nebenwirkungen fragen Sie Ihren Arzt oder Apotheker»?

Dabei ist der Versuch der Selbstbehandlung durch medizinisch wirksame Substanzen der Nahrung keine menschliche Erfindung. Schimpansen nehmen beispielsweise Blätter bestimmter Schmetterlingsblütler gezielt zu sich, um einen akuten Wurmbefall zu kurieren. Bislang sind allein in Afrika über 30 Pflanzenarten identifiziert worden, die von Schimpansen, Bonobos und Flachlandgorillas unzerkaut als Medizin aufgenommen werden. Sie nutzen zumeist Pflanzen (seltener Tiere), die natürlicherweise heilsame Wirkstoffe enthalten oder durch ihre rauen Oberflächen den Darm freischaben. Auch Naturmedizin oder Ayurvedische Medizin greifen auf solches Wissen zurück. Bei den laut Volkskenntnis wirksamen Pflanzen lässt sich per Laboranalyse tatsächlich meistens eine chemische Wirkung nachweisen.

Aber brauchen wir wirklich Pharmafood, um die Auswirkungen von Fastfood, Speedfood und Designerfood zu bekämpfen? Wäre es nicht einfacher und genussvoller, Nahrungsmittel zu verwenden, die gesundheitsfördernde Substanzen von Natur aus enthalten – in

Dosierungen und Zusammensetzungen, die keine Nebenwirkungen verursachen?

Diesen Ansatz verfolgen die Anhänger des ökologischen Landbaus oder Köche, die mit Wildkräutern und wiederentdeckten alten Pflanzenvarianten Köstlichkeiten auf den Tisch bringen. Es geht ihnen um das Bewusstsein für Nahrungsmittelqualität und die hochwertige Zubereitung.

Der Weg in die Zukunft ist offen: Bis heute haben die gegensätzlichen Angebote der industriell produzierten Nahrung einerseits und der Bioprodukte andererseits die höchsten Zuwachsraten im Nahrungsmittelsektor. Aber die Fastfood-Ketten lernen schnell dazu – sie versuchen mit ‹gesünderen› Angeboten und einer breiteren Auswahl aus dem Fastfood-Esser einen ‹Fastfood-Genießer› zu machen. Wie dieses Rennen um die Ernährung der Zukunft ausgehen wird, entscheiden wir alle durch unsere jeweilige Ernährungsform mit.

Zwei Trends beherrschen derzeit die Nahrungsmittelherstellung: Industrieproduktion und Nahrungsmitteldesign auf der einen und nachhaltige Lebensmittelherstellung auf der anderen Seite. Vor allem die industrielle Herstellung setzt auf Standardisierung und Kostenreduktion – der Preis ist der Einsatz von Hilfsstoffen und billigen Ersatzstoffen auf Kosten der Qualität. Als Zukunftstrend zeichnet sich derzeit ‹Pharmafood› ab: Problematischen Nahrungsmitteln wie Fastfood sollen die passenden Medikamente beigemischt werden.

Genetische Programme und Umweltbedingungen müssen zusammenpassen, damit ein Organismus gesund bleiben kann. Wie wir gesehen haben, *dienen genetische Programme zur maximalen Aufnahme von Energie der Absicherung der Gehirnfunktion, der sexuellen Attraktivität und dem Gruppenzusammenhalt.* Sie führen allerdings unter heutigen Umweltbedingungen zu Übergewicht. Um die relevanten Umweltfaktoren geht es im Folgenden. *Ernährung* und *Bewegung* stehen dabei traditionell im Fokus. Aus evolutionärer Sicht gehören dazu aber auch die Auswirkungen fehlender *Regeneration*, etwa durch Stress, Schlafmangel und ungünstige Arbeitsrhythmen, ebenso die *soziale Interaktion*, die über hilfreiche oder irreführende Ernährungsregeln und Esstabus entscheidend auf das menschliche Verhalten und seine Gesundheit Einfluss nimmt.

Ernährung heute: Verführt, verwirrt, betrogen

Was haben Kleiderhersteller, Sargbauer und Automobildesigner gemeinsam? Sie müssen ihre Produkte dem ständig größer werdenden Körperumfang ihrer Kunden anpassen: Als bisheriges Extrem wurden bereits 530 kg erreicht. Diese Entwicklung scheint unumkehrbar zu sein.

Torte, Bratwurst, Herzinfarkt: Unser genetisches Erbe

Vor 600 Millionen Jahren kam die Übergewichtsepidemie ins Rollen: mit der engen Verknüpfung von Immunsystem, Fett- und Zuckerstoffwechsel. Aus den Zellen des Fettkörpers, wie man ihn heute noch bei Insekten, z.B. von Bienen, Schmetterlingen und Fruchtfliegen findet, haben sich im Lauf der Evolution verschiedene Organe der Wirbeltiere gebildet: Fettgewebe, Leber, Blutbildungs- und Immunsystem. Sie blieben über die ursprünglichen Signalstoffe bis heute miteinander verbunden. Das erklärt, warum sich sowohl die Fett- als auch die Zuckeraufnahme gegenseitig beeinflussen, aber auch das Immunsystem bei der Entstehung von Übergewicht und chronischen Erkrankungen eine zentrale Rolle spielt.

Ein Schlüsselfaktor, der ein ganzes Netzwerk von Signalstoffen und Entzündungsfaktoren in Gang setzt, ist der Botenstoff TNF-α. Das Eindringen von Krankheitserregern löst die Ausschüttung von TNF-α aus. Das Immunsystem bekämpft die Erreger daraufhin mit Entzündungsreaktionen. TNF-α wird aber auch aus Fettzellen freigesetzt. Wird nun aufgrund eines großen Fettdepots (Übergewicht) viel TNF-α gebildet, bindet es an Insulinrezeptoren und blockiert diese. Insulinrezeptoren dienen dazu, Zucker in die Energie verbrauchenden Zellen (z.B. Muskelzellen) einzuschleusen. Werden

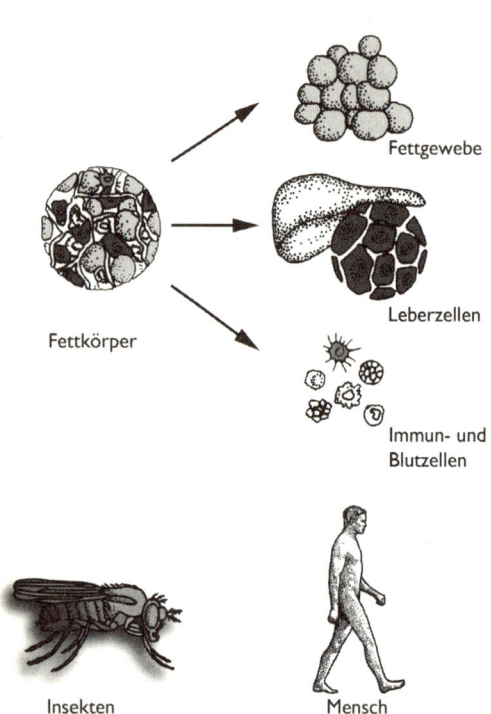

Abb. 5: Aus Zellen des Fettkörpers, wie man ihn heute noch bei Insekten findet, haben sich im Lauf der Evolution Fettgewebe, Leber, Blutbildungs- und Immunsystem bei Säugetieren herausgebildet.

sie blockiert (man spricht von ‹Insulinresistenz›), so bleibt der Zucker im Blut, wird in Fettzellen transportiert und dort in Fett umgewandelt. Je mehr Fettgewebe vorhanden ist, desto größer ist die TNF-α-Menge, die die Insulinrezeptoren blockiert, und umso mehr steigt das Übergewicht. Daher ist es auch so schwer, diesem Teufelskreis zu entkommen.

Interessanterweise löst das Fettgewebe selbst durch die Ausschüttung von TNF-α das Einwandern von Immunabwehrzellen und Entzündungen aus, ganz so, als würde das Immunsystem versuchen, die übermäßige Anzahl der Fettzellen, d. h. die Ausgangsproblematik, wie Krankheitserreger zu zerstören und ihre Ausbreitung zu verhindern – jedoch ohne Erfolg.

Immunsystem, Zucker- und Fettstoffwechsel sind auch über die Darmbakterien (Darmflora) miteinander verbunden. Mehr als 700 Bakterienarten sind im Darm vertreten. Es gibt Hinweise, dass ein erhöhter Anteil an Firmicutes-Bakterien (Bacilli und Clostridia) im Verhältnis zu Bacteroides die Gefahr für Übergewicht erhöht: Die Firmicutes-Bakterien bauen Ballaststoffe zu Fettsäuren um. Die sonst eher schlank haltenden Ballaststoffe werden so zu Kalorienbomben, da die Abbauprodukte nicht verbrannt, sondern als Fettdepots eingelagert werden. Möglicherweise führen Störungen des Immunsystems, das zwischen körpereigenen und körperfremden Bakterien unterscheidet, zu dieser oder anderen Veränderungen der Darmflora oder zu chronischen Entzündungen. Das Resultat ist stets Übergewicht.

Das tödliche Quartett und die Energiemaximierungsfalle

Der hohe Energiebedarf des Gehirns führte zur Vorliebe für Fettreiches und Süßes. Da solche Nahrungsquellen bei Jägern und Sammlern selten waren, gab es keine Aufnahmebremsen. Heute stehen fettreiche und zuckerhaltige Nahrungsmittel im Überfluss zur Verfügung – und ihre Attraktivität verführt zu ungebremster Aufnahme. Als Folge findet man oft das typische gemeinsame Auftreten von Übergewicht, Bluthochdruck, Fettstoffwechselstörung (mit erhöhten Blutfettwerten und Fettleber) und erhöhten Blutzuckerwerten (Insulinresistenz): auch ‹tödliches Quartett› oder ‹Metabolisches Syndrom› genannt.

Die beteiligten Stoffwechselprozesse sind über das evolutionäre Erbe miteinander verknüpft und verstärken sich gegenseitig. Ausgangspunkt ist in der Regel Übergewicht, ohne das Fett- und Zuckerstoffwechsel nur selten aus dem Lot geraten. Das Metabolische Syndrom ist noch keine Krankheit an sich, bedeutet aber ein stark erhöhtes Risiko für:

- *Zuckerkrankheit (Diabetes mellitus Typ 2)*, welche nach Überlastung und Zerstörung der Bauchspeicheldrüse auftritt. Auslöser sind der erhöhte Blutzuckerspiegel, erhöhte Blutfett-

mengen und Entzündungsreaktionen. Sie kurbeln die Insulin-
produktion durch die Bauchspeicheldrüse an, bis die Bauch-
speicheldrüse überlastet ist und ihre Funktion einstellt. Der
Blutzucker steigt dadurch immer weiter – eine Zuckerkrankheit
entsteht. Sie führt zu Schäden an der Netzhaut des Auges,
Nierenversagen und Nervenzellschädigung, oft auch zu
Herzinfarkt und Schlaganfall.
· *Herz-Kreislauf-Erkrankungen* und damit Herzinfarkt und
  Schlaganfall aufgrund von Fettablagerungen in den Blutgefäßen
  (Atherosklerose) und daraus resultierendem Bluthochdruck
  und Entzündungen in den Gefäßen.
· *Gelenkschäden und Rheuma,* die durch Entzündungen in
  der Gelenkflüssigkeit und durch Abbau von Knorpelgewebe
  ausgelöst werden.

In der Regel versucht man diese chronischen Erkrankungen durch
Ernährungsumstellungen in den Griff zu bekommen: meistens
mit einer drastischen Reduktion der Energieaufnahme oder einer
starken Einschränkung von Fett oder Kohlenhydraten. Da dies,
wie wir gesehen haben, aufgrund der Bioprogramme nicht gut
funktioniert, wird in Extremfällen zu Lösungen wie Magenband-
Operationen gegriffen. Dennoch bleibt die tägliche Verführung
groß und zugleich ist der Gehalt an Fett und Zucker oft schwer
einzuordnen.

Ein Beispiel: Schätzen Sie, wie viel Energie in einem Himbeertörtchen und einer kleinen Portion heiße Schokolade mit Sahne
steckt, wie Sie sie bei einer Kaffeehauskette vorfinden: 300, 750
oder 1000 kcal (Hinweis: Der Tagesbedarf an Kalorien für Menschen mit Schreibtischarbeit liegt bei ca. 2000 kcal pro Tag)? Allein
das Himbeertörtchen hat 500 kcal, die heiße Schokolade 230 kcal,
d. h., in der Summe nehmen Sie bei Ihrem Ausflug 730 kcal zu sich,
das sind mehr als ein Drittel Ihres Tagesbedarfs (und sogar fast zwei
Drittel des Tagesbedarfs an Fett). Mit anderen Worten: Bei zwei
Himbeer-Scones und zwei kleinen heißen Schokoladen brauchen
Sie den Rest des Tages nichts mehr zu essen, wenn Sie nicht zunehmen wollen. Aber wer weiß das schon?

US-Amerikaner konsumieren ein Drittel ihrer Nahrungsenergie außer Haus. In der Regel wissen sie nicht, wie viel Energie in diesen Nahrungsmitteln steckt, oder schätzen den Gehalt falsch ein. Inzwischen sind mehr als zwei Drittel der US-Amerikaner übergewichtig oder fettleibig. Aus diesem Grund sah sich die amerikanische Regierung 2010 genötigt, ein Gesetz zu erlassen, aufgrund dessen Restaurants, Fastfood-Ketten und Automatenbetreiber die Kalorienangaben ihrer Hauptprodukte gut lesbar ausweisen müssen, z. B. neben dem Preis.

Wahrscheinlich wird der Effekt minimal sein. Denn der Appell, die Energieaufnahme zu reduzieren, ist kontraproduktiv: Die Lust auf Süßes und Fettreiches ist stets aktiv, zudem steigert der Reiz des Verbotenen das innere Verlangen nach Kalorienreichem ganz besonders. Dies zeigen Studien, nach denen Diät haltende Menschen zwar Nahrungsmittel mit hoher Energie aus Vernunftgründen ablehnen, aber unbewusst doch stärker bevorzugen, als wenn die Aufnahme nicht reglementiert wird.

Das Energiemaximierungsprogramm zur Versorgung des Gehirns verleitet zur Aufnahme großer Mengen fettreicher und süßer Nahrungsmittel. Fett- und Zuckerstoffwechsel sowie das Immunsystem sind seit mindestens 600 Millionen Jahren eng miteinander verbunden. Daher greift eine Überlastung in einem dieser Systeme häufig auch auf die anderen Bereiche über und es entwickelt sich das ‹tödliche Quartett› – das gemeinsame Auftreten von Übergewicht, erhöhtem Blutzucker, erhöhten Blutfettwerten und Bluthochdruck. Die fast unabwendbare Folge sind Zuckerkrankheit, Herzinfarkt, Schlaganfall und Gelenkschäden: chronische Zivilisationskrankheiten.

Sind wir also auf eine Energiemaximierungsfalle programmiert, der wir nicht mehr entkommen? In gewisser Weise schon, wenn man die ständig vorhandenen Energiequellen nutzt. Möglicherweise ist dies aber auch nur die eine Seite der Medaille, denn andererseits spricht viel dafür, dass es sich bei heutigem Übergewicht eher um eine Mangel- als eine Überernährung handelt.

Mangelernährung im Überfluss

Vergleicht man die Ernährungsweise der Jäger und Sammler mit der aktuellen Nährstoffversorgung, fallen sehr große Unterschiede bei den *Makronährstoffen* auf: Der Kohlenhydratanteil ist seit der Jäger-und-Sammler-Zeit um ca. ein Drittel gestiegen; der Proteinanteil aber um über die Hälfte gesunken. Bei den Fetten hat sich die Zusammensetzung zu den entzündungsförderlichen Fettsäuren hin verschoben. Im Vergleich mit unseren Vorfahren werden wir (wie es der Ernährungswissenschaftler Nicolai Worm formuliert) mit «Kohlenhydraten gemästet», erhalten zu wenig von den guten Fetten und leiden unter Proteinmangel.

Ähnlich sieht es bei den *Mikronährstoffen* aus: Hier ist der Vergleich heutiger Zuchtformen mit kaum kultivierten Pflanzen und Wildtieren aufschlussreich. So steckt in Löwenzahnblättern, die sich ausgezeichnet als Salat eignen, zwei- bis zehnmal mehr an Nährstoffen als in einem Kopfsalat. Ebenso hat ein Stück Wildschwein mehr Nährstoffe zu bieten als ein normales Schweineschnitzel.

Je 100 g	Natrium mg	Kalium mg	Calcium mg	Phosphat mg	Magnesium mg	Eisen mg	Zink µg	Vitamin C mg
Kopfsalat	8	172	20	22	9	0,3	372	13
Löwenzahn	76	483	158	70	36	3,1	883	68

Der Nährstoffgehalt eines Lebensmittels kann sich durch intensive Anbau- und Haltungsbedingungen noch weiter verringern. Hierzu gibt es zwar nur wenige überprüfbare Daten, die offiziellen Nährstofftabellen zeigen aber bei einigen Nahrungsmitteln, dass der Nährstoffgehalt im Lauf der letzten Jahre abnahm, etwa bei Brokkoli.

Brokkoli (100 g)	Kalium mg	Calcium mg	Phosphat mg	Eisen mg	Zink µg	Magnesium mg
1992	373	113	82	1,3	950	24
2010	256	58	63	0,8	494	24

Intuitiv plausibel ist ein verringerter Nährstoffgehalt für alle, die das ‹Rucola-Phänomen› der Massenproduktion aus eigener Erfahrung kennen: Zunächst wird ein schmackhaftes Nahrungsmittel (z. B. die Wildpflanze Rucola) in exquisiten Gerichten geschätzt, dann findet man es in fast allen Restaurants und schließlich für jeden erhältlich im Supermarkt. Nach wenigen Jahren der Massenproduktion ist der Geschmack auf der Strecke geblieben. Aber all dies scheint kein Problem zu sein, denn der nächste ‹Geheimtipp› ist bereits im Kommen: z. B. Bärlauch.

Im klinischen Alltag macht sich der Nährstoffmangel schon bemerkbar. Zwischen 20 und 60 Prozent der Patienten aller Altersstufen haben in Deutschland bei der Aufnahme ins Krankenhaus eine Mangelernährung.

Mindestens die Hälfte der US-Amerikaner nimmt weniger als die empfohlene Menge an Vitamin B_6, Vitamin A, Magnesium, Calcium und Zink auf, knapp einem Drittel fehlen ausreichende Mengen an Vitamin C und Eisen. Ein umfassender Gesundheitsreport in Großbritannien zeigte, dass Kleinkinder, Mädchen und Frauen im reproduktionsfähigen Alter (vor allem aus Bevölkerungsgruppen mit geringem Einkommen) und Menschen über 65 Jahren aufgrund ihres Eisenmangels ein erhöhtes Risiko für Anämie (Blutarmut) und Folgeerkrankungen haben. Strenge Vegetarier und Veganer haben oft einen Vitamin-B_{12}-Mangel, da dieses Vitamin nur in tierischen (und fermentierten) Nahrungsmitteln vorkommt. Vitamin-C-Mangel tritt häufig in der Schwangerschaft, Stillzeit, bei Infektionskrankheiten, Stress und Rauchern auf. Fasst man die Risikogruppen für Mikronährstoffmangel zusammen, bleibt fast niemand davon verschont: Kinder, Jugendliche, Frauen im gebärfähigen Alter, Schwangere, Stillende, Frauen in den Wechseljahren, Sportler, Raucher, Vegetarier, Veganer, Menschen mit hohem Alkoholkonsum, Diät haltende Personen, Senioren, Menschen mit hoher Stressbelastung, Menschen, die erhöhter Umweltbelastung oder einem nasskalten Winterhalbjahr ausgesetzt oder von Infektionserkrankungen betroffen sind.

In der Summe gibt es überzeugende Hinweise darauf, dass heutige Nahrungsmittel aus Intensivlandwirtschaft deutlich weniger

Mineralstoffe und Vitamine enthalten als Wildsorten bzw. weniger kultivierte Nahrungsmittel. Gleichzeitig herrschen – im Vergleich mit der Zeit der Jäger und Sammler – ein Proteinmangel und ein Mangel an bestimmten Fettsäuren. Dies entspricht nach ernährungsmedizinischen Gesichtspunkten einer *Fehl- bzw. Mangelernährung* – ein Zustand, der Jägern und Sammlern in dieser Form unbekannt war.

Wahrscheinlich versuchen mangelernährte Menschen unbewusst, ihre jeweiligen Nährstoffdefizite aufzufüllen. Da zu Jäger-und-Sammler-Zeiten meist ausreichend Mikronährstoffe und Proteinquellen vorhanden waren, wurde kein ausgeprägtes Sensorium für einen entsprechenden Mangel entwickelt. Daher sind hochkalorische Nahrungsmittel besonders verführerisch – sie versprechen Energie und damit Nährstoffe. Letztlich bleibt aber der Vitamin-, Mineralstoff- und Proteingehalt weiterhin gering, während im Verhältnis dazu die Fett- und Kohlenhydratmengen überproportional steigen und schließlich in Form von Übergewicht zu Buche (und zu Bauche) schlagen. Kurz gesagt: Die fehlende Nährstoff*qualität* der Nahrungsquellen wird unbewusst durch Nahrungsmittel*quantität* ersetzt – eine Fehlanpassung in der modernen Welt, der Versuch, fehlende Nährstoffe durch Nahrungsmenge zu kompensieren.

> Übergewicht und seine Folgeerkrankungen gehen heute weniger auf einen Überfluss als auf einen Mangel an Nährstoffen zurück. Dieser entsteht durch Intensivanbau von Kulturpflanzen, Massentierhaltung, heutige Produktionsverfahren, ungünstige Transport-, Lager- und Zubereitungsbedingungen: Übergewicht ist – so paradox es klingen mag – eine Mangelerkrankung geworden: der verzweifelte Versuch, Nährstoffmangel durch Quantität auszugleichen.

Diese Entwicklung wird in besonderer Weise verstärkt durch Nahrungsmittel, die Superreize aussenden, und durch legalen Geschmacksbetrug. Daher gilt:

Traue keinem Geschmack, den du nicht selbst gefälscht hast

Ein Fertiggericht ist mit einem jungen Kuckuck vergleichbar: Beide senden Reize aus, die stärker sind als das Original, und lenken so das Verhalten in eine schädliche Richtung. Die Singvogeleltern ziehen statt ihrer eigenen Jungen den kleinen Kuckuck auf, der sogar die Singvogelkinder aus dem Nest wirft; wir wiederum halten das Fertiggericht für besonders schmack- und nahrhaft, handeln uns aber bei regelmäßigem Verzehr eine Mangelernährung und Übergewicht statt eines fitten Körpers ein. Der beiden Phänomenen zugrunde liegende Mechanismus ist das *Prinzip der übernormalen Reize*.

Jedes Tier nimmt aus der Vielzahl möglicher Sinneseindrücke (Reize) nur den Ausschnitt wahr, der von Bedeutung ist. So verlassen sich in der Dunkelheit lebende Fledermäuse nicht auf den Sehsinn, sondern nehmen ihre Umgebung über Ultraschall wahr. Der afrikanische Nilhecht, der in sehr trübem Wasser lebt, sendet elektrische Impulse aus, um zu ‹sehen›. Von allen Sinneseindrücken, die ein Tier wahrnehmen kann, lösen aber nur ganz bestimmte ein typisches *Verhalten* aus, z. B. das Schnappen nach Beute. Man unterscheidet daher *wahrgenommene* und *auslösende* Reize. Ein typisches Beispiel für einen auslösenden Reiz ist Blutgeruch, der bei Haien die Beutesuche bewirkt.

Welche Reize oder Reizkombinationen ein Verhalten (z. B. Flucht oder Paarung) bewirken, prüfen Verhaltensforscher mit Hilfe von Attrappen. Eine Attrappe ist ein Gegenstand, der zentrale Eigenschaften des Originals nachahmt. Attrappenversuche zeigten, dass man künstliche Reize erzeugen kann, die den natürlichen Reiz an Wirksamkeit übertreffen. Man spricht von einem ‹übernormalen Reiz›. So rollen beispielsweise Vögel eine viermal so große Ei-attrappe lieber als ihre eigenen Eier ein, und das, obwohl sie auf dem Riesenei nicht mehr sitzen und brüten können. Ein Kuckucksjunges ist ebenfalls ein übernormaler Reiz, der die Stiefeltern dazu bewegt, das Kuckucksjunge statt der eigenen Kinder großzuziehen. Entscheidend ist also, dass auslösende Reize übertrieben werden können, auch wenn sie dazu führen, dass das ausgelöste Verhalten in die Leere läuft bzw. schädlich ist.

Dies macht uns aufgrund des evolutionären Erbes des Energie-maximierungsprogramms bei der Nahrungsaufnahme besonders empfänglich für bestimmte Reize: Je fett- und kohlenhydratreicher eine Speise ist, in je größerer Menge und Qualität sie vorhanden ist und je mehr sie den Gruppenzusammenhalt fördert, desto stärker ist auch der auslösende Reiz, desto attraktiver ist das angebotene Nahrungsmittel. Mit anderen Worten: Allein einen kleinen Salatteller zu essen ist mäßig verheißungsvoll, einen Hamburger mit Pommes zu verspeisen schon deutlich attraktiver, und in Begleitung von Freunden einen XXL-Hamburger, Pommes und einen Mega-Schokomuffin zu vertilgen ist besonders verführerisch.

Die Wirkung übernormaler Reize zeigte sich kürzlich auch bei einem Experiment in einer ‹Genussschule›: Zehn Personen sollten mit verbundenen Augen verschiedene Produkte kosten und ihre bevorzugte Variante nennen. Der Experimentleiter war entsetzt, als die meisten Teilnehmer einen klassischen Supermarktjoghurt (angereichert mit Zucker und Aromastoffen) einem Biojoghurt ohne Zusatzstoffe vorzogen. Dabei ist dies mit Kenntnis der verhaltens- und evolutionsbiologischen Hintergründe keine Überraschung: Die Teilnehmer haben sich tatsächlich ‹richtig› verhalten, indem ihnen die süßeste und aromaintensivste Variante das Gefühl vermittelte, die beste Qualität und die besten Nährstoffe zu erhalten. Deshalb bevorzugten sie die Supermarktvariante gegenüber dem Biojoghurt. Dass sie dabei einem übernormalen Reiz zum Opfer fielen, war ihnen genauso wenig bewusst wie dem Vogel, der das übernormal große Ei vor sich herrollt, obwohl er darauf gar nicht brüten kann.

Fastfood und Fertiggerichte, Würzmischungen und abgefüllte Salatsaucen, d. h. die Produkte der heutigen Nahrungsmittelindustrie, sind inzwischen übernormale Attrappen: Wichtige Reize (süß, fett, salzig, farbig etc.) werden überproportional zugesetzt, so dass die Attraktivität deutlich über das Originalprodukt hinausgeht. Wenn dann noch durch entsprechende Abbildungen auf der Verpackung oder in Werbespots mit auf der Wiese weidenden Kühen, dem Verrühren eines Joghurts in einer Holzschüssel, zärtlichen Paaren in der Hängematte oder Ähnlichem die Attribute ‹natürlich›, ‹Handarbeit› und ‹Geborgenheit› vermittelt werden, kann man kaum noch widerstehen. Denn alle entscheidenden Reize wurden ausgelöst. Allerdings: Der suggerierte Nährstoffgehalt ist kaum noch enthalten.

> Übernormale Reize erhöhen die Attraktivität industriell produzierter Nahrungsmittel im Vergleich mit unverarbeiteten Produkten und verleiten zu erhöhter Aufnahme. Allerdings sind die suggerierten Nährstoffe in der Regel nur in geringen Mengen enthalten. Es entsteht eine Diskrepanz zwischen Wahrnehmung und Verlangen auf der einen Seite und tatsächlicher Nährstoffmenge auf der anderen Seite.

Zunächst beginnt es harmlos, wenn beispielsweise aus der Wildform einer Frucht eine Kulturform gezüchtet wird, die weniger Bitterstoffe enthält und süßer ist – wie im Fall der Blau- und Kulturheidelbeere. Wird jedoch bei der industriellen Verarbeitung, etwa in einem Muffin, der Heidelbeeranteil durch Heidelbeeraroma ersetzt, passen der wahrgenommene Reiz ‹Heidelbeergeschmack› und die aufgenommene Nahrung (Aromastoff statt echter Beere) nicht mehr zusammen: Die Nährstoffe der Heidelbeere fehlen. Macht der Anteil solcher Täuschungsnahrung den Hauptteil der Ernährung aus, geht das Gefühl für die aufgenommenen Nährstoffe verloren: Geschmack und Nährwert sind entkoppelt.

Aromastoffe werden immer häufiger eingesetzt, um einen Inhalt vorzutäuschen, den es gar nicht gibt: z. B. Fleischaroma in Sojaprodukten (‹Soja-Gulasch›) oder ‹authentische Gourmet-Aromen für Fleisch›, die der Speise den Geschmack des Holzkohlegrills oder von edlem Rinderfilet verleihen. Wozu benötigt ein gutes Rinderfilet einen Aromazusatz, der den Geschmack von gutem Rinderfilet vermittelt? Gar nicht. Aber Fleisch aus Massenproduktion lässt sich auf diese Weise teurer verkaufen.

Dieses Vorgehen erfreut sich großer Beliebtheit, um Fertigprodukten wie Tütensuppen oder zusammengesetzten Menüs Fleischgeschmack zu verleihen oder diesen zu intensivieren, wenn das Produkt nur die minimal notwendige Menge an Fleisch enthält, die laut Etikettierung notwendig, für einen echten Fleischgeschmack jedoch zu gering ist. So ist laut der Verbraucherzentrale Hamburg in einer handelsüblichen Tüten-Hühnersuppe nur 0,1 Prozent Hühnerfleisch enthalten – wer auf diesem Weg nur 100 g Hühnerfleisch essen möchte, müsste fünf große Badewannen dieser ‹Hühnersuppe› zu sich nehmen. Das Gleiche gilt für Gemüse- und Obstangebote: Wer seinem Baby mit einem ‹Milchbrei Erdbeere› eine einzige mittelgroße Erdbeere gönnen möchte, müsste mehr als 30 Babybreigläschen verfüttern, da pro Portion nur 0,45 Gramm Erdbeerflocken enthalten sind.

Intensive Aroma- und Farbstoffe sowie Ersatzstoffe täuschen über diesen Inhaltsstoffbetrug hinweg: Die Kräuter in den praktischen Salatsaucen oder die Gemüsebröckchen in Tütensuppen bestehen vornehmlich aus ‹Schaugewürzen›, aufgepeppt mit Aromastoffen. Tomatensuppen erhalten ihr ‹Fruchtfleisch› durch einen aufquellenden Stärkeschwamm etc. Entscheidend ist, dass die Produkte tauglich für die maschinelle Produktion und danach stabil in den Supermarktregalen sind – wer möchte schon eine durchweichte Fertigpizza mit verfärbter Tomatensauce essen? Aber auch Grundnahrungsmittel wie Wurst, Käse oder Bier werden industriell mit Hilfsstoffen produziert.

Das Universum der Zusatzstoffe ist schier unendlich: Geschmacksverstärker regen den Appetit an, Aromastoffe spiegeln Inhalte vor, die nicht enthalten sind, Hilfsstoffe sind unentbehrliche Heinzelmännchen bei der Produktion. Die Liste der erlaubten Zusatzstoffe ist lang. Sind es Substanzen, die der Vereinfachung der Produktion dienen, müssen sie *nicht* auf der Verpackung angegeben werden. So bleibt verborgen, dass Mehlbehandlungs-, Entfärbungs-, Klär- und Extraktionslösungsmittel, Trägerstoffe, Schaumverhütungs- und Schälmittel, Ionenaustauscher, Lebensmittelschmierstoffe und Frischhaltemittel eingesetzt wurden. Das Geschmacksdesign verhilft auch sehr günstig produzierten und nahezu nährstofffreien Nahrungsmitteln zur Akzeptanz bei den getäuschten Kunden – mit der Konsequenz, dass solche Fertig- und

Halbfertiggerichte immer größeren Absatz finden und die Gefahr des Nährstoffmangels steigt.

Es wäre mehr als wünschenswert, wenn dieses Vorgehen zukünftig von Ernährungs-Fachgesellschaften deutlich thematisiert und mit Änderungen des bestehenden Lebensmittel- und Futtermittelgesetzbuches eingeschränkt würde. Aber bereits jetzt schützt der Verzehr unverfälschter Nahrungsmittel mit hoher Qualität am besten vor übernormalen Reizen und Nährstofftäuschung.

Trick 17 mit Selbstüberlistung: Das ‹leichte› Leben

Gelegentlich ist ein zuckerfreies oder fettreduziertes Produkt ausdrücklich gewünscht. Die bekanntesten Beispiele sind fett- oder zuckerreduzierte Lightprodukte oder kalorienarme Zuckeraustauschstoffe wie Saccharin, Cyclamat, Aspartam, Acesulfam, Sucralose und Neotam. Scheinbar ein ‹Trick 17›, eine ideale Lösung für die süßen Gelüste, die sonst mit zu hoher Kalorienaufnahme verbunden sind, denn dem ersten Eindruck nach essen wir zwar etwas Süßes, führen aber kaum Energie zu.

Aber auch dieser Nährstoffbetrug bleibt vom Körper nicht unbemerkt. In systematischen Untersuchungen stellte sich seit Mitte der 1980er Jahre bald heraus, dass es eher ein ‹Trick 17 mit Selbstüberlistung› ist: Diejenigen, die Zuckeraustauschstoffe verwenden, sind meist dicker als Zuckerliebhaber. Je mehr Zuckeraustauschstoffe aufgenommen werden, desto größer ist dieser Effekt. Wer mehr als 21 Getränke pro Woche mit Zuckeraustauschstoffen zu sich nimmt, hat ein doppelt so großes Risiko für Übergewicht und Fettsucht wie Menschen, die solche Getränke nicht zu sich nehmen. Weitere Daten zeigen, dass die Zuckeraustauschstoffe nicht nur mit Übergewicht, sondern auch mit dem Metabolischen Syndrom verbunden sind.

Die Entkoppelung von süßem Geschmack und Kalorienaufnahme aktiviert wahrscheinlich das Belohnungszentrum im Gehirn nicht mehr ausreichend: Aufgrund des süßen Geschmacks wird eine Erwartung hoher Kalorienmengen ausgelöst, aber nicht erfüllt.

Vermutlich registrieren auch Darmrezeptoren, dass bezüglich der Kalorien geschummelt wurde. In Verbindung mit den Gehirnbotenstoffen und dem Hormonsystem, das eine Energiebalance zu halten versucht, wird dann der Impuls ausgelöst, den Kalorienverlust auf andere Weise auszugleichen. Dabei schießt der Körper möglicherweise gerade dann über das Ziel hinaus, wenn Zuckeraustauschstoffe und zuckerhaltige Produkte gleichzeitig aufgenommen werden (z. B. ein Diät-Cola-Getränk zu einem Hamburger oder die Sahne mit Süßstoff zum Kuchen), und er holt sich mehr Kalorien, als er benötigt.

Meist werden Zuckeraustauschstoffe über Softdrinks aufgenommen, deren Konsum in den letzten Jahren vor allem bei Kindern stark gestiegen ist. Aber es gibt auch eine Explosion neuer Produkte: Allein in den USA kamen zwischen 1999 und 2004 mehr als 6000 Produkte auf den Markt, die mindestens einen Zuckeraustauschstoff enthalten. Diese Süßungsmittel stehen im starken Verdacht, an der rasanten Entwicklung des Übergewichts beteiligt zu sein.

Bei der Optimierung des Ferkelfutters macht man sich diesen Effekt schon zunutze, indem man Saccharin zusetzt. Saccharin ist als aromatisierender und appetitanregender Zusatzstoff im Alleinfuttermittel für Ferkel in der Aufzuchtphase laut Futtermittelverordnung zugelassen und soll die tägliche Gewichtszunahme absichern und verbessern. In Anbetracht dieser Vorgehensweise kann man sich fragen, ob man seine Kinder tatsächlich in ihrer ‹Aufzuchtphase› mit diesen wirksamen Appetitanregern füttern möchte. Die Wahrscheinlichkeit ist hoch, dass sie dann mehr Energie zu sich nehmen, als sie tatsächlich benötigen – und damit oft schon im Grundschulalter mit dem Fettpolsteraufbau beginnen.

Übernormale Reize und der systematische Betrug der Sinne führen dazu, dass scheinbar schmackhafte und nährstoffoptimierte Produkte gegessen und getrunken werden, deren tatsächlicher Nährstoffgehalt sich vom vorgetäuschten Produkt aber stark unterscheidet. Dies führt auf Dauer zu einer Mangelernährung, vor allem an Proteinen, nützlichen Fetten, Vitaminen und Mineralstoffen. Auch scheinbar einfache Lösungen (Zuckeraustauschstoffe, Lightprodukte), bei denen die Ernährung nicht verändert werden muss, erweisen sich zumeist als gesundheitsschädliche Produkte.

Die Last werdender Eltern: Epigenetische Einflüsse

Bereits vor und während der Schwangerschaft kann es, etwa bedingt durch Ernährung, Stress oder Infektionen, zu Umwelteinwirkungen auf die Gesundheit der Kinder kommen. Sehr früh setzt daher auch die Verantwortung werdender Eltern ein, jedenfalls wenn man mögliche epigenetische Einflüsse berücksichtigt, also Mechanismen, die der Steuerung von Genaktivitäten dienen. Wichtig ist zu wissen, dass dabei die Gene selbst nicht verändert werden – nur ihre Aktivität wird reguliert, d. h., sie werden ein- oder abgeschaltet, je nach Umwelteinflüssen, und diese Regulation ist reversibel. Die epigenetische Steuerung ist ein Mechanismus, der Umwelteinfluss und Genaktivität (Stoffwechselgene, Krebsgene etc.) verbindet, ohne die Gene selbst zu verändern.

Starke Unterernährung der Eltern oder starkes Übergewicht der Mutter zwischen dem Zeitpunkt der Zeugung über die Schwangerschaft bis in die Stillzeit kann über epigenetische Regulation zu Übergewicht bei dem betreffenden Kind führen. Ersteres macht schon deshalb Sinn, da in einer Hungersituation der Eltern die Kinder auf diese Weise ein Notprogramm erhalten, möglichst viel Energie aufzunehmen und zu speichern. Bei späterem Nahrungsüberfluss der Kinder schießt jedoch die Energieaufnahme über – und sie werden übergewichtig.

Doch warum sollten Eltern, die Nahrungsmittel im Überfluss zur Verfügung haben und bereits an Übergewicht leiden, ebenfalls eine solche Energiespeicher-Aufforderung an ihre Kinder epigenetisch weitergeben? Dies würde allenfalls dann Sinn machen, wenn Übergewicht kein Überfluss, sondern eine Form des Mangels ist, wie bereits diskutiert.

Was die genauen Zusammenhänge von Epigenetik und Ernährung, Übergewicht der Eltern und Übergewicht der Kinder betrifft, sind noch viele Fragen offen. Bislang wird ein Zusammenhang beobachtet, aber es ist noch unklar, ob tatsächlich eine Ursache-Wirkung-Verbindung besteht und wie die genauen Mechanismen aussehen – die epigenetische Forschung steht noch am Anfang.

Umso seltsamer mutet es an, dass bereits epigenetische Therapien entwickelt werden, die sich bislang allerdings auch als wenig spezifisch und zugleich nebenwirkungsreich erwiesen haben. Es existieren sogar Vorschläge, Schwangere mit Medikamenten wie Metformin und Statinen zu behandeln, da in Tiermodellen herausgefunden wurde, dass trotz fettreicher Ernährung der Schwangeren die Nachkommen dann ein reduziertes Risiko für Übergewicht, Bluthochdruck und Fettstoffwechselstörungen haben. Mit anderen Worten: Es besteht die Möglichkeit, dass werdende Mütter (und auch Väter) unter Druck geraten, bekanntermaßen nebenwirkungsreiche Medikamente zu sich zu nehmen, wenn sie sich fettreich ernähren. Ob dies tatsächlich der bessere und effektivere Weg für die Kinder ist als eine Ernährungsumstellung der Eltern, mag jede/r selbst bewerten.

Bewegung und Bequemlichkeit:
Schwierige Balance der Bioprogramme

Bewegung oder Bequemlichkeit?

Erich Kästner spekulierte in seinem Buch *Der 35. Mai* schon in den 1930er Jahren darüber, wie die Entwicklung zu einer nahezu bewegungsfreien Gesellschaft aussehen könnte. «Elektropolis – die automatische Stadt» bietet ihren Bewohnern maximale Bequemlichkeit mit rollenden Gehsteigen, Taschentelefonen, sprachgesteuerten Autos und nicht gerade schlanken Menschen, die das Lebensnotwendige aus einer vollautomatisierten Fabrik erhalten.

Während die Langzeitfolgen dieser Annehmlichkeiten bei Kästner nicht weiter ausgemalt werden (Elektropolis fliegt wegen Überlastungsschäden des Elektrizitätswerks in die Luft), haben wir es heute mit den realen Auswirkungen dieser bewegungsarmen Lebensweise zu tun.

Es ist tatsächlich ein großer Genuss, sich nicht bewegen zu müssen, bequem zu sitzen, gemütlich zu liegen oder das Auto mühelos mit der Servolenkung zu manövrieren. Andererseits haben viele Menschen einen großen Bewegungsdrang, werden unruhig und zappelig am Ende eines langen Schul- oder Arbeitstages. Was ist nun das natürliche Bedürfnis: Bewegungsdrang oder Bequemlichkeit? Evolutionär gesehen: beides! Und beides hat auch seine Risiken.

Körperliche Bewegung ist gefährlich, daher sagt man gerne scherzhaft: «Sport ist Mord.» Verletzungen und Todesfälle durch akute oder beständige körperliche Anstrengung kommen durchaus vor. Allerdings: Der menschliche Körper ist von Natur aus auf Bewegung, auch auf anstrengende körperliche Bewegung, ausgelegt. Menschen sind als Erben der Jäger und Sammler sehr gute Ausdauer- und Kraftsportler mit großer körperlicher Flexibilität.

Wie positiv der Effekt von Bewegung ist, lässt sich messen: Menschen zwischen 50 und 72 Jahren, die regelmäßig joggen bzw. laufen, reduzieren im Verlauf der nächsten zwanzig Jahre ihr Risiko, an Herz-Kreislauf-Erkrankungen, Krebs oder neurologischen Erkrankungen zu sterben, auf die Hälfte bis ein Drittel, bei Infektionskrankheiten sogar um den Faktor 20. Joggen bzw. Laufen sind also direkt überlebensförderlich. Die Abwägung der jeweiligen Risiken ergibt, dass Bewegungslosigkeit und die ständige Unterforderung des Körpers sehr wahrscheinlich größeren Schaden hinterlassen als regelmäßige Bewegung.

Allerdings benötigen die Muskeln auch Ruhephasen, um neue Muskelzellen aufbauen und Schäden an den Zellen reparieren zu können. Muskelaufbau ist nur möglich, wenn Nahrung zur Verfügung steht, die Proteine und Mikronährstoffe liefert. Muskeltraining, verbunden mit Ruhephasen und passender Ernährung, fördert daher den Muskelaufbau, Muskeltraining allein oder in

Verbindung mit Fasten bzw. Diäten führt hingegen zu Muskelabbau.

Muskeln und Gehirn konkurrieren um Energie: Das Gehirn benötigt sehr viel Energie – die Muskeln, wenn sie aktiv sind, ebenfalls. Beide sind aber auch auf Ruhephasen angewiesen. Abhängig von der Nahrungs- und Bewegungssituation schalten daher vor allem die Muskeln zwischen einem Energiespar- und Energienutzungsmodus hin und her. Geregelt wird dies durch das Hormon Insulin. Ist die Nahrungszufuhr knapp oder sind die Muskeln in Ruhe, dann werden sie unempfindlich für Insulin, d. h., die Muskelzellen nehmen keinen Zucker auf, der damit anderen wichtigen Organen zur Verfügung steht, vor allem dem Gehirn.

Die Zuckeraufnahmerate der Muskeln verringert sich nach längeren Phasen der Bewegungslosigkeit – und überschüssiger Zucker wird als Fettdepot gelagert. Daher ist auch eine bewegungsarme Winterruhe keine Maßnahme, die Menschen guttut. Nicht von ungefähr heißt es: «Wer rastet, der rostet.»

Die Zuckerspeicherkapazität der Muskelzellen ist gering: Bei mäßiger Belastung reicht sie gerade für die Bewältigung eines Tages. Die Fettdepots können jedoch unbegrenzt gefüllt werden und stellen sicher, dass der Körper auch mehrere Wochen ohne Nahrung auskommen kann.

Wer Übergewicht vermeiden möchte, sollte also mit täglicher Bewegung die Zuckerreserven in den Muskeln verbrauchen und damit zugleich die Speicherkapazität der Muskeln erhöhen. Nimmt man erst dann Nahrung auf, füllt sie zunächst die vergrößerten Muskellager auf – und so verbleibt nur wenig Überschuss, der sich in Fettdepots einlagern kann. Daher gilt: erst joggen – dann schlemmen – dann ausruhen.

Dieser zu Jäger-und-Sammler-Zeiten natürliche Rhythmus von körperlicher Anstrengung, nachfolgender Nahrungsaufnahme und umfangreichen Regenerationsphasen ist in der heutigen Lebensweise kaum noch zu finden. Allenfalls Kinder zeigen ihn noch, wenn sie nicht durch Eltern, Lehrer oder andere Lebensumstände daran gehindert werden.

Klebriges Blut, verengtes Herz – und die Entdeckung
des Jungbrunnens

Bei Jägern und Sammlern sind Übergewicht und Zuckerkrankheit weitgehend unbekannt. Geraten sie unter ‹westliche Bedingungen›, steigt die Häufigkeit dieser Phänomene rapide an. Ein eindrückliches Beispiel sind die Pima-Indianer aus Mexiko im Vergleich mit einer genetisch sehr eng verwandten Pima-Gruppe, die in den USA lebt. Während in Mexiko nur 6 Prozent der Männer und 8 Prozent der Frauen Diabetes aufweisen, sind es bei den in den USA lebenden Pima 34 bzw. 41 Prozent. Ähnliches gilt für die Fettleibigkeit: 6 Prozent der Pima-Männer und 20 Prozent der Pima-Frauen in Mexiko sind fettleibig, in den USA lebende Pima zu 64 bzw. 75 Prozent. Auch im Aktivitätslevel herrscht ein deutlicher Unterschied: Die Pima in Mexiko bewegen sich zwischen 22 und 32 Stunden pro Woche, die Gruppe in den USA nur 3 bis 12 Stunden. Dieses Beispiel zeigt eindrücklich, dass eine genetische Veranlagung für Diabetes zum Ausbruch kommt, wenn die Umweltfaktoren ungünstig sind. Vor allem geringe körperliche Aktivität und eine auf Fertig- und Halbfertiggerichten basierende Ernährung führen bei den Pima in kurzer Zeit dazu, dass sich die Zuckerkrankheit ausbreiten kann. Damit ist klar: Diabetes Typ 2 lässt sich auch bei genetisch dafür anfälligen Menschen zu einem sehr großen Teil durch Bewegung und die Art der Ernährung verhindern.

Wie wir gesehen haben, stimuliert Bewegung die Aufnahme von Zucker durch die Muskulatur, während ausgeprägtes Sitzen zum Anstieg des Blutzuckerspiegels, damit zu Insulinresistenz und schließlich zu Übergewicht und Diabetes führt. Sowohl Ausdauer- als auch Krafttraining schützen vor Diabetes und können auch erfolgreich bei der Diabetes-Behandlung eingesetzt werden. Ein viermonatiges Krafttraining reduziert die Menge der Diabetes-Medikamente bei über 70 Prozent der Patienten, senkt den Blutdruck und die Bauchfettmenge – das Metabolische Syndrom kann mit einem solchen Bewegungsprogramm sogar bei älteren Menschen verbessert werden.

Körperliche Bewegung wirkt auch direkt auf die Blutgefäße – durch Ausschüttung von Stickoxid, welches die Blutgefäße erweitert. Wird durch Bewegungsmangel kaum oder kein Stickoxid gebildet, fördert dies die Verengung der Blutgefäße, damit indirekt auch Bluthochdruck, Fettablagerungen in den Gefäßen und mithin das Risiko eines Herzinfarkts. Andererseits werden bei gut trainierten Muskeln mehr Blutgefäße gebildet, so dass der Blutfluss erhöht und der Blutdruck gesenkt wird. Auch die Anzahl der Energiekraftwerke in den Zellen (Mitochondrien) wird bei aktiven Muskeln erhöht. Da sie als Rohstoff für die Energiegewinnung hauptsächlich Fettsäuren verwenden, aktiviert Bewegung die Fettverbrennung.

Wie steht es um die Bewegungsaktivität in Deutschland? Knapp die Hälfte der Bevölkerung treibt überhaupt keinen Sport und nur 10 Prozent der Männer und 5 Prozent der Frauen sind mehr als vier Stunden pro Woche sportlich aktiv (Kriterium dafür ist, dass Atmung und Pulsschlag zunehmen und der Betreffende leicht ins Schwitzen gerät). Der Anteil der Inaktiven nimmt mit dem Alter erheblich zu. Ähnliche Zahlen sind aus der Schweiz bekannt: Etwa ein Drittel der Bevölkerung ist inaktiv, ein Drittel aktiv und ein Drittel sportlich trainiert.

Wer mehr als vier Stunden sportlicher Aktivität als sehr viel empfindet, sollte sich vor Augen führen, dass dies pro Tag nur etwas mehr als eine halbe Stunde ist – im Vergleich mit den Jägern und Sammlern, ja selbst noch mit Ackerbauern und Viehzüchtern ein verschwindend geringer Teil des Tages.

Es ist nie zu spät, mit einem Bewegungsprogramm zu starten: Frauen über 65 Jahre mit erhöhtem Risiko für Herz-Kreislauf-Erkrankungen können z. B. dieses Risiko um ein Viertel senken, wenn sie ein regelmäßiges Ausdauer- und Krafttraining mit Beweglichkeitsübungen pflegen. Dabei wird zugleich die Gefahr für Knochenbrüche reduziert. Wer die gesundheitlichen Vorteile und die Freude an der erhöhten Ausdauer und Beweglichkeit genießt, wird dieses Training sicher erweitern. Gladys Burrill, die mit 92 Jahren derzeit älteste Marathonläuferin, empfiehlt als Basisprogramm allen, die an einem langen, gesunden Leben interessiert sind: «Geht raus und geht oder rennt.»

Dieser Rat hat tatsächlich einen messbaren Effekt: Es gibt einen positiven Zusammenhang zwischen sportlicher Aktivität und biologischem Alter. Das biologische Alter misst man auf zellulärer Ebene, anhand der Länge der Schutzkappen (Telomere) an den Chromosomen. Da sie sich mit jeder Zellteilung verkürzen, bis sich die Zellen nicht mehr weiter teilen können und absterben, sind sie ein Maß für das Alter der Zellen bzw. des Körpers. Die Telomere sportlich Aktiver sind etwa 200 Nukleotide länger – das entspricht einem Unterschied von zehn Lebensjahren. Anders formuliert: Inaktive sind biologisch gesehen bis zu zehn Jahre älter als aktive Menschen. Bewegung ist damit einer der besten und günstigsten Jungbrunnen.

Nützliche und übertriebene Energiesparprogramme

Generell sind Nährstoffe, Energie und viele andere Ressourcen in der Natur begrenzt. Daher ist es für alle Lebewesen wichtig, Energie zu sparen – denn es gibt selten so viel davon, dass man sie einfach verschwenden könnte. Aus diesem Grund sind im Lauf der Evolution viele biologische Energiesparprogramme entstanden – Mechanismen, die den Energieaufwand so gering wie möglich halten. Es ist eine natürliche Entwicklung, dass nicht nur die Stoffwechselprozesse energieoptimiert sind, sondern auch Bewegungsenergie gespart wird. Daher fällt es den Meisten auch viel leichter fernzusehen, als joggen zu gehen.

Das menschliche Gehirn verwendet einen bedeutenden Anteil seiner Energie darauf zu erkunden, wie sich Bewegung und Anstrengung reduzieren lassen, etwa durch die Erfindung von Autos, Traktoren, Klimaanlagen, elektrischen Fensterhebern, Waschmaschinen oder automatisierten Produktionsstraßen. Große körperliche Anstrengung ist daher heute selten, die Technik erleichtert viele Handgriffe. Um die meisten Errungenschaften wird die Mehrzahl der Menschen sehr froh sein – wer möchte noch die Wäsche mit der Hand waschen oder eine Baugrube für ein Haus mit einem Spaten statt einem Bagger ausheben? Die Grenze ist schwer zu ziehen zwischen Maßnahmen, die körperliche Abnutzung und Stress auf ein erträgliches Maß verringern, und Erleichterungen des Alltags, die die Bewegungsarmut vergrößern und damit Gesundheitsprobleme verstärken.

Die Zuordnung in ‹gesundheitsförderlich› oder ‹gesundheits-schädlich› ist nicht für alle Personen gleich – sie hängt unter anderem vom Alter, von den individuellen Fähigkeiten und vom Gesundheitszustand ab. So wird jemand mit gebrochenem Arm seine Rollläden nur hochziehen können, wenn er Elektro-Rollläden besitzt. Andererseits leistet bei Gesunden das manuelle Rollladen-Hochziehen einen kleinen, aber wichtigen Beitrag zum täglichen Muskeltraining. Und bei einem Umzug in den 4. Stock wird man als ungeübter Schreibtischtäter seinen Rücken schonen, indem man die schweren Gegenstände mit dem Aufzug transportiert. Nach dem Einzug hält das konsequente Treppensteigen allerdings definitiv fitter als die dauerhafte Fahrstuhlnutzung.

So kommt man im Grunde nicht darum herum, ständig abzuwägen, welche Art der Bewegung oder Bequemlichkeit in der jeweiligen Situation am sinnvollsten ist. Eines ist allerdings klar: Wer nur Däumchen dreht, bewegt eindeutig zu wenige Muskeln, denn um ausreichende Bewegung kommen wir aufgrund unseres genetischen Erbes nicht herum.

Einige Entwicklungen, die Übergewicht fördern, werden jedoch gar nicht bewusst wahrgenommen, z. B. der steigende Einsatz von Heizungen und vor allem von Klimaanlagen. Zwischen 1970 und 2000 ist in England die durchschnittliche Haustemperatur von 13 °C auf 18 °C gestiegen, in den USA zwischen 1923 und 1986 von 18 °C auf 24,6 °C. Zugleich verwenden in den USA über 41 Prozent (1997) der Haushalte Klimaanlagen, 1978 waren es lediglich 23 Prozent. Hinzu kommen immer mehr Klimaanlagen in Büros und Autos. Diese Bequemlichkeit hat ihren Preis: Menschen sind gleichwarm, d. h., sie haben eine konstante Körpertemperatur; infolgedessen muss abhängig von der jeweiligen Außentemperatur der Körper gekühlt oder erwärmt werden. Dies gelingt nur mit entsprechendem Energieaufwand, d. h. einer hohen Stoffwechselaktivität und dem Verbrennen von Fettreserven. Leben Menschen im thermisch neutralen Bereich zwischen 25 und 30 °C, ist kaum Energieaufwand notwendig. Werden also die Außentemperaturen mit Hilfe von Heizungen und Klimaanlagen nahe an diesem Bereich gehalten, so verbraucht der Körper weniger Energie, als wenn er sich mit Winterkälte oder Sommerhitze auseinandersetzen muss. Der Energieüberschuss verwandelt sich dann schnell in ‹Hüftgold›.

Hinzu kommt noch ein zweiter Effekt: Sommerhitze reduziert den Appetit, die Nahrungsaufnahme ist also im Sommer meist geringer. Wird dies durch Klimaanlagen verhindert, fallen die natürliche Diät und die natürliche Energieverbrennung aus – dies führt bei unveränderter Nahrungsaufnahme zu einem doppelten Plus an Gewicht.

Es macht also nicht nur aus ökologischen und finanziellen Gründen Sinn, Klimaanlagen nur gemäßigt einzusetzen, sondern auch, wenn man sein Körpergewicht gering halten möchte. Wer sich kälteren und heißeren Temperaturen häufiger aussetzt, trainiert zusätzlich sein Immunsystem.

Dieses Beispiel zeigt, dass körperliches Training nicht nur Bewegung, sondern auch die Auseinandersetzung mit äußeren Umwelteinflüssen umfasst und vielfältige Faktoren zur Entstehung von Übergewicht beitragen.

Evolutionär sind Menschen sowohl auf ausgiebige Bewegung als auch auf einen Energiesparmodus programmiert. Die positiven Effekte der körperlichen Bewegung überwiegen deutlich die Effekte der Bewegungsarmut und sind eine effektive Quelle für Gesundheit und Jugendlichkeit.

Körperliches Training in Form von Bewegung und Auseinandersetzung mit der natürlichen Umwelt (z. B. aktiver Umgang mit Temperaturschwankungen) wirken sich positiv auf Gewicht und Gesundheit aus.

Regeneration statt Stressessen

Mit dem Übergang in das Informationszeitalter haben sich seit den
1970er Jahren die Arbeitsplatzbedingungen und der Alltag in den
industrialisierten Ländern stark verändert. Das Leben ist zu einer
Käfighaltung mutiert: Die meisten Menschen bewegen sich in geschlossenen Räumen wie Häusern, Büros oder Schulen, fahren zwischen diesen mit Autos, Bussen und Bahnen hin und her und richten den größten Teil der wachen Zeit ihren Blick auf Computer
oder Fernseher. Zu Licht- und Bewegungsmangel gesellen sich
häufig Leistungsdruck, Zeitdruck, Konkurrenzkämpfe, drohender
Arbeitsplatzverlust, Unzufriedenheit mit dem Arbeitsplatz, Schlafmangel und geringe Regenerationszeiten. Hinzu kommen für etwa
ein Fünftel der arbeitenden Menschen die Auswirkungen von
Schichtarbeit und häufig auch Nachtarbeit.

Zwei Tage arbeiten – zwei Tage Urlaub

Der Steinzeit-Arbeitsrhythmus entspricht etwa ein, zwei Tagen des
intensiven Jagens und Sammelns, gefolgt von ein, zwei Tagen Regeneration. Dieses Muster zeigen beispielsweise die in der Kalahari
lebenden !Kung. Heute ist ein Berufsleben im Rhythmus von zwei
Tagen Arbeit und zwei Tagen Freizeit unvorstellbar. Selbst Ge-
werkschaftsvertreter kämen nicht im Traum auf die Idee, eine solche Forderung zu stellen.

Was aber an der Sammler-und-Jäger-Lebensweise heute noch
ungewöhnlicher wirkt: Nach gemeinsam erledigter Arbeit wurde das Ergebnis bei einem gemeinsamen Essen genossen – eine
fast tägliche Feier des Erfolgs der Gruppe, verbunden mit gemeinsamer Regeneration als Abschluss der Anstrengung. Heute
gibt es zwar Betriebsausflüge und Weihnachtsfeiern, aber ein
fast tägliches gemeinsames Feiern des Gruppenerfolgs ist un-
üblich. Stattdessen fahren viele Menschen nach getaner Arbeit
abends allein nach Hause und fragen sich, was und für wen sie

den ganzen Tag gearbeitet haben, denn der gemeinsame, positive Abschluss fehlt.

Das Selbstwertgefühl und die Begeisterung, gemeinsam ein Projekt erledigt oder ein gemeinsames Ziel erreicht zu haben, werden nicht mehr gepflegt. Zusätzlich wird durch den 5+2-Rhythmus mehr gearbeitet als regeneriert – Schicht- und Nachtarbeit sind dabei noch gar nicht berücksichtigt. Der Unzufriedenheit mit der eigenen Arbeit und der der Gruppe wird dadurch der Weg geebnet, d. h. Stress statt der dringend überfälligen Regeneration.

Schlank durch Schlaf

Ein wichtiger Regenerationsmechanismus ist Schlaf. Schlafmangel hingegen führt zu Übergewicht, Zuckerkrankheit und Bluthochdruck. Diese Erkenntnis ist relativ neu und wurde erst in den letzten zehn Jahren untersucht. Dabei zeigte sich, dass die Schlafdauer sowohl bei Erwachsenen als auch bei Kindern und Jugendlichen stark abgenommen hat. In den USA schliefen Erwachsene 1960 durchschnittlich 8,5 Stunden. Im Jahr 2008 waren es an Wochentagen nur noch 6,7 Stunden, am Wochenende 7,4 Stunden. Das bedeutet einen Rückgang der Schlafzeit von täglich bis zu zwei Stunden in den letzten 50 Jahren. Auch Jugendliche, welche bei ungestörter Schlafmöglichkeit mindestens neun Stunden schlafen, hatten im Jahr 2006 eine Schlafzeit von unter sieben Stunden.

Aus Untersuchungen zu Nacht- und Schichtarbeit ist bekannt, dass fehlender bzw. nicht erholsamer Nachtschlaf das Risiko für Herz-Kreislauf- und Magen-Darm-Beschwerden oder Infektionskrankheiten stark erhöht. Die Schlafstörung führt bei den Betroffenen auch häufig zu Stimmungsschwankungen, Störungen des Hormonsystems und damit der Sexualfunktionen, zu Tumorerkrankungen und Diabetes. Für Kinder bedeutet eine Schlafdauer von unter acht Stunden ein fast dreifach erhöhtes Risiko für Übergewicht. Woran liegt das?

Schlaf beeinflusst die beiden appetitsteigernden Hormone Leptin und Ghrelin. Sowohl der Zeitpunkt des Schlafs, die Schlafdauer und die Schlafqualität nehmen Einfluss auf die Bildung dieser Hormone: Nach kurzem Schlaf wird das «Hunger-Hormon» Ghrelin in den Magenzellen erhöht ausgeschüttet und das «Appetitstopp-Hormon» Leptin in den Fettzellen reduziert. So werden Hungergefühl und Appetit gesteigert und eine erhöhte Nahrungsaufnahme gefördert.

Auch die Zuckeraufnahme wird durch den Schlaf-Wach-Rhythmus reguliert. Allerdings scheint eine schlaflose Nacht allein noch nicht zu verstärktem Hunger, Appetit und verändertem Hormonspiegel zu führen, sondern erst im Zusammenhang mit einer Stresssituation. Die Abnahme von Leptin führt nach wenigen Tagen des Schlafmangels zu einem Anstieg des Stresshormons Cortisol, welches den Appetit, gerade auf zuckerreiche und fettreiche Nahrungsmittel, steigert. So schließt sich ein Teufelskreis aus Schlafmangel, Stress und Übergewicht.

Stressesser

Aussprüche wie «Mein Job frisst mich auf» oder «Der frisst den Ärger in sich rein» beschreiben auf anschauliche Weise, wie Essen einerseits und Stress, Leistungsdruck, Frust, Einsamkeit und Wut andererseits direkt an Existenzangst gekoppelt sind: Es geht um «fressen und gefressen werden». Der Stress durch Arbeitsplatz- und Lebensbedingungen oder chronischen Schlafmangel erhöht das Bedürfnis nach emotionaler Sicherheit und einfachen Problemlösungen. Dieses wird häufig über das Essverhalten gestillt.

In solch bedrohlichen Situationen wird der Zubereitung von Essen in der Regel kein großer Stellenwert mehr eingeräumt – der Stress ist zu groß. Das standardisierte Nahrungsmittelangebot der Fastfood-Ketten vermindert die Qual der Wahl, Fertiggerichte sind schnell zubereitet, die einfache Verfügbarkeit erspart langes Suchen nach bestimmten Zutaten und die Zeitinvestition des Kochens. Bevorzugt werden fett- und zuckerreiche Nahrungsquellen als Energiespender und Geschmacksträger. Wenn möglich, wird schnell unterwegs oder parallel zur Arbeit gegessen – ohne Wahrnehmung von Geschmack, Menge und Sättigungsgefühl.

Nahrung mit hoher Energiedichte, d. h. vielen Kalorien pro Portion, regen das Belohnungszentrum im Gehirn an und setzen körpereigene Opioide (opiatähnliche Verbindungen) frei, die die vom Stress ausgelösten Stoffwechselprozesse wieder herunterregulieren. Bei chronischem Stress tritt ein Gewöhnungseffekt ein, ähnlich wie er bei Suchtverhalten bekannt ist, und fördert so über das Stresshormon Cortisol einen immer stärkeren Appetit auf kalorienreiche Nahrungsmittel. Daher ist das Verlangen nach Süßigkeiten und Softdrinks, Hamburgern und Pizza gerade bei Stress sehr groß.

Unter dem Titel «Goldhamster mit Kummerspeck» machte vor einiger Zeit eine wissenschaftliche Studie in den Publikumsmedien die Runde: Ein Forscherteam zeigte, dass Goldhamster unter chronischem Stress (z. B. Rangkämpfe und Unterordnung unter stärkere Artgenossen, wie man dies bei Menschen am Arbeitsplatz ebenfalls findet) und unvorhersehbaren, d. h. unregelmäßigen Stressereignissen innerhalb der sozialen Gruppe deutlich mehr Nahrung zu sich nahmen. Während die Forscher in ihrer Publikation die bessere Erforschung von Übergewichtsfaktoren bei Menschen ankündigten, sprachen einige Medien davon, dass nun neue Medikamente gegen Fettleibigkeit entwickelt werden könnten. Zielführender wäre hingegen, statt den Medikamenteneinsatz zu propagieren, die Voraussetzungen für Stressreduktion, ausreichende Regeneration und genügend Schlaf zu schaffen. Dies hätte allerdings gravierende Folgen für die moderne Arbeitswelt und ist daher wohl weniger beliebt als der Ruf nach Medikamenten.

Neben Nährstoffmangel ist die Kombination aus fehlender Regeneration, chronischem Stress und fehlendem bzw. nicht erholsamem Schlaf eine weitere Mangelsituation moderner Menschen. Der altsteinzeitliche Lebensrhythmus von zwei Tagen Arbeit und zwei Tagen Regeneration führt das Missverhältnis der heutigen Arbeits- und Freizeitbilanz vor Augen.

Interaktion: Essen verbindet – und trennt

Vom Nutzen einiger Ernährungsregeln

«Das Eis bei ‹La Venetia› ist das beste in der Stadt – da musst du unbedingt hin!» Tipps dieser Art hört man gerne. Begehrt sind aber auch Hinweise, welche Einkaufsorte oder Restaurants man besser meiden sollte, weil die Qualität nicht stimmt oder die Wartezeiten unerträglich lang sind.

Die Weitergabe solcher Erfahrungen ist seit Jäger-und-Sammler-Tagen nicht nur eine freundliche Geste, sondern überlebensnotwendig: Schließlich kann nicht jeder alles selbst ausprobieren, dazu fehlt die Zeit. Auch ist das eigene Leben schnell beendet, wenn man aus Unkenntnis an Giftpilze oder ähnlich Gefährliches gerät. Ein Vorteil war also schon immer, von Anderen Informationen zu erhalten, welche Nahrungsquellen unverträglich oder giftig sind. Ebenso wichtig war auch das Wissen um die bekömmlichen und heilsamen Nahrungsmittel oder welche Pflanzen seltene Inhaltsstoffe enthalten. Daher ist die Verbreitung von Regeln wie «Das solltest du essen» oder «Dies solltest du nicht essen» essentieller Bestandteil menschlicher Ernährung.

Die Vorgabe, was in einer Gruppe gegessen wird, dient auch dazu, eine Gruppenidentität auszubilden. Wir nutzen dies heute noch, wenn wir ‹indisch› oder ‹italienisch› essen gehen, als Tourist in Frankfurt unbedingt die ‹Grüne Soße› probieren möchten oder in Erfurt die ‹Thüringer Rostbratwurst› – also die lokalen und regionalen Köstlichkeiten, die bewährt sind. Die Kehrseite der Medaille ist ein gewisser Zwang, sich nicht zu weit von den Gepflogenheiten der eigenen Gruppe zu entfernen: Wer sich als Veganer oder Frutaner zwischen Allesessern oder Vegetariern bewegt, muss seine Ernährungsweise zumeist erklären, wenn nicht gar rechtfertigen. Ganz analog ist die Situation, wenn man sich mit einer Diät von den Arbeitskollegen in der Mittagspause abgrenzt: Als Außenseiter erntet man eher Kopfschütteln und Boykott statt Unterstützung. Dies ändert sich erst, wenn eine Teilgruppe beschlossen hat, gemeinsam z. B. die Fastenzeit zum Abspecken zu nutzen – und sich so eine Untergruppe mit gleichen Interessen und gleichen Ernährungsvorgaben bildet. Gleiche Interessen, Erfolge und der Gruppenzusammenhalt werden durch gemeinsames Essen und Feiern gefördert. Gerade deshalb ist es beinahe unmöglich, sich der Gruppendynamik des – oft üppigen – Essens zu entziehen.

Soziale Interaktion bestimmt noch auf andere Weise die Ausbreitung von Übergewicht. Unabhängig von gemeinsamen Gewohnheiten scheint der Vergleich mit Anderen eine wichtige Rolle zu spielen. Wird eine sozial nahestehende Person übergewichtig, steigt die Toleranz sich selbst gegenüber und daher auch das Risiko, ebenfalls übergewichtig zu werden: bei sehr engen Freunden um weit mehr als das Doppelte, bei Freunden und Geschwistern gleichen Geschlechts um mehr als die Hälfte, bei Lebenspartnern um ein gutes Drittel. Ändert sich die Selbstwahrnehmung vieler, fördert dies die immer schnellere Ausbreitung von Übergewicht in dieser Gruppe.

Die Tyrannei der Ernährungsregeln

«Iss deinen Teller leer!», «Nicht so viel Salz!», «Nimm fünfmal täglich Obst und Gemüse!», «Zu viel Fett ist ungesund!», «Du darfst kein Schweinefleisch essen!» – die Liste der Ernährungsvorschriften von Eltern und Ernährungsberatern, Freunden und Partnern, Lehrern und Religionsvertretern ist fast endlos.

Was auf den ersten Blick wie eine vernünftige, notwendige oder scheinbar gottgegebene Weisung erscheint, steht häufig im deutlichen Gegensatz zu den Wünschen und Vorlieben der Individuen und konkurriert oft mit weiteren Vorgaben. Häufig werden diese Regeln daher auch umgangen, allerdings meistens mit einem schlechten Gewissen. Das Ergebnis ist, dass die eigenen Bedürfnisse externen Vorgaben untergeordnet werden und das Gefühl für die individuell richtige Menge an Nährstoffen im Extremfall sogar verloren geht.

Geplagt werden viele Menschen derzeit von einer Vielzahl an Nährstoffvorgaben, Ernährungspyramiden und Richtwerten, z. B. für Blutfette wie Cholesterin. Interessenvertreter waren schon immer an solchen Vorgaben interessiert. Ein historisches Beispiel ist das Jagdverbot. Aus dem Recht aller, auf die Jagd gehen zu können, wurde im Mittelalter ein Privileg des Adels, der die Hochwildjagd durch Nichtadelige unter Strafe stellte und damit andere Jäger in die Illegalität trieb. Sie wurden als Diebe am Eigentum der Landesherren angesehen, daher als Wilderer bezeichnet und mit harten Strafen verfolgt. Damit wurden wichtige Proteinquellen für den Adel gesichert – den Bauern blieb Getreidebrei. Auch wenn das Jagdprivileg des Adels wieder abgeschafft wurde, gelten noch heute § 292 und § 293, die die ‹Jagdwilderei› und ‹Fischwilderei› durch Unbefugte mit mehreren Jahren Gefängnis bestrafen.

Eine der am stärksten forcierten Vorgaben zur Ernährung betrifft das Frühstück – die angeblich wichtigste Mahlzeit des Tages. Eine erste morgendliche Mahlzeit gibt es in vielen Kulturen. Wie sie zusammengesetzt ist und gestaltet wird, unterscheidet sich jedoch deutlich und reicht von einem sehr sparsamen Frühstück in Italien oder Spanien (Croissant und Kaffee) bis zu aufwändigen Zubereitungen mit Reis- und Nudelsuppe, Fladenbrot, Sojamilch und Salzgemüse in China.

Trotz des Sprichworts «Frühstücken wie ein Kaiser, Mittagessen wie ein König und Abendessen wie ein Bettler» und vieler Aufforderungen, ein Frühstück zu sich zu nehmen, gibt es neben den Frühstücksliebhabern eine große Gruppe an Frühstücksfeinden. Je nach Nation frühstücken 5 bis 30 Prozent der Bevölkerung nicht. Über 60 Prozent der Europäer verzichten mehr als einmal pro Woche darauf. Dieser Verzicht ist besonders verbreitet bei Jugendlichen, jungen Frauen, ethnischen Minderheiten und unteren sozialen Schichten. Die wichtigsten Gründe kann man in zwei Kategorien einteilen: 1) für ein Frühstück *ungünstige Lebensbedingungen* wie Zeitmangel, ein fehlendes Angebot durch die Eltern, Armut und eigene Gewichtskontrolle; 2) schlichtweg fehlender Appetit – aufgrund eines *biologischen Programms*.

Bei Jägern und Sammlern gab es selten ein üppiges, kaiserliches Frühstück, denn das Jagen und Sammeln mit vollem Magen ist beschwerlich. Jeder kennt die ‹Futternarkose›, in die man nach ausgiebigen Mahlzeiten fällt. Getreidebrei à la Müsli oder Backwaren aus Getreide wie Brot oder Brötchen gab es ohnehin nicht.

Auffällig ist auch, dass es vielen Menschen deutlich leichter fällt, auf ein Frühstück zu verzichten, als ‹Dinner Canceling› zu betreiben und das Abendessen ausfallen zu lassen. Auch dies passt zur evolutionären Vergangenheit, denn die Beute des Tages wurde bei den Jägern und Sammlern nach dem Transport zum Lagerplatz mit großem Genuss abends gegessen und gemeinsam der Erfolg der Tagesanstrengung gefeiert. Auch Leistungssportler nehmen die benötigte Energie für den Wettkampf eher am Abend vor der Anstrengung zu sich (‹Pasta-Party›) und nicht zum Frühstück. Dies alles spricht dafür, dass Menschen nicht auf ein umfangreiches Frühstück programmiert sind und auch längere Zeit am frühen Tag ohne Nahrung auskommen können. Wer also partout keinen Frühstückshunger verspürt, ist im Einklang mit seinem paläolithischen Erbe.

Dennoch gibt es Bestrebungen, ein Frühstück für möglichst alle Menschen verbindlich zu machen. Als Argument dienen Studien, die den günstigen Einfluss auf die Gehirnleistung, körperliche Leistungsfähigkeit, die Gewichtskontrolle und Zivilisationskrankheiten zeigen sollen. Auffällig ist, dass die positiven Effekte in der Regel nur mit bestimmten Nahrungsmitteln wie Obst und Vollkornprodukten erzielt werden. Auch geht mit einem fehlenden Frühstück häufig ein generell ungünstiger Lebensstil der Versuchspersonen einher. Wahrscheinlich hat nicht das Frühstück an sich einen gesundheitlichen Nutzen, sondern gesundheits- und gewichtsbewusste Menschen frühstücken eher als Übergewichtige. Ob sie daran große Freude haben oder aus ‹vernünftigen› Gründen frühstücken, sei an dieser Stelle offengelassen.

Es ist prinzipiell gleichgültig, wie die Energieaufnahme über den Tag verteilt wird, wichtig ist die Summe der pro Tag insgesamt auf-

genommenen Energie. Es gibt also keinen Grund, sich ein Frühstück gegen den fehlenden Appetit hineinzuzwängen – zumal in
der Regel ja jederzeit Nahrungsmittel zur Verfügung stehen, wenn
sie benötigt werden. Und angesichts einer geplanten Gewichtsreduktion ist es eher förderlich, zum Frühstück weniger Energie aufzunehmen – denn damit verbunden ist zumeist eine niedrigere Ge-
samtaufnahme von Energie im Lauf des Tages.

Ein vitales Interesse, möglichst viele Menschen zu einem Frühstück zu bewegen, haben die Hersteller von Frühstücksprodukten.
Daher überrascht es nicht, dass ihr Verband CEEREAL über Lob-
byarbeit innerhalb der Kampagne «Breakfast is best» in Brüssel
versucht, europaweit auf die offiziellen Ernährungsempfehlungen
Einfluss zu nehmen. Zu diesem Zweck wurde im Sommer 2009 sogar eine ‹Gerichtsverhandlung gegen das Frühstück› medienwirk-
sam inszeniert, bei der am Ende ‹das Frühstück› aufgrund der vor-
getragenen Vorteile natürlich freigesprochen wurde.

Die Bemühungen um ein bestimmtes Frühstücksverhalten sind
ein typisches Beispiel dafür, wie auf Ernährungsvorlieben von Individuen auch gegen ihre Interessen Einfluss genommen wird. Dies
ist allerdings keine Erscheinung der Neuzeit, sondern über Esstabus und religiöse Essregeln schon seit mehr als zweitausend Jahren
der Fall. Die Diskussion hinsichtlich der richtigen Ernährungsweise ist auch deshalb emotional sehr aufgeladen.

Esstabus und Essgenuss

Alle Religionen haben Esstabus. Die religiösen Vorschriften va-
riieren jedoch so stark, dass ihr Inhalt nahezu beliebig erscheint: Während das Rind bei Hindus tabu ist, wird es von
Christen, Muslimen und Juden gerne auf dem Speiseplan gesehen.
Das Schwein wiederum ist für Juden und Muslime von der Ernährung ausgeschlossen, die Schildkröte im Judentum. Muslime
essen generell nur geschächtete Tiere, außerdem ist Alkohol verboten. Katholiken sollen am Karfreitag auf Fleisch verzichten, gleich
welcher Art.

Auffällig ist, dass sich die religiösen Essregeln, aber auch kulturelle Gepflogenheiten stark auf die Reglementierung des Fleischverzehrs konzentrieren, d. h. auf die Verfügbarkeit einer sehr wertvollen Nahrungsquelle, deren Erwerb mit Aggression verbunden ist. Seltene Ausnahmen sind Verbote bezüglich Pflanzen, z. B. bei den Hua in Neuguinea der Verzehr von rotem Gemüse und Pilzen, weil sie an Menstruationsblut erinnern.

Entgegen dem ersten Eindruck sind die meisten religiösen bzw. regionalen Esstabus nicht willkürlich, sondern das Resultat einer Kosten-Nutzen-Optimierung in Bezug auf die zur Verfügung stehenden Nahrungsquellen. Nach der ‹Theorie der optimierten Futtersuche› werden nur diejenigen Tiere und Pflanzen gegessen, die am meisten Energie liefern (nach Abzug der Energie, die man zur Beschaffung und Zubereitung benötigt). Das erklärt auch, warum eher Wirbeltiere und selten Insekten gegessen werden: Meist sind Wirbeltiere im Umfeld vorhanden und bieten eine große Menge an Energie und Nährstoffen bei überschaubarem Beschaffungsaufwand. Nur wenn sie nicht verfügbar sind, kommen Schwarminsekten wie Heuschrecken als Nahrungsquelle in Frage. Die Idee, dass Mitteleuropäer, die auf ‹Steinzeittrip› sind, Silberfischchen aus dem Bad essen sollten, da ja Insekten auf dem paläolithischen Speiseplan gestanden haben, entbehrt also einer biologischen Grundlage. Solange Rind-, Schweine- und Lammfleisch zur Verfügung stehen, haben Silberfischchen aus energetischer Kosten-Nutzen-Optimierung keine Chance, als Nahrung akzeptiert zu werden. Dies ändert sich erst in Krisensituationen bei absolutem Nahrungsmangel. Jäger und Sammler und auch moderne Menschen essen eben nicht einfach «alles, was ihnen in die Finger kommt» (Muth 2005), sondern wählen – wenn auch meist unbewusst – gezielt aus.

Zwei Beispiele sollen dies illustrieren: die heilige Kuh im Hinduismus und der Verzehr von Insekten. Der Schutz der Kuh ist eine jüngere Entwicklung innerhalb des Hinduismus. Rindfleisch war noch während des ersten vorchristlichen Jahrhunderts das in Nordindien am häufigsten gegessene Fleisch. Die wedische Gesellschaft führte das rituelle Schlachten von Kühen durch und kannte verschwenderischen Fleischgenuss. Durch Bevölkerungswachstum wich die halb nomadische Lebensweise einer intensiven Land- und Milchwirtschaft. Rinder wurden zu Nahrungskonkurrenten aufgrund der begrenzten Landwirtschaftsfläche. Geringerer Fleischverzehr, der durch Milchprodukte, Weizen, Hirse, Linsen und Erbsen kompensiert wurde, konnte mehr Menschen ernähren. So ging der Fleischkonsum in den unteren Kasten zurück, während die privilegierten Kasten weiterhin Rindfleisch genossen.

Um 600 vor unserer Zeit verschlechterten sich die Lebensverhältnisse der Bauern zusätzlich durch Kriege, Überschwemmungen und Hungersnöte. Kurz darauf entstand der Buddhismus, der das Töten und Tieropfer verbot – damit wurde Rindfleischgenuss zu einer verachtenswerten Tat. Dies führte zu einer Unterstützung des Buddhismus in den unteren Kasten und es entbrannte ein Kampf zwischen Buddhismus und Hinduismus. Diesen konnte der Hinduismus erst gewinnen, als die oberen Kasten die Tieropfer aufgaben und zu Beschützern des Rindes wurden.

Das Rind ist in dieser Region unter allen Nutztieren das effektivste hinsichtlich Vielseitigkeit, Widerstands- und Leistungskraft – Kamele können im Schlamm keine Pflüge ziehen, Esel und Pferd verbrauchen pro Kilogramm Körpergewicht mehr Gras und Stroh, und Büffel sind nicht so widerstandsfähig wie das Rind. Daher wurde das leistungsstärkste Tier unter religiösen Schutz gestellt, um die maximale Wirtschaftskraft und Lebensgrundlage einer großen Bevölkerung zu erhalten.

Wie sieht es mit dem Verzehr von Insekten aus? Die meisten heute lebenden Affen- und Menschenaffenarten verzehren in größeren Mengen Insekten. Auf allen bewohnten Kontinenten essen Menschen z. B. Heuschrecken, Ameisen, Termiten, Larven von Käfern, Nachtfaltern und Schmetterlingen. Viele Naturvölker nutzen Insekten, aber auch die ältesten Zivilisationen wie die Chinesen; Aristoteles kannte den Verzehr von Zikaden, die Römer aßen Holzwürmer. Ernährungsphysiologisch ist Insektenfleisch fast so nahrhaft wie Schlachtfleisch oder Geflügel. Warum haben heutige Europäer und Amerikaner dann vor Insekten Abscheu und lehnen sie seit der Mitte des letzten Jahrhunderts als Nahrungsquelle ab?

Auch hier liegt die Antwort in der Kosten-Nutzen-Analyse bezüglich des Energiegewinns: Insekten liefern einen eher geringen Netto-Energiegewinn, vor allem im Vergleich mit Wirbeltieren und auch Wirbellosen. Daher erstaunt es nicht, dass Menschen, bei denen Insekten auf dem Speiseplan stehen, sonst in der Regel kaum Proteinquellen haben bzw. deren Suche und Zubereitung noch energieintensiver ist als die Verwendung der Insekten. Insekten wurden deshalb im Europa des 19. Jahrhunderts kurzfristig populär: Sie waren gedacht als billiger Fleischersatz für die arbeitenden Klassen.

Die Theorie der optimierten Futtersuche erlaubt Voraussagen, unter welchen Umweltbedingungen welche Tiere (und auch Pflanzen) zur typischen Nahrung der Menschen in einer Region zählen und welche nicht. Entscheidend ist, dass sich die Umwelt und daher das Ergebnis der Kosten-Nutzen-Rechnung ändern kann – und folglich die optimale Zusammensetzung des Speiseplans. Religiöse Regeln nehmen darauf aber keine Rücksicht, da sie unveränderlich sind – und so werden aus religiösen Gründen unter Umständen Regeln befolgt, die den Individuen schaden, weil sie die optimierte Nahrungsversorgung unter den neuen Bedingungen nicht mehr sicherstellen.

Durch religiöse Einflüsse werden auch die Menge der Nahrung und der Zeitpunkt des Zugangs zur Nahrung stark reglementiert, d. h., die Verfügbarkeit der Ressourcen wird beeinflusst. Der islamische Fastenmonat Ramadan verlangt beispielsweise den Verzicht auf Speisen und Getränke von Beginn der Morgendämmerung bis Sonnenuntergang. Kinder vor der Pubertät sind dazu nicht verpflichtet – werden aber häufig doch in diese Tradition eingebunden, müssen mitten in der Nacht große Mengen essen, selbst wenn kaum Appetit vorhanden ist, und sogar während der Sommerhitze ohne Getränke den Tag überstehen.

Auch im Katholizismus wird in der Fastenzeit besonderer Verzicht geübt und Völlerei grundsätzlich als eine der sieben Todsünden mit großer Härte bestraft. Luther hob die katholische Beschränkung der Speiseauswahl auf (z. B. kein Fleisch am Freitag). Aber darauf folgte sofort die Vorgabe, generell nur gemäßigt zu essen und zu trinken. Diese protestantische Verzichthaltung gilt als Ursprung der phantasielosen, dürftigen Küche, weil der Einfallsreichtum der katholischen Ersatzküche mit falschem Braten oder schwäbischen Maultaschen, die den verbotenen Fleischinhalt verdecken (‹Herrgottsbescheißerle›), der selbstdisziplinierenden Mäßigung zum Opfer fällt.

Fasten an sich ist aus Jäger-und-Sammler-Sicht nichts Ungewöhnliches. Mitten in der Nacht aufzustehen, vorhandene Nahrung auch ohne Appetit aufzunehmen und dann den gesamten Tag freiwillig ohne Essen und Getränke auszukommen allerdings schon. Wenn Kinder damit konfrontiert werden, kann dies ihre natürlichen Regulationsmechanismen der Nahrungsaufnahme aus dem Lot bringen – und bis ins Erwachsenenalter wirken. Ähnliches gilt aber auch für die Vorschriften wie «Iss deinen Teller leer!» oder «Es wird gegessen, was auf den Tisch kommt!». Häufen sich solche Verhaltensvorschriften, geht das natürliche Gefühl für die eigenen Ernährungsbedürfnisse verloren, die Abhängigkeit von externen Ratschlägen wird umso größer, auch wenn sie nicht zum Nutzen des Individuums sind. Sogenannte Ernährungsexperten, die mit Ernährungspyramiden, oder Diätgurus, die mit Ananas-, Eier- oder Trennkostdiäten in die Öffentlichkeit treten, haben dann ein leichtes Spiel. Gewicht, Gesundheit und Genuss ist dies in den allerwenigsten Fällen zuträglich.

Die Gourmet-Küche hingegen hat es schwer. Der Gastronomiekritiker Wolfram Siebeck, der sich vehement für Qualität beim Essen und Trinken engagiert, bekam dies stellvertretend für andere Gourmets und Qualitätsbewusste zu spüren. Leser des ZEIT-Magazins hielten seinen Plädoyers für gutes Essen und seinem Bekenntnis zum Genuss gern die hungernden Kinder in Indien entgegen oder wünschten ihm, er möge an seinen Trüffeln ersticken. Und so hielt Siebeck fest: «Im Grunde sind wir eine genussfeindliche Gesellschaft, deren Mitglieder es sich als moralisches Verdienst anrechnen, dass sie schlecht essen» (Kuenheim 2003).

Qualitativ hochwertiges Essens ist jedoch nicht nur eine Frage des guten Geschmacks. Darüber hinaus ist es essentiell für die Gesundheit, was es umso wichtiger macht, dass jeder seinen eigenen körperlichen Bedürfnissen folgen kann – ohne unsinnige Einmischung seitens religiöser, industrieller oder anderer gesellschaftlicher Interessen.

Ernährungsregeln sind ein essentieller Bestandteil der menschlichen Ernährung, werden jedoch von Dritten häufig für ihre eigenen Interessen missbraucht. Gerade religiöse und kulturelle Tabus, aber auch industrielle Interessen stehen oft im Konflikt mit den Bedürfnissen der Individuen. Dringend benötigt wird ein neuer, freier Zugang zur Gesundheit und dem individuellen Körpergefühl.

3. Genussvolle Fitness

Das ‹tödliche Quartett› aus Übergewicht, Bluthochdruck, Fett- und Zuckerstoffwechselstörung führt zu den häufigsten Todesursachen in den Industrienationen: Herz-Kreislauf-Erkrankungen, Zuckerkrankheit und einigen Krebsarten.

Als Auslöser für Übergewicht gelten allgemein zu reichliche Nahrungsaufnahme (d. h. hohe Energieaufnahme) und zu wenig Bewegung (d. h. zu geringer Energieverbrauch). Die evolutionäre Sicht zeigt, dass dies zwar im Grunde richtig ist, aber zum einen nicht erklärt, *warum* Menschen heute so große Probleme haben, ihre Ernährungs- und Bewegungsmuster auf ein gesundheitsförderliches Verhalten umzustellen, und zum anderen *wesentliche Aspekte außer Acht lässt.*

Zwei Millionen Jahre alte Bioprogramme sorgen für bestimmte Vorlieben bei der Nahrungsaufnahme: Der *hohe Energiebedarf* vor allem des Gehirns hat die Präferenz für fettreiche und süße Nahrungsquellen geprägt. Der Stoffwechsel ist darauf optimiert, möglichst viel Energie zu speichern: durch Gene, die die Fettaufnahme und Fetteinlagerung fördern oder die schnelle Umwandlung von überschüssigem Zucker in Fettdepots etc. Gegen diese genetisch verankerten Programme, die als Überlebensstrategien bis in die Moderne notwendig und erfolgreich waren, ist mit Verboten nicht anzukommen.

Verstärkt wird die ‹Lust auf süß und fett› durch Mechanismen der *sexuellen Auslese*, welche Signale des Wohlgenährtseins fördern. Die *soziale Funktion* des Essens und Trinkens ist der dritte Mechanismus, welcher die Aufnahme großer und energiereicher Nahrungsquellen antreibt, denn das gemeinsame Essen und Feiern dient dem überlebensförderlichen Gruppenzusammenhalt.

Da sich diese Bioprogramme nicht ausschalten lassen, ist es zielführender, sie sich zum Freund zu machen und in die moderne Ernährung zu integrieren. Dies bedeutet, dass

- *Genuss*
- *fettreiche und süße Speisen und Getränke*
- *gelegentliche Übertreibungen der Nahrungsmengen*
- *gemeinsames Essen*
- *Belohnungseffekte durch Essen*
- *die sexuelle Attraktivität des Wohlgenährtseins und*
- *das gemeinsame Feiern*

zentrale Elemente der menschlichen Ernährung sind – und damit auch in jeder Ernährungsempfehlung enthalten sein sollten.

Zusätzlich spielen weitere Faktoren der heutigen, im Vergleich zur Jäger-und-Sammler-Zeit stark veränderten Umwelt eine ebenso wichtige Rolle:

- *Mangelversorgung* bei Proteinen, Vitaminen, Mineralstoffen und bestimmten Fetten, die durch die Massenproduktion der Pflanzen und Tiere entstanden ist.
- *Übernormale Reize und der Betrug der menschlichen Sinne*, die durch heutige Angebote (vor allem Fastfood, Fertignahrung und industriell verarbeitete Produkte) zu einer verzerrten Wahrnehmung führen, welche Nährstoffe tatsächlich aufgenommen werden.
- *Strategien der Abwiegelung*, die eine Beibehaltung der bisherigen Lebensweise ohne weiteres Nachdenken propagieren, insofern Ersatzstoffe (wie Süßstoff und Lightprodukte) oder Pharmafood die negativen Konsequenzen auflösen sollen.
- *Massiver Bewegungsmangel*, der auf einer zu großen Ausdehnung der biologischen Energiesparprogramme beruht.

- *Großer Stress* am Arbeitsplatz und in der Familie, oft gepaart mit *fehlender Regeneration*, unter anderem durch Schlafmangel.
- *Ernährungsregelterror* durch Industrie, Religion und Kultur.

Die weitere drastische Zunahme von Übergewicht, Herzinfarkt, Schlaganfall, Zuckerkrankheit und Krebs sind tatsächlich nicht aufzuhalten, wenn man sich nur an den Vorgaben orientiert, weniger Fettreiches und Süßes zu essen und sich mehr zu bewegen. Das Wechselspiel zwischen Genen und Umwelt ist deutlich komplexer. Nur wenn alle Lebensbereiche und wichtigen Einflüsse beachtet werden, lässt sich die Übergewichtslawine stoppen und der Ausgangspunkt für eine Vielzahl an Zivilisationskrankheiten aushebeln.

Wie lassen sich diese Erkenntnisse der Evolutionären Medizin im Alltag umsetzen mit dem Ziel, das Risiko für Zivilisationskrankheiten zu verringern? Der PaläoPower-Kompass zeigt die zentralen Aspekte auf:

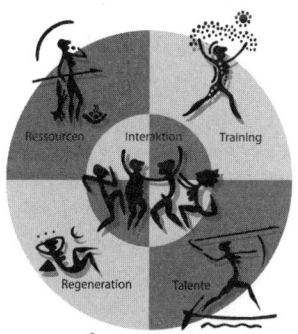

- Ernährung: Genussvoll und selbstbestimmt
- Training für lustvolle Fitness
- Stress lass nach! – und die Waage geht mit
- Enttarnung: Täuschungen aushebeln
- Interaktion: Flirten und Feiern halten schlank

Ernährung: Genussvoll und selbstbestimmt

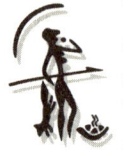 Wann hält man ein Verhalten mühelos ein Leben lang durch? – Wenn es Spaß bzw. Freude macht. Als biologischer Rückkopplungsmechanismus ist entscheidend: Verhaltensweisen, die für das Überleben bzw. die Fortpflanzung von Nutzen sind, werden mit einer ‹Lustprämie› versehen (z. B. Genuss eines guten Essens oder Sex), dem entgegenwirkende Verhaltensweisen mit einem großen Unlustgefühl (Schmerz bei Verletzungen des Körpers, Angst in bedrohlichen Situationen etc.).

Daraus leitet sich ab: Nur eine Ernährungsweise, die schmeckt und Genuss bereitet, wird auf Dauer beibehalten. Wichtig ist: Die Zusammensetzung der richtigen Maßnahmen ist immer individuell. Die folgenden Grundprinzipien stellen daher Ansatzpunkte dar, die jede/r ausprobieren sollte – um letztlich diejenigen zu finden, die individuell die beste Kombination ergeben.

Genussregeln für einen attraktiven Körper

Was und wie können wir im Einklang mit den steinzeitlichen Bioprogrammen essen? Hierfür gibt es keine Ernährungspyramide, keine Kalorientabelle und auch kein Therapieprogramm, denn all dies kannten Jäger und Sammler nicht, ebenso wenig wie Fertiggerichte, Vertuschung schlechter Qualität oder Ersatzprodukte. Wichtig sind die Grundprinzipien, die sich die genetisch verankerten Mechanismen (Überlebens-/Fortpflanzungsvorteil) zunutze machen:

- *Genuss pur: Es soll schmecken.* Auf den individuellen Speiseplan gehören nur Zutaten, die schmecken.
- *Essen Sie paläolithisch – und essen Sie sich satt an Proteinen, Vitaminen und Mineralstoffen:* Fleisch, Fisch, Meeresfrüchte, Gemüse, Salat, Pilze, Nüsse, Obst – die bestmögliche Qualität, keine Massenware.
- *Nehmen Sie das Original:* Übernormale Reize wie Fertiggerichte, Fertigmixe etc. verschleiern schlechte Qualität. Die

natürlichen und industriell unverarbeiteten Nahrungsmittel sind das unübertroffene Original: selbst kochen – statt sich etwas vorsetzen lassen.

- *Abkürzungen sind Umwege – nehmen Sie den direkten Weg:* Wer Süßes und Fettreiches isst, sollte die Variante mit Zucker und dem Original-Fettanteil wählen, keine Austauschstoffe, keine Lightprodukte oder fettreduzierten Varianten.
- *Übertreiben und untertreiben Sie gelegentlich:* Mal viel, mal wenig essen entspricht dem natürlichen Ernährungsmuster. Niemand muss genau drei Mahlzeiten pro Tag essen, jeder kann mal wenig essen oder fasten, jeder kann mal zu viel essen. Entscheidend ist der ausgewogene Wechsel.
- *Verführen Sie sich selbst – und Andere:* Fragen Sie sich bei dem, was und wie Sie essen wollen: Würden Sie damit einen Partner zum Essen verführen oder Ihre Gäste bewirten wollen? Fühlen Sie sich selbst attraktiver, wenn Sie so gegessen haben?

Training für lustvolle Fitness

Ein ineffektives Bewegungsprogramm?

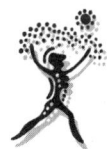 Natürlich ist es nicht schneller, nicht bequemer und man kann auch nicht so viel transportieren, wenn man mit dem Fahrrad statt mit dem Auto zum Einkaufen fährt. Wer dies dennoch tut, muss sich schon mal anhören, dass dies wohl kaum effektiv sei.

Andererseits: Wer regelmäßig mit dem Rad unterwegs ist, hat seine Bewegungseinheit ‹nebenbei› schon erledigt, dabei Tageslicht für einen ausgeglichenen Schlaf-Wach-Rhythmus gespeichert – und kann sich Zeit und Geld für das Fitness-Studio sparen, im Extremfall auch den Schock, schon in jungen Jahren einen Ruhepuls von 120 und einiges ‹Hüftgold› zu haben, einen Bandscheibenvorfall zu erleiden oder von vielen Erkältungen geplagt zu werden. Welche Art der Fortbewegung ist also letztlich effektiver?

Nach allem, was wir von steinzeitlichen Verhaltensmustern wissen, befand sich das Verhältnis zwischen notwendiger und lustvoller Bewegung einerseits und dem Energiesparprogramm des Körpers andererseits damals im Gleichgewicht. Heute kippt die Waage meist auf die Seite des Energiesparens – und je größer der Abstand zur letzten körperlichen Aktivität, desto höher liegt auch die Schwelle zu einem Neustart.

Unsere genetische Ausstattung ist die Voraussetzung dafür, dass wir stark, ausdauernd und gelenkig sind. Das setzt jedoch fast tägliche Bewegung voraus. Die heutigen Annehmlichkeiten und die Lebensweise in Käfighaltung machen uns zu den unbeweglichsten und gesundheitsgefährdetsten Menschen aller Zeiten: Pro Tag werden durchschnittlich nur noch 1700 Schritte zurückgelegt, das sind bei einer Schrittlänge zwischen 0,5 und 0,9 m etwa 850 m bis 1,5 km als Tagesleistung. Man braucht nicht viel Fantasie für die Erkenntnis, dass wir damit weit hinter der Leistung unserer Vorfahren zurückbleiben.

Das Trainingsprogramm moderner Jäger und Sammler

Jäger und Sammler sind weniger Spitzensportler in einer Einzelsportart als eine Art Dauersportler im Zehnkampf: Sowohl Stärke als auch Ausdauer und Gelenkigkeit werden täglich trainiert. Späher und Jäger folgen Tieren teilweise stundenlang – in ständigem Dauerlauf oder als Wanderung; auf Treibjagden folgen Anschleichen, Verstecken, auf dem Boden kriechen, Speerwürfe, Steinwürfe, teilweise stunden- und tagelanges Verfolgen des verwundeten Tiers, Schlachten und Zerlegen von Tieren – und schließlich der Transport des zerlegten Fleischs ins Lager. Wenn Pflanzen gesammelt werden, bedeutet dies Rundtoren von etwa 3 bis 20 km an zwei bis drei Tagen der Woche, auf dem Rückweg mit Lasten von 7 bis 15 kg, oft noch zusätzliches Tragen von Babys oder Kleinkindern. Weiterhin wird oft nach Wurzeln und Knollen gegraben, teilweise mehrere Meter tief, oft in hartem oder gefrorenem Boden. Für alle stehen auch regelmäßige Besuche bei Verwandten und Freunden auf dem Programm, in Lagern, die etwa 5 bis 16 km entfernt liegen. So kommt eine wöchentliche Gehleistung von ca. 35 km zustande, die bei einer Schrittlänge von einem halben Meter durchschnittlich etwa 10 000 Schritten pro Tag bzw. 5 km entspricht.

Bei Jägern und Sammlern ist ein weiterer Faktor automatisch in die Bewegung integriert: Außenreize in Form von Wind, Sonne, Regen, Temperaturunterschieden, Gerüchen, unterschiedlichen Lichtverhältnissen etc. Verschafft man sich heute Bewegung ausschließlich in geschlossenen Räumen (Fitness-Studios, Hometrainer), erhöht das zwar die Bewegungsaktivität, lässt aber die natürlichen Trainingsfaktoren buchstäblich außen vor.

Für mehr Bewegung ist es nie zu spät – und: Jeder Schritt zählt. Wer sich beispielsweise einen Schrittzähler an die Hose heftet und sich ein Ziel von zusätzlich 2000 Schritten am Tag vornimmt, hat nachweislich einen positiven Effekt auf Gewichtsabnahme, Blutdruck und Blutfettwerte und auch ohne zusätzliches Sportprogramm, nur durch die Erhöhung der Bewegungsmenge, etwas gegen das ‹tödliche Quartett› getan.

Was lässt sich daraus für ein modernes Bewegungsprogramm ableiten, wenn Jagen, Sammeln und Wandern kein Alltagsbestandteil mehr sind?

- *Jeder Schritt zählt – jede Bewegung zählt:* Nicht die großen Sportprogramme sind entscheidend, sondern die tägliche Aktivität: die Strecken von der Wohnung zum Arbeitsplatz, die Bewegungsabläufe am Arbeitsplatz, alle Aktivitäten zu Hause, im Urlaub etc. Wenn Sie Unterstützung benötigen: Nutzen Sie z.B. einen Schrittzähler, den Spaziergang mit dem Hund, eine Arbeitsplatzeinrichtung, die zusätzliche Bewegung fördert. Jeder Schritt, jede Bewegung mehr baut Muskelmasse auf und erhöht damit den Energieverbrauch.
- Kombinieren Sie Bewegungen, die *Ausdauer, Kraft und Beweglichkeit trainieren*, damit alle Körperteile gefördert und gefordert werden.

- *Erst rennen, dann schlemmen:* Wer sich bewegt hat, kann mit Genuss essen. Mit dieser Belohnung werden die Reserven wieder aufgefüllt und Kräfte für die Reparatur gesammelt. Die Reihenfolge umzudrehen ist schwieriger: Mit vollem Bauch und dem Druck, die Bewegung nun nachholen zu müssen, fällt der Belohnungseffekt weg. Achtung: Psychischer Stress (Aufregung, Trauer etc.) ist keine Anstrengung im oben genannten Sinne – nur die körperliche Aktivität zählt.
- *Raus ans Licht, zu Sonne, Wind und Regen:* Die Außenfaktoren sind entscheidend für das Training des Immunsystems, welches auch mit dem Fett- und Zuckerstoffwechsel verknüpft ist. Spaziergänge oder Joggen funktionieren auch im Winter – bis zu minus zehn Grad, am besten mit gut gecremter Gesichtshaut und danach einem wohltuenden Getränk oder heißen Bad.
- *Die Umgebung steuert die Bewegungslust – steuern Sie die Umgebung:* Bewegung macht nur dann Freude, wenn die individuellen Bedingungen stimmen. Schaffen Sie sich möglichst einfache Voraussetzungen mit Bewegungsformen, die Ihnen Spaß machen, investieren Sie wenig – Laufschuhe, Laufhose und T-Shirt genügen, wenn man mit dem Joggen beginnt. Was Ihnen gefällt, bauen Sie aus. Suchen Sie sich Mitstreiter: Zu zweit kann man auch im Dunkeln joggen. Schaffen Sie Routinen: Wer immer die Treppe nimmt statt den Aufzug, muss nicht mehr lange nachdenken. Suchen Sie altersgemäße Angebote aus: Kinder lieben bestimmte Bewegungsformen, auch Senioren können bis ins hohe Alter Minigolf spielen.

Stress lass nach! – und die Waage geht mit

 Neben ungünstiger Ernährung und fehlendem körperlichem Training ist mangelnde Regeneration in Verbindung mit erhöhtem Stress der dritte Faktor, der Übergewicht und Stoffwechselerkrankungen auslösen kann.

Schlafmangel, unzureichende Erholung, fehlende Belohnung, Stress bis hin zur Existenzangst fördern den Schutzpanzer aus Fett und das Bedürfnis nach emotionaler und materieller Sicherheit, aber auch nach einfachen und schnellen Lösungen.

Viele der üblichen Vorschläge taugen jedoch nur als Erste-Hilfe-Maßnahmen, denn sie können bestenfalls die Symptome lindern, nicht jedoch die Ursachen beheben:

- Verbessertes Zeitmanagement gibt mehr Struktur und erlaubt Ruhephasen, löst unbefriedigende Arbeitsbedingungen jedoch nicht.
- Obst statt Süßigkeiten ins Büro mitzunehmen, reduziert die Menge der süßen Snacks, aber das Bedürfnis nach fettreichen und süßen Nahrungsmitteln verschwindet nicht, solange Schlafmangel oder Stress anhalten.
- Am Abend mit Entspannungsübungen oder Meditation wieder Ruhe zu finden oder tagsüber mit Business-Yoga in Balance zu kommen, reduziert Stress – die Auslöser bleiben jedoch vorhanden und müssen daher dauerhaft kompensiert werden.
- Glücks-Bücher versprechen den mentalen Wandel gegenüber den Stressoren des Lebens, lösen aber nicht die Einsamkeit zu Hause, die innere Leere oder den massiven Außendruck, der unabhängig von einer positiven Einstellung auf den Körper weiter einwirkt.

Wie sieht der nachhaltigere Ansatz aus? Ursachenbeseitigung statt Reparatur, d. h. Regeneration an der jeweiligen Quelle – nicht nur im privaten Bereich:

- *Feiern Sie die Feste, wie sie fallen – am besten täglich:* Alle Erfolge und Anstrengungen – groß oder klein – gehören wertgeschätzt und zumindest verbal gefeiert, ob allein oder in der Gruppe: die Klassenarbeit ebenso wie das Fertigstellen einer Kundenliste, der Einkauf mit dem Fahrrad statt dem Auto genauso wie ein Hauskauf, der erste Zahn des Kindes, ein Projektabschluss oder die neue Firmengründung gleichermaßen. Das daraus folgende Selbstwertgefühl und der verbesserte Gruppenzusammenhalt steigern die persönliche Zufriedenheit.

- *Gehen Sie mit bestem Gewissen in Urlaub, Freizeit oder einen Faulenzertag:* Heute herrscht ein großer Mangel an Regenerationszeit: Jede Sekunde der Erholung zählt und steht Ihnen zu.
- *Schlafen Sie sich schlank:* Schlaf ist keine nutzlose Zeitvergeudung, sondern aktive Erholung und wichtig für die Reparatur- und Restrukturierungsprozesse des Körpers. Fehlender und schlechter Schlaf sind wie fehlender Brennstoff für die Heizung, gepaart mit nachlässigem Service: Lange hält dies keine Maschine ohne Funktionsverlust oder Totalschaden aus.
- *Genießen Sie den Stress weg:* Je größer der Stress, desto besser sollte die Qualität Ihres Essens sein und umso mehr Zeit sollten Sie für ausgiebigen Genuss einplanen: Sie sind anhaltender satt und nehmen die Nährstoffe auf, die Ihrem Belohnungszentrum guttun. Schnell- und Fertiglösungen dagegen sind Gift.
- *Schöne Ziele statt Diät:* Tauschen Sie den Diät-Ratgeber gegen einen Urlaubskatalog, das Theaterprogramm oder einen neuen GPS-Wanderführer ein. Unternehmungen mit anderen Menschen und neue Projekte wappnen Sie besser gegen Einsamkeits- und Frustessen als jede Kalorientabelle.
- *Stellen Sie die Grundsatzfrage:* Passen Ihr Arbeitsplatz und Ihre Lebensbedingungen (familiäre Situation, Freunde, Freizeitaktivitäten, Hobbys) zu Ihren Regenerations- und Lebenszielen? Falls nein: Evolutionär gesehen machen nur zwei Konsequenzen Sinn – erstens: ändern (‹Kampf›) oder zweitens: gehen (‹Flucht›), andernfalls kommt es zu Dauerstress, Burnout und Depression.

Enttarnung: Täuschungen aushebeln

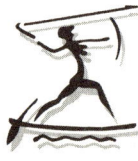 Wie findet man eine Richtschnur für Nahrungsmittel, die die besten Nährstoffe enthalten, die biologischen Bedürfnisse erfüllen und einen positiven Effekt haben? Es ist tatsächlich eine große Herausforderung, im heutigen Angebot Schein vom Sein zu trennen.

Die erste und wichtigste Richtschnur ist der *individuelle Geschmack*. Das biologische Lust-/Unlustprogramm signalisiert ganz klar, welche Nahrungsmittel schmecken bzw. nicht schmecken und daher vorteilhaft oder nachteilig für den Körper sind. Was geschmacklich auf der Negativliste steht, sollte auch nicht auf den Teller kommen: Der Geschmack warnt effektiv vor Nahrungsmitteln, die individuell nicht bekömmlich sind.

Schwieriger ist die Situation bei den Nahrungsmitteln, die gut munden – hier besteht die Gefahr, dass man durch Täuschungsmanöver der Anbieter in die geschmackliche Irre geleitet wird und Nahrung für wertvoll hält, die es nicht ist.

Im zweiten Schritt sollte man sich daher die *biologischen Programme* und die darauf basierenden *Täuschungsmechanismen* bewusstmachen, die billige Produktionen möglichst schmackhaft verkaufen sollen. Mit Vorsicht genießen sollte man daher alle Massenprodukte (fehlende Inhaltsstoffe werden mit Zusatzstoffen überdeckt), Fertig- und Teilfertigprodukte (sie enthalten in der Regel mehr Zusatz- und Ersatzstoffe als Originalzutaten), besonders geschmacksintensive Produkte (sie sind meist auf zugesetzte Aromen zurückzuführen) und besonders große Nahrungsmittel wie Riesentrauben (Wildformen sind klein, Massenprodukte oft auf Größe ausgerichtet). Je weniger verarbeitet die Zutaten sind und je besser deren Qualität ist, desto größer ist auch die Chance, dass Geschmack und Inhaltsstoffe tatsächlich übereinstimmen – und so einen verlässlichen Kompass für die Ernährung liefern. Die Wirkung übernormaler Reize und des Bioprogramms der maximierten Energieaufnahme sollte man stets mit einkalkulieren und gerade bei besonders verführerischen Nahrungsmitteln kurz darüber nachdenken, ob sie tatsächlich dem aktuellen körperlichen Bedarf dienen.

Trick 17 – ohne Selbstüberlistung

Der Betrug an den Sinnen und der ständige Einsatz übernormaler Reize bei den angebotenen Nahrungsmitteln führen oft zu Übergewicht. Es gibt jedoch Mechanismen, diesen Reizen zu entkommen: Zwischen der Aufnahme eines Geschmacksstoffs und der Vorliebe für diese Geschmacksrichtung bzw. seine Intensität existiert eine starke Korrelation. Reduziert man über einige Wochen systematisch den Salz- oder Fettgehalt ohne Hinzufügung anderer Geschmacksstoffe, dann verschiebt sich die Vorliebe zu Gerichten mit geringerem Salz- oder Fettgehalt. Diese Erkenntnis lässt sich auch darauf anwenden, gezielt die Nahrung zu ‹entzuckern›.

Wie Erfahrungen zeigen, wird im Anschluss an eine Fastenperiode der Geschmack der Nahrungsmittel, die man währenddessen weggelassen hatte, wieder viel intensiver wahrgenommen. Wer eine Ernährungsumstellung durchgeführt hat, stellt danach oft fest, dass die besonders süßen oder anderweitig geschmacksintensivierten Nahrungsmittel unerträglich sind.

Es gilt also, die Herausforderung anzunehmen, dem Geschmacksbetrug auf die Spur zu kommen – und sich durch die Entwicklung genussvoller Alternativen davon abzukoppeln.

Interaktion: Flirten und Feiern halten schlank

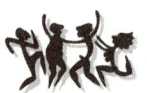 Das Leben in sozialen Gruppen hat bei Menschen zwei wichtige Mechanismen hervorgebracht: die hilfreiche und überlebensnotwendige Weitergabe von Informationen zu passenden und unpassenden Nahrungsquellen – und das gemeinsame Essen und Feiern zur Förderung von Paarbindung und Gruppenzusammenhalt.

Wer seine Ernährung umstellen möchte, kommt an diesen Mechanismen und ihren sowohl nützlichen als auch blockierenden Folgen nicht vorbei. So wird keine Ernährungsänderung erfolgreich sein, wenn sie sich gegen die Essgewohnheiten der eigenen sozialen Gruppe wendet. Andererseits fördert das gemeinsame Interesse an einer bestimmten Ernährung auch emotionale Bindung und gegenseitige Unterstützung.

Wie kann man diese Mechanismen nutzen?
• *Suchen Sie sich Gleichgesinnte und machen Sie Ihr Umfeld zu Unterstützern:* Ob in der Familie, am Arbeitsplatz oder in

einer anderen Gruppe: Sie können Ihre Ernährung (aber auch Bewegungs- oder Schlafgewohnheiten) nur dann erfolgreich umstellen, wenn Sie zumindest einige Personen gewinnen, die Sie dabei unterstützen oder das gleiche Ziel haben. Gruppen, die gemeinsam abnehmen oder auf Alkohol verzichten wollen, sind in der Regel erfolgreicher als Einzelkämpfer.

- *Nutzen Sie das gemeinsame Essen und Feiern, um sich mit Qualität zu belohnen und zu motivieren:* Es geht nicht um Masse, sondern um Klasse – die Art Ihrer Nahrung ist Ihr persönliches Spiegelbild.
- *Kein Ernährungsregel-Terror:* Seien Sie sehr kritisch gegenüber Empfehlungen, Vorgaben, Regeln und Verboten. Es besteht immer die Gefahr, dass fremde Interessen, d. h. andere Gruppenmitglieder, auf Ihr Leben Einfluss nehmen wollen – nicht immer zu Ihrem Nutzen. Überprüfen Sie daher kritisch, ob diese Vorgaben plausibel sind, bei Anderen Erfolg zeigen – und am wichtigsten: ob sie für Sie individuell wirklich hilfreich sind. Das gilt natürlich auch für alle in diesem Buch genannten Hinweise.
- *Flirten Sie gehörig:* Selten fällt es leichter, Ernährungs- und Bewegungsmuster zu ändern, als wenn es um das nächste Rendezvous oder die Bikinifigur geht. Und wenn Sie Ihren Traummann oder Ihre Traumfrau gefunden haben: Flirten Sie mit ihm oder ihr unermüdlich weiter. Die Statistik zeigt: Eine langweilige Ehe oder eine Scheidung machen dick, die Verführungskunst hält attraktiv.

Für Sisyphus gab es kein Entrinnen. Wir jedoch haben mit den evolutionsbiologischen Erkenntnissen die Möglichkeit, der Übergewichtsfalle zu entkommen: Wer versteht, dass scheinbar ungesunde Vorlieben und Verhaltensweisen fest verankerte und nützliche biologische Erfolgsprogramme sind, hat den ersten entscheidenden Schritt getan und verschwendet keine Energie mehr auf erfolglose Ernährungsumstellungen.

Genuss im Einklang mit den Genen weist den Weg aus der bisherigen Sackgasse: Benötigt werden dazu nur ein Einkaufskorb, der paläolithische Nahrungsmittel bestmöglicher Qualität enthält (er wappnet gegen Superreize und den täglichen Betrug an unseren Sinnen) und Freude am individuell passenden Training aller Sinne und Muskeln, verbunden mit lustvoller Regeneration und Interaktion. Mit diesen Erfolgsstrategien ist genussvolle Fitness bis ins hohe Alter möglich.

III. Unkonzentriert – zappelig – verträumt: ADS und ADHS

1. Funkstörung: Nicht immer sind die Gene schuld

AD(H)S ist ein Scheinriese: aus der Ferne ein übermächtiges Problem und erst bei genauerem Hinsehen erklärbar und nützlich.

AD(H)S gilt derzeit als die häufigste psychische Erkrankung bei Kindern und Jugendlichen – mit einem weiten Spektrum an Symptomen und chronischem Verlauf. Meist fallen bei Jungen neben der Unaufmerksamkeit auch Impulsivität, Hyperaktivität und aggressives Verhalten auf. Man spricht daher vom Aufmerksamkeitsdefizit-Hyperaktivitäts-Syndrom (ADHS). Fehlt die Hyperaktivität, wie dies eher bei Mädchen der Fall ist, wird dieses Verhalten als ADS (Aufmerksamkeitsdefizit-Syndrom) bezeichnet. Den betroffenen Kindern haftet oft das Etikett «Zappelphilipp» oder «Träumsuse» an. Betroffen sind ca. 6 bis 10 Prozent, d. h. etwa fünf bis acht Millionen Menschen in Deutschland, wobei AD(H)S bei Jungen etwa viermal so häufig diagnostiziert wird wie bei Mädchen.

Erzieher, Lehrer, Eltern und die Kinder selbst sind in großem Maß von den psychischen und sozialen Folgen gefordert. Im Kindergarten fallen vor allem Hyperaktivität und aggressives oder sehr zurückgezogenes Verhalten auf und verringern die Akzeptanz in der Gruppe. Nach der Einschulung zeigen sich oft weiterhin Schwierigkeiten im Sozialverhalten und zusätzlich Probleme beim Lernen, im Arbeitsverhalten und bei schulischen Leistungen. AD(H)S-Jugendliche haben ein erhöhtes Risiko für Unfälle, Alkohol- und Drogenmissbrauch sowie für Kriminalität. Etwa ein Drittel bis die Hälfte ist bis ins Erwachsenenalter betroffen – häufig nicht nur bei der Organisation des Tagesablaufs oder Berufsalltags, sondern auch mit weiteren sozialen und psychischen Folgen.

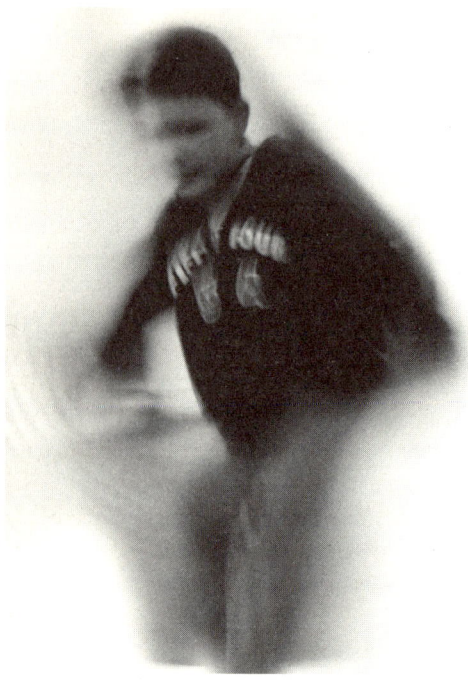

Abb. 6: AD(H)S: Nicht immer sind die Gene schuld – vor allem Ernährung und Bewegung haben einen wichtigen Einfluss. Fotografie von Katharina Lob

AD(H)S: Ein erbitterter Disput um Gene und Umwelt

Altbekannt oder Modediagnose?

Prinzipiell ist die Problematik unaufmerksamer und teilweise impulsiver und aggressiver Kinder nicht neu. Die beiden AD(H)S-Prototypen sind seit mehr als 150 Jahren beschrieben: als «Zappel-Philipp» und «Hanns Guck-in-die-Luft» im Kinderbuch *Der Struwwelpeter*. Auch die darin enthaltene Geschichte vom wütenden Friederich passt in das heutige AD(H)S-Bild. Berühmte Persönlichkeiten werden ebenfalls im Zusammenhang mit AD(H)S erwähnt. Ein Beispiel ist der Literaturnobelpreisträger Hermann Hesse, dessen Mutter in Briefen und Tagebüchern seine ADHS-Symptome und die damit verbundenen Nöte eindrücklich schildert. Ob auch Musiker wie Mozart oder Erfinder wie Thomas A. Edison tatsächlich davon betroffen waren, wird wohl Spekulation bleiben. Interessant ist jedoch die Beobachtung, dass viele der AD(H)S-Kinder zugleich als besonders kreativ, phantasievoll und voller Charme beschrieben werden – Eigenschaften, die man auch herausragenden Wissenschaftlern, Künstlern oder charismatischen Führungspersönlichkeiten zuschreibt und die auf besondere Talente hinweisen.

Bis heute sind die genauen Ursachen für AD(H)S nicht abschließend geklärt, und das jeweils vorherrschende Erklärungsmodell wandelt sich mit dem Zeitgeist und den medizinischen Trends. Waren Zappel-Philipp, der böse Friederich und Hanns Guck-in-die-Luft Mitte des 19. Jahrhunderts noch typische Beispiele für unartige, aggressive oder sehr introvertierte und unaufmerksame Kinder, wurden Ende des 19. Jahrhunderts bereits bestimmte Umweltfaktoren als Ursache diskutiert. Es entstand die Idee einer Gehirnpathologie oder krankhaften Nervosität, bedingt durch die fortschreitende Industrialisierung, schlechte Arbeitsbedingungen, soziale und politische Unruhen. AD(H)S-Kinder entsprachen zudem nicht den Werten dieser Zeit wie Ordnung, Pünktlichkeit, Mäßigung oder Selbstbeherrschung. Die Eigenheiten dieser Kinder wurden daher als Charakterschwäche interpretiert.

Nach dem Zweiten Weltkrieg standen vor allem Reizüberflutung und falsche Erziehung als Erklärung im Mittelpunkt. Seit den 1990er Jahren dominiert in der Medizin eine neurobiologische Erklärung, die genetisch bedingte Störungen in der Signalübermittlung der Nervenzellen als Ursache ansieht. Außerhalb der Schulmedizin wurde und wird dagegen häufig der Ansatz vertreten, dass AD(H)S-Kinder keine biologische Störung aufweisen, sondern auf soziale, emotionale und erzieherische Missstände reagieren. Die Auseinandersetzungen darüber, welches Modell tatsächlich zutrifft, werden seit vielen Jahren außerordentlich heftig geführt.

Der ausufernde Einsatz von Psychopharmaka

Besonders auffällig ist, dass seit den 1990er Jahren ein rapider Anstieg der Diagnosen erfolgte. Diese Entwicklung ist vor allem deshalb problematisch, weil die derzeitige Therapie nach ärztlichen Leitlinien eine Behandlung mit persönlichkeitsbeeinflussenden Psychopharmaka vorsieht. Die empfohlene Mindesttherapiezeit bei Kindern, die häufig erst im Grundschulalter sind, soll mindestens ein Jahr betragen. Als Nebenwirkungen treten Appetit- und Gewichtsverlust, Störungen des Magen-Darm-Trakts, Blutdrucksteigerungen, erhöhte Herzfrequenz, Schlafstörungen, vermindertes Längenwachstum, depressive Verstimmungen, Lustlosigkeit, Benommenheit und Persönlichkeitsveränderungen oder auch Leberschäden bei bestimmen Präparaten auf – vermutet werden auch erhöhte Straffälligkeit, Drogenmissbrauch, Halluzinationen und Morbus Parkinson.

Über die Langzeitschäden von Psychostimulanzien bei AD(H)S ist wenig bekannt. Eine der wenigen Studien, die die Effekte der Medikation im Verlauf von drei Jahren untersucht hat, zeigte, dass die Psychostimulanzien zunächst zwar eine Verringerung der ADHS-Symptome bewirken, dieser Effekt jedoch nach drei Jahren auch mit anderen Behandlungsmethoden (Verhaltenstherapie etc.) erzielt wird und anfänglich größere Effekte der Medikation dann nicht mehr nachweisbar sind.

Trotz der begrenzten Wirkung und möglichen Nebenwirkungen der Psychopharmaka ist die Verschreibungsrate in Deutschland allein bei den gesetzlich Krankenversicherten für das Präparat Methylphenidat (Ritalin) von 1992 bis 2008, also in 16 Jahren, um das 75-Fache gestiegen. Die Steigerungsraten waren vor allem seit dem Jahr 2003 besonders groß. Weltweit nahm die Verwendung von Methylphenidat von 2,8 Tonnen im Jahr 1990 auf 15,3 Tonnen im Jahr 1997 zu – der größte Anteil wird in den USA zur Behandlung von Aufmerksamkeitsstörungen bei Kindern eingesetzt. Aber auch in Kanada und Großbritannien oder der Schweiz findet man vergleichbare Entwicklungen. Dabei steigt die Höhe der verschriebenen Tagesdosis, noch deutlicher jedoch die Anzahl der diagnostizierten Patienten.

Aufgrund dieser Entwicklung veröffentlichte der Gemeinsame Bundesausschuss Ende 2010 einen Beschluss, der die Verordnung von Stimulanzien enger als bislang fasst und die Arzneimittel-Richtlinie modifiziert: Es werden nun umfassendere Anforderungen an die Diagnose und die ärztliche Fachkenntnis gestellt, und die Therapie muss mindestens einmal jährlich unterbrochen werden. Dies alles ist im Interesse der Betroffenen zu begrüßen, jedoch ändert sich damit nichts an der Grundannahme, dass eine genetische Störung im Neurotransmitterhaushalt vorliegt – und auch nichts an der Praxis, bereits Kindern Psychopharmaka über lange Zeiträume hinweg zu verabreichen.

Nur Gene – oder mehr?

Betrachtet man die Entwicklung der letzten zwanzig Jahre, ergibt sich aus evolutionsbiologischer Sicht folgende Überlegung: Sollte das derzeitige medizinische Modell korrekt sein, so müssten sich die genetisch bedingten Störungen im Gehirnstoffwechsel in nur wenigen Jahren in atemberaubendem Tempo erhöht haben. Eine Steigerung um den Faktor 75 in 16 Jahren ist jedoch allein auf genetischer Basis nicht plausibel: Innerhalb eines Zeitraums von weniger als einer Generation ist eine solche Veränderung nicht möglich, ohne dass weitere massive genetische Veränderungen in der Bevölkerung zu beobachten wären – und dies ist erkennbar nicht der Fall.

Gibt es nichtgenetische Faktoren, die sich stark verändert haben, so dass dadurch die außergewöhnliche Zunahme an Betroffenen zu erklären ist? Oder wurden andere Zusammenhänge bislang übersehen? Um diesen Fragen auf die Spur zu kommen, lohnt ein genauer Blick auf das genetische Modell.

Laut Leitlinie der Kinder- und Jugendmediziner, welche offiziell Diagnose und Therapie bei AD(H)S festlegt, sollen bis zu 80 Prozent des Erscheinungsbildes genetisch bestimmt sein. Die Genver-

änderungen seien verantwortlich für Störungen der Informationsverarbeitung in bestimmten Gehirnarealen, die der Kontrolle von
Bewegung und Aufmerksamkeit dienen. Dieses Modell entstand
aufgrund von Familien-, Adoptions- und Zwillingsstudien. Solche
Familienstudien haben den Nachteil, dass bestimmte Umweltfaktoren übersehen werden können. Daher wird nun mit Hilfe
molekularbiologischer Untersuchungen versucht, konkret die für
AD(H)S verantwortlichen Gene bzw. Genvarianten zu identifizieren. Die Forschung konzentriert sich dabei auf die Aufnahmemole-
küle (Rezeptoren) und Transportmoleküle der zentralen Gehirnbo-
tenstoffe Dopamin («Aufmerksamkeits- und Belohnungshormon»),
Noradrenalin («Aufputschhormon») und Serotonin («Glückshormon»).

Exkurs: Wie funktioniert Informationsübertragung zwischen Nervenzellen?

Soll die Information von einer Nervenzelle zur nächsten übertragen
werden, muss das Signal am Ende
der ersten Nervenzelle über einen
Spalt hinweg zur nächsten Zelle gelangen. Diese Signalübertragung geschieht meist durch chemische Stoffe,
die ‹Botenstoffe› oder ‹Neurotransmitter› genannt werden. Sie werden
in Nervenzellen aus Aminosäuren
unter Mithilfe von Vitaminen und
Mineralstoffen gebildet und in kleinen Bläschen (Vesikeln) in der Zelle
gelagert. Wird diese Nervenzelle aktiviert, werden die Neurotransmitter
in den synaptischen Spalt freigesetzt.
Sie binden auf der anderen Seite, an
Aufnahmemolekülen (Rezeptoren)

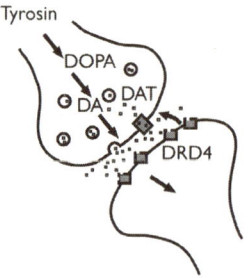

Abb. 7: Neurotransmitter wie
Dopamin werden aus Aminosäuren
wie Tyrosin gebildet, in Vesikeln
gelagert und bei der Informations-
übermittlung freigesetzt. Sie geben
das Signal durch Bindung an Rezeptoren der Folgezelle wie DRD4.7
weiter, werden teilweise recycled
und über Transporter wie DAT1 in
die erste Zelle wieder aufgenommen.

der nächsten Nervenzelle. Dadurch wird diese Nervenzelle aktiviert,
sie leitet den Reiz weiter und schüttet an ihrem Ende wiederum

Neurotransmitter aus, die die nächste Nervenzelle aktivieren oder hemmen etc.

Damit der Reiz nicht unendlich andauert, werden die Neurotransmitter von den Rezeptoren abgelöst, ihre Bestandteile zur davorliegenden Zelle zurücktransportiert und dort durch Transporter aufgenommen. So stehen wieder Bestandteile zur Verfügung, um neue Neurotransmitter aufzubauen. Allerdings gehen auch einige Bestandteile verloren und müssen daher ständig neu in der Nervenzelle hergestellt werden.

Die wichtigsten Neurotransmitter im Zusammenhang mit AD(H)S sind:

- Dopamin: steuert Belohnung und Lustgefühle (Motivation), Bewegung, Erkundungsverhalten (Nahrung, Wärme, Schutz, Sexualpartner), Neugierde, Kommunikation, Erfahrungslernen, Arbeitsgedächtnis und Suchtverhalten
- Noradrenalin: fördert Aufmerksamkeit, Verhaltensbereitschaft, Erregungszustand, Lernen und Gedächtnis
- Serotonin: reguliert den Schlaf-Wach-Rhythmus, die Stimmungslage (Ausgeglichenheit) und das Suchtverhalten

Bisher hat sich aus der Vielzahl molekularbiologischer Studien zur Signalübertragung herauskristallisiert, dass nur wenige Gene bzw. Genvarianten bei AD(H)S eine Rolle spielen – und wenn, dann mit geringem Effekt. Den wichtigsten Einfluss hat der Dopaminrezeptor, vor allem die *Dopamin-Rezeptorvariante DRD4.7.* Den Dopaminrezeptor *DRD4* findet man im Hippocampus (einer der ältesten Gehirnstrukturen im Großhirn, die Erinnerung im Kurz- und Langzeitgedächtnis generiert), im Frontallappen (ein Bereich des Großhirns, der Bewegung und situationsgerechte Handlungen steuert) und in der Amygdala (einem Kerngebiet im Großhirn, das Furcht- und Aggressionsempfinden, lustbetonte Empfindungen und den Sexualtrieb steuert).

In geringerem Ausmaß spielt auch der *Dopamintransporter DAT1* eine Rolle. Er sorgt für die schnelle Wiederaufnahme von Dopamin aus dem synaptischen Spalt. Damit wird die Signalübermittlung gestoppt. Wahrscheinlich kommt DAT1 bei AD(H)S nur in Kombination mit anderen Genen oder mit bestimmten Umweltfaktoren wirklich zum Tragen.

Die bisherige Studienlage zeigt, dass es «das» ADHS- oder ADS-Gen wahrscheinlich nicht gibt. Vielmehr scheinen bestimmte Genvarianten jeweils einen geringen Effekt auf die Ausprägung von AD(H)S zu haben und dann in einer komplexen Interaktion mit anderen Genen oder bestimmten Umweltfaktoren zu einer deutlichen Ausprägung zu führen.

> Die genaue Ursache für AD(H)S ist derzeit noch nicht geklärt. Es werden entweder genetische Faktoren postuliert oder Umweltfaktoren angeführt. Der Streit darüber, welche Faktoren zutreffen, wird außergewöhnlich heftig geführt. In den letzten 20 Jahren sind eine erklärungsbedürftige starke Zunahme der Diagnosen und der verschriebenen Psychopharmaka zur Therapie festzustellen.

Aus evolutionsbiologischer Sicht erklärt das derzeitige medizinische Modell drei wichtige Fragestellungen nicht:

1. Wenn AD(H)S genetisch bedingt ist, müssten die entsprechenden Gene in der Vergangenheit oder in der Gegenwart einen Nutzen für ihre Träger (gehabt) haben. Wo lag oder liegt dieser Nutzen?
2. Die postulierten Gene, welche den Neurotransmitterhaushalt stören, sind trotz intensiver Forschung bislang kaum nachweisbar. Die identifizierten Gene haben nur geringe Effekte. Spielen daher andere Gene mit ganz anderen Funktionen eine wichtigere Rolle?
3. Gene bzw. genetische Veränderungen allein können die rasanten Steigerungsraten der Diagnosen aus den letzten Jahren nicht erklären. Gibt es Umweltfaktoren, die einen entscheidenden Einfluss auf diese Steigerungsraten haben, und/oder werden möglicherweise Fehldiagnosen gestellt, indem andere Störungen als AD(H)S interpretiert werden?

Starten wir bei der Betrachtung mit der Möglichkeit der Fehldiagnosen. Dazu muss zunächst definiert werden, was unter AD(H)S zu verstehen ist. Nach aktueller Sicht handelt es sich dabei um eine gestörte Reizweiterleitung (d. h. eine veränderte Ausschüttung und Aufnahme von Botenstoffen zwischen Nervenzellen) in bestimmten Gehirnregionen, die Motivation, Aufmerksamkeit und Bewegung steuern.

Unter Fehldiagnosen fallen daher alle Symptome, die nicht direkt mit dieser Art der veränderten Reizweiterleitung im Zusammenhang stehen. Dies ist zum Beispiel der Fall, wenn ein besonders lebhaftes oder verspieltes Kind vorschnell in die Kategorie «AD(H)S» eingeordnet wird, da AD(H)S inzwischen so bekannt ist, dass verhaltensauffällige Kinder schnell dieses Etikett erhalten.

Zusätzlich können auch bestimmte körperliche Probleme zu AD(H)S-Symptomen führen, obwohl die neurologischen Prozesse nicht direkt beeinflusst werden (Pseudo-AD(H)S), z. B. Wahrnehmungsstörungen, motorische Störungen oder Schlafstörungen. Auslöser dafür kann es bereits während der Geburt geben, wie das KiSS-Syndrom zeigt.

Pseudo-AD(H)S

Das KiSS-Syndrom: Halswirbelblockade und motorische Unruhe

Die Geburt ist eine schonungslose Prozedur für das Kind: Der Kopf wird zerknautscht, die Halsmuskulatur massiv gedehnt – nicht selten kommt es zu Schlüsselbeinbrüchen. Kopf und Hals werden in der Austreibungsphase in Rotation und Beugung oft stundenlang gegen den Rumpf gedrückt und die Halswirbel geraten unter starken Zug und Druck. Die für die Kopfstabilisation wichtigen Messfühler im Bereich zwischen Nacken und Schädelbasis können dadurch geschädigt werden. Dies ist vor allem bei komplizierten Geburten der Fall, z. B. bei Einsatz von Saugglocke oder Zange, bei Zwillingsgeburten und Notkaiserschnitten, aber auch bei der Anwendung des Kristeller-Handgriffs – also immer dann, wenn große Krafteinwirkungen während der Geburt auftreten.

Obwohl eine Fülle an Reparaturmechanismen in den ersten Lebenswochen dafür sorgt, dass solche Schädigungen meist behoben

werden, kann eine Verschiebung der oberen Halswirbel zurückbleiben. Sind die Halswirbel blockiert, wird die Informationsver-
mittlung zwischen Gehirn und Rückenmark beeinträchtigt. Man
spricht in diesem Zusammenhang von einem *KiSS-Syndrom* (KiSS
= Kopfgelenkinduzierte Symmetrie-Störung). Davon betroffen
sind vor allem die Körperwahrnehmung, Körperhaltung und Ko-
ordination.

Vermutlich löst erst die Kombination verschiedener Faktoren ein
KiSS-Syndrom aus: Eine Verschiebung der oberen Halswirbel während der Geburt und z. B. ein weiterer Unfall bei Heranwachsen-
den, einseitige Haltung oder Belastung, fehlende Anforderungen
an Muskulatur und den Bewegungsapparat oder langes Lernen
mit vorgebeugtem Kopf. Die Blockade der Halswirbel führt bei
Kleinkindern oft zu Fehlhaltungen, fehlendem Blickkontakt, Still-
problemen, Schreien (Dreimonatskoliken), Schluck-, Sprech- und
Schlafproblemen, Kopfschmerzen, Koordinationsschwierigkeiten,
Teilleistungsstörungen beim Schreiben, Lesen, Malen oder zu motorischen Auffälligkeiten bzw. ‹Hyperaktivität›, weil die Kinder
durch vermehrte Bewegung versuchen, die Wahrnehmung und In-
formationsverluste zu kompensieren, vor allem dann, wenn sie in
der Schule still sitzen müssen.

Diese motorischen Auffälligkeiten werden oft als ADHS-Symptomatik interpretiert – und fälschlich mit Psychopharmaka behandelt. Hilfreicher ist z. B. eine Manualtherapie oder verwandte Verfahren – und zusätzlich das Wiegen, Bewegen und Tragen der
Babys, um den Gleichgewichtssinn zu fördern, ebenso das Barfuß-
laufen der Kinder (ohne Socken), um die Reizstimulation über die
Fußsohlen zu verstärken.

Die KiSS-auslösenden Faktoren sind in den letzten Jahrzehnten
eher konstant geblieben. Auch sind Fehlhaltungen aufgrund von
Halswirbelproblematiken bei Orthopäden, in der Krankengym-
nastik etc. schon lange bekannt – nicht nur durch prominente Beispiele wie Kaiser Wilhelm II., sondern als regelmäßig auftretendes Phänomen. KiSS ist daher eher eine individuell bedeutsame anatomische
Problematik, die zu AD(H)S-ähnlichen Symptomen führt, aber kein
Faktor, der die starke Zunahme des Phänomens erklären könnte.

Unkonzentriert bei Wahrnehmungsstörungen

Weitere organische Störungen, die einer AD(H)S-Symptomatik ähneln, sind visuelle und auditive Wahrnehmungsstörungen. Sie werden bei klassischen Einschulungsuntersuchungen nicht bemerkt, da dort nur die Funktion jedes einzelnen Ohrs oder Auges getestet wird, nicht deren Interaktion. Visuelle oder auditive Wahrnehmungsstörungen treten dann auf, wenn die Informationen, die aus den paarig angelegten Sinnesorganen Auge und Ohr kommen, nicht korrekt abgeglichen werden können.

Die Augen führen für ein scharfes und fokussiertes Sehen ständig Blicksprünge aus, denn nur was in der Mitte der Netzhaut abgebildet wird, kann scharf und mit hohem Kontrast gesehen werden. Die Augen rastern daher die Umgebung mit ca. drei bis fünf Blicksprüngen pro Sekunde ab. Die unterschiedlichen Informationen beider Augen werden im Gehirn in bestimmten Arealen verrechnet. Bei *visuellen Wahrnehmungsstörungen* zeigen diese Bereiche oft eine schwache Vernetzung. Etwa 30 bis 45 Prozent aller Kinder mit AD(H)S und Lernschwächen zeigen Probleme in der Blicksteuerung. Sie können sich nicht gut auf Buchstaben und Zahlen konzentrieren – das fokussierte Lesen von Texten ist daher nicht länger als wenige Sekunden möglich und kann auch nicht durch vermehrtes Lesen oder Schreiben verbessert werden. Allerdings ist nach einer speziellen Diagnostik ein Training der Informationsverarbeitung mit speziellen Brillen und Trainingsprogrammen möglich.

Eine ähnliche Problematik stellt die Informationsverarbeitung der Ohren dar. Beide Ohren müssen Lautstärken und Tonhöhen unterscheiden, kurze Lücken zwischen zwei Tönen erkennen, zwei aufeinanderfolgende Töne noch unterscheiden und die Seitenordnung leisten, d. h. erkennen, ob ein Ton zuerst von rechts oder links kommt. Diese fünf Bereiche der elementaren Hörunterscheidung (sprachfreies Hören) sind erst mit ca. 20 Jahren vollständig auf Erwachsenenniveau ausgebildet. Dabei können in jedem Alter verschiedene Bereiche unterschiedlich gut entwickelt sein – die Streuung der Werte ist erheblich. Bei etwa 10 bis 15 Prozent der Kinder mit AD(H)S und Lernschwierigkeiten findet man *auditive Verarbeitungsstörungen*.

Sowohl die visuellen als auch die auditiven Wahrnehmungsstörungen führen zu einer starken Unkonzentriertheit, Lernschwierigkeiten und Problemen bei den Hausaufgaben, die oft fälschlicherweise als genetisch bedingtes AD(H)S interpretiert werden. Der Anteil der Wahrnehmungsstörungen scheint insgesamt in den letzten Jahren nicht zugenommen zu haben. Es handelt sich um regelmäßig auftretende Probleme, die teilweise auf eine organische Störung zurückzuführen, aber auch durch einen unterschiedlichen Stand in der Sinnesentwicklung bedingt sind. Daher lässt sich auch mit diesen Fällen der starke Anstieg an AD(H)S-Diagnosen nicht erklären. Eine Behandlung mit Psychopharmaka ist fehl am Platz.

Neben spezifischen Trainingsprogrammen als angemessener Therapie ist die biologische Sicht auf die Sinnesentwicklung wichtig, um Schwankungen in schulischen Leistungen besser verstehen zu können. Wer sich dessen bewusst ist, dass die Sinnesreifung auch bei einer normalen Entwicklung einen sehr uneinheitlichen Stand innerhalb einer Klasse haben kann und dass die Reifung der Sinne bis ins Erwachsenenalter stattfindet (nicht umsonst heißt das Abitur auch ‹Reifeprüfung›), wird unkonzentrierten Kindern mehr Entwicklungszeit zugestehen, statt vorschnell auf den Einsatz von Psychopharmaka zu drängen.

Schlafapnoe: Rappelig durch Schlafstörungen

«Schnarchen verschlechtert Schulnoten» – so titelte die Deutsche Gesellschaft für Hals-Nasen-Ohren-Heilkunde in einer Pressemitteilung im Mai 2010 und wies darauf hin, dass etwa 1 bis 2 Prozent der Kinder in Deutschland an einer *Schlafapnoe* leiden. Sie führt zu nächtlichen Atemaussetzern, die den Schlaf unterbrechen und so einen erholsamen Schlaf verhindern. Dies hat oft motorische Unruhe, Aufmerksamkeitsdefizite, aggressives Verhalten, Schwierigkeiten in der Schule, Wachstums- und Entwicklungsstörungen und Lungenerkrankungen, aber auch Tagesschläfrigkeit zur Folge.

Apnoe bedeutet Atemstillstand. Wenn während des Schlafs mehr als zehn Atempausen pro Stunde mit einer Länge von zehn Sekunden oder mehr auftreten, spricht man von Schlafapnoe. Meist ist die Verengung der oberen Atemwege der Grund für die Atemaussetzer. Sie verringern die Sauerstoffzufuhr im Gehirn, welches daraufhin Mini-Weckreaktionen auslöst, um die Zufuhr wieder zu erhöhen. Diese Weckreaktionen werden zumeist nicht wahrgenommen, verhindern aber den Tief- und den Traumschlaf und damit die erholsamen Schlafphasen. Hinweise auf eine Schlafapnoe sind: Die Kinder schnarchen ausgeprägt, haben Atempausen und einen unruhigen Schlaf, oft auch ungewöhnliche Schlafpositionen wie eine überstreckte Kopfhaltung oder eine sitzende Position. Ist das Kind morgens unausgeschlafen oder hat Kopfschmerzen, ist tagsüber häufig müde und tendiert dazu, bei langweiligen oder monotonen Aufgaben einzuschlafen, leidet unter Stimmungsschwankungen und ist reizbar – dann sollte bei einem Hals-Nasen-Ohrenarzt geklärt werden, ob eine Schlafapnoe vorliegt.

Ursachen für die Verengung der oberen Atemwege sind z. B. Fehlbildungen im Schädel- oder Gesichtsbereich, vergrößerte Mandeln oder Adenoide (vergrößertes Drüsengewebe im Rachen), aber auch Übergewicht bzw. Fettleibigkeit.

Als Therapie sind auch in diesem Fall Psychopharmaka nicht hilfreich. Vielmehr ist bei Übergewichtigen eine Gewichtsreduktion notwendig. Bei Erwachsenen führt eine Gewichtsabnahme um 10 bis 15 Prozent zu einer Halbierung der Apnoe. Zu große Mandeln oder Adenoide können durch eine Operation entfernt werden, ebenso werden Fehlbildungen im Schädel- oder Gesichtsbereich auf diese Weise korrigiert. In einigen Fällen hat auch die Stärkung der Muskulatur des Mundes und des Halses, z. B. durch das Spielen von Blasinstrumenten, eine Verbesserung bewirkt. Zeigen alle diese Maßnahmen keinen Erfolg, wird eine Beatmungstherapie durchgeführt.

Schlafapnoe könnte aufgrund des zunehmenden Übergewichts bei Kindern zukünftig als Ursache für AD(H)S an Bedeutung gewinnen. Derzeit ist der Anteil aber noch so gering, dass die große Zahl an diagnostizierten AD(H)S-Fällen damit nicht zu erklären ist.

> Es gibt eine Gruppe von körperlichen Störungen, die zu AD(H)S-ähnlichen Symptomen führen, ohne einen direkten Einfluss auf Bildung oder Transport von Neurotransmittern zu haben (Pseudo-AD(H)S). Dazu zählen KiSS, visuelle und auditive Wahrnehmungsstörungen und Schlafapnoe. Betroffenen Kindern kann nicht mit Psychopharmaka geholfen werden, sie sollten die jeweils spezifisch notwendigen Therapien erhalten.

AD(H)S: Ein Überlebensvorteil?

Der Nutzen von AD(H)S

Kommen wir zurück zum genetischen Modell. Wenn es Genvarianten gibt, die umherschweifende Aufmerksamkeit, starke Bewegungsaktivität und impulsives Verhalten fördern, stellt sich aus evolutionsbiologischer Sicht die Frage, warum diese scheinbar nachteiligen Anlagen genetisch verankert wurden. Kann AD(H)S tatsächlich nützlich sein? Am Beispiel des Dopaminrezeptors lässt sich zeigen, unter welchen Umweltbedingungen eine solche Veranlagung für das Überleben nützlich war und daher einen Selektionsvorteil darstellte.

Dopaminrezeptoren (DR) existieren in vier verschiedenen Formen (DRD1 bis DRD4). Der Dopaminrezeptor DRD4 hat in einem bestimmten Bereich seines Gens eine Einheit, die sich mehrfach wiederholen kann. Je nach Anzahl der Wiederholungen entstehen so unterschiedliche Genvarianten (Allele). Molekulargenetische Untersuchungen zeigen, dass die Ursprungsform mit vier sich wiederholenden Einheiten (DRD4.4) vor ca. 300 000 Jahren entstanden ist, durchschnittlich bei 64 Prozent der Bevölkerung vorkommt, aber in seiner Häufigkeit je nach Bevölkerungsgruppe zwischen 16 und 96 Prozent schwankt. Die Variante DRD4.7 (mit sieben sich wiederholenden Einheiten) findet man im Durchschnitt nur bei 20 Prozent der Bevölkerung, wobei sich auch hier die Häufigkeit je nach Population unterscheidet. Diese Variante entstand vor ca. 40 000–50 000 Jahren, d. h. während der großen Ausbreitungswelle der modernen Menschen, und sie nahm in ihrer Häufigkeit relativ schnell zu, d. h., sie unterlag einer positiven Selektion, weil sie zu dieser Zeit mit einem Nutzen verbunden war.

Die Genvariante DRD4.7 korreliert mit Neugierde, Impulsivität, Risikobereitschaft, Aggressivität und Erkundungsverhalten. Dieses Verhalten passte sehr gut zu einer Jäger-und-Sammler-Gesellschaft, die zu dieser Zeit auf ausgeprägter Wanderschaft war, mit vielen neuen Reizen und Herausforderungen konfrontiert wurde, stets auf der Suche nach saisonal oder temporär limitierter Nahrung, Sammelplätzen und geeigneten Lagerstätten und immer auch auf der Hut vor Angriffen durch Tiere, andere Menschen und weiteren Gefahrenquellen. In einer solchen Umwelt war das schnelle Abrastern der Umgebung, d. h. eine schnell umherschweifende Aufmerksamkeit und eine schnelle motorische Antwort auf Impulse aus dem Umfeld, von großem Vorteil: So konnten geeignete Nahrung, gute Lagerplätze und Gefahren besser erkannt und darauf reagiert werden. Zusätzlich war eine schnelle und manchmal unberechenbare Reaktion im Kampf, z. B. bei Überfällen durch andere Gruppen, vorteilhaft.

Da sich um die Zeit vor 40 000 bis 50 000 Jahren die Jäger und Sammler global ausbreiteten, waren die Genvariante DRD4.7 und die damit verbundenen Eigenschaften mit einem Überlebensvorteil verbunden. Sie setzte sich daher relativ schnell durch. Das Überleben in nomadischen Jäger-und-Sammler-Gruppen hängt ab von schneller Informationsaufnahme und schneller Reaktion. Im Zweifelsfall ist ein Überreagieren bei vermeintlicher Gefahr zwar überflüssig, aber eine zu späte Reaktion auf eine ernsthafte Bedrohung kann das Leben kosten. Nützlich ist in einem solchen unsicheren, sich schnell ändernden Umfeld, wenn auch Kinder und Jugendliche diese schnelle Informationsaufnahme, erhöhte Wachsamkeit und Reaktionsfähigkeit zeigen und die entsprechenden motorischen Eigenschaften besitzen.

Noch heute zeigt die weltweite Verteilung der DRD4.7-Häufig-keiten, dass diese Genvariante umso häufiger in einer Population vorkommt, je weiter sie ursprünglich gewandert ist. Im Durch-schnitt ist sie um ca. 2,7-Prozentpunkte häufiger pro 1000 km Wan-derstrecke. Mit anderen Worten: Die Gruppen, die besonders impulsive, schnell reagierende und teilweise aggressive Mitglie-der hatten – und damit besonders gute Scouts, Anführer und Kämpfer –, konnten besonders gut weite Strecken in unbekanntem Gebiet zurücklegen. Der Dopaminrezeptor DRD4.7 findet sich bei ADHS-Betroffenen etwa doppelt so häufig wie bei Nicht-ADHSlern. Er ist aufgrund seines Vorteils bei den wandernden Jä-gern und Sammlern erhalten geblieben, wird aber heute aufgrund der veränderten Umwelt nicht als Vor-, sondern als Nachteil wahr-genommen.

In keiner untersuchten Population ist die Allelfrequenz für DRD4.7 größer als 78 Prozent. In Mitteleuropa (Spanien, Däne-mark, Schweden) findet man sie bei ca. 16 Prozent der Bevölkerung. Wenn die damit verbundenen Eigenschaften dem Überleben dien-ten, warum findet man diese Genvariante nicht bei allen Menschen? Je sesshafter eine Gruppe ist, desto eher sind Gefahren überschau-bar und es bleibt mehr Zeit für ausführlichere und strategische Planung; Kräfte können gespart werden, kreative Leistungen vor Ort können sich entfalten. In einem solchen Umfeld haben Menschen mit anderen Genvarianten einen Vorteil. So bildete sich eine Balance zwischen den verschiedenen Dopaminrezeptor-varianten aus.

Was geschieht mit Menschen, die die Genvariante DRD4.7 besit-zen, wenn sie sesshaft werden und mit eher monotonen Reiz-quellen zu tun haben, wenn limitierte Flächen intensiv bearbeitet werden müssen (Ackerbau und Viehzucht) oder eine starke Kon-zentration auf wenige Details in hochstrukturierten modernen Gesellschaften wichtig ist (Deutsch-Diktat oder Software-Pro-grammierung)? In einer solchen Umwelt kann DRD4.7 proble-matisch werden und zu «Unaufmerksamkeit» bei einzelnen, sich wiederholenden Stimuli führen. So ist es nicht überraschend festzu-stellen, dass bei AD(H)S-Betroffenen diese ehemals nützliche Genvariante deutlich häufiger zu finden ist, sich heute aber als «Unauf-merksamkeit» bemerkbar macht.

Tatsächlich kann man bei AD(H)S-Kindern beobachten, dass sie nicht durchgängig unaufmerksam sind und manche von ihnen sich sogar mehrere Stunden auf reizintensive Computerspiele konzen-trieren können. Der Verdacht liegt nahe, dass sie in monotonen Un-terrichtseinheiten ‹abschalten›, während rasante Autojagden auf dem Rechner ihren Fähigkeiten zu schnellem Erkennen und blitz-schneller Reaktion sehr entgegenkommen und so auch über längere Zeit ihre volle Aufmerksamkeit fesseln.

Evolutionsbiologisch gesehen stellt eine genetische Veranlagung zu im-pulsivem Verhalten, schneller Reizaufnahme und einer schnell wechseln-den Aufmerksamkeit *keine genetische Störung* dar. Vielmehr ist dies *ein genetischer Vorteil und ein sinnvolles Verhalten – in einer schnell wechseln-den, eher bedrohlichen Umgebung.* Man kann daher eher sagen, dass eine Umweltstörung vorliegt, denn die genetische Ausstattung stellt in Jäger-und-Sammler-Gruppen kein Problem dar. Die heute als nachteilig emp-fundenen ADHS-Symptome sind das Produkt der modernen Umwelt, die nicht zu dieser genetischen Ausstattung passt – wie Schulunterricht mit stundenlangem Stillsitzen oder enge, lärmempfindliche Wohnungen. Evolutionsbiologisch spricht man bei einer solchen Konstellation von ei-ner *Fehlanpassung von Genen und Umwelt.*

Fehlende Impulse für Diagnose und Therapie

In den medizinischen Leitlinien spiegeln sich diese molekular- und evolutionsbiologischen Erkenntnisse nicht wider. Die Richtlinien für Diagnose und Therapie orientieren sich noch immer am klas-sisch-genetischen Modell.

Es ist schwierig, eine eindeutige AD(H)S-Diagnose zu stellen, da ein bestimmtes Gen oder ein anderer Einzelfaktor nicht nachweis-bar ist. So werden als Hilfslösung neben einer Familienanamnese zu Krankheiten und Verhaltensauffälligkeiten auch eine Sozialanam-nese zur Wohn- und Familiensituation erstellt. Über Fragebögen, die von Erziehern bzw. Lehrern und Eltern ausgefüllt werden, setzt sich ein Bild zusammen, in welches auch Entwicklungs-, Intelligenz- und Aufmerksamkeitsmessgrößen einfließen. Nach Fragebogenauswertung und körperlicher Untersuchung wird «ADHS» oder «ADS» als Diagnose gestellt. Wohlgemerkt – nicht auf der Basis von Laborwerten oder anderen eindeutigen medizinischen Tests.

Trotz dieser unbefriedigenden diagnostischen Situation ist die Therapie auf die Behandlung mit Psychopharmaka ausgelegt. Zunächst sollen zwar Gespräche mit den Eltern geführt, Rat in Selbsthilfegruppen gesucht und eventuell eine Verhaltenstherapie durchgeführt werden, aber schon in der Einleitung des Abschnitts «Therapie» der Leitlinie wird festgestellt: «Eine kausale Behandlung von ADHS, bei der Veränderungen von Neurotransmitteraktivität regulierenden Genen ursächlich eine wesentliche Rolle spielen, ist nicht möglich.» Und weiter: «Der Vergleich verschiedener Behandlungsmethoden hat gezeigt, dass eine individuell bedarfsangepasste medikamentöse Therapie den größten positiven Effekt auf die Kernsymptome von ADHS hat, wobei auch assoziierte Störungen günstig beeinflusst werden» (Arbeitsgemeinschaft ADHS der Kinder- und Jugendärzte 2009). Als Medikamente für AD(H)S sind bis zum Alter von 18 Jahren Psychopharmaka als Ausnahmeregelung zum Betäubungsmittelgesetz zugelassen. Es handelt sich um Wirkstoffe, die auf das Dopaminsystem zugreifen (Methylphenidat = Ritalin, Medikenet, Equasym, Concerta; DL-Amphetamin) oder um Noradrenalin-Wiederaufnahmehemmer (Atomoxetin = Strattera).

Schnell ist wichtig – ursächlich ist richtig

Wie sieht die tägliche Situation bei vielen Betroffenen aus? In der Regel sind bei AD(H)S Belastung und Stress in der Familie und in der Schule sehr groß. Häufig spitzt sich die Lage krisenhaft zu. Schnelle Hilfe ist notwendig, um das alltägliche Leben wieder in den Griff zu bekommen. Psychopharmaka bieten in vielen Fällen diese schnelle erste Hilfe. Auch wenn man über Wirkung und Nebenwirkungen streitet, ist für viele Familien die Medikation ein erster Rettungsanker. Hat sich die Situation ein wenig beruhigt oder zeigen sich unerwünschte Nebenwirkungen, stellt sich jedoch die Frage, ob dies langfristig der richtige Weg ist.

Und in der Tat sprechen verschiedene Punkte dafür, dass es sich nicht um die optimale Lösung des Problems handelt: 1) Es gibt die Ursachengruppe, welche AD(H)S-ähnliche Symptome auslöst, ohne Einfluss auf die Neurotransmitteraktivität. Und 2) ca. 20 bis 30 Prozent der Behandelten sprechen auf eine medikamentöse Behandlung *nicht* an. Dies muss nicht, kann aber ein Hinweis darauf sein, dass entweder die Diagnosen nicht korrekt gestellt wurden oder andere Mechanismen als die postulierten eine wichtige Rolle spielen.

Möglicherweise sind Gene im Zusammenhang mit der Aufnahme und dem Transport von Neurotransmittern nicht der wichtigste Faktor, und es gibt weitere genetische Komponenten, die ganz andere Körperfunktionen betreffen und zum gleichen Effekt führen. Einen Hinweis darauf erhält man über die Frage, wie Neurotransmitter entstehen.

Ihr Grundgerüst sind verschiedene *Aminosäuren*, d. h. die Bausteine der Proteine, die wir mit der Nahrung aufnehmen. Aus ihnen werden in wenigen biochemischen Umwandlungsschritten und unter Mithilfe bestimmter *Vitamine und Mineralstoffe* die jeweiligen Neurotransmitter gebildet. Nur wenn alle Substanzen in ausreichender Menge vorhanden sind, ist dies in ausreichender Menge der Fall. Wie bei einem Hausbau genügt es nicht, Ziegel für das Dach zu haben, aber zu wenige Steine für die Mauern: Wenn nicht alles in der notwendigen Anzahl vorhanden ist, wird das Haus nicht fertig. In diesem Wissen liegt auch einer der Schlüssel für eine erfolgreiche Suche nach genetischen AD(H)S-Ursachen, die bisher nicht im Mittelpunkt des genetischen Modells stehen.

2. Wege aus dem Ursachenlabyrinth

Ungewöhnliche Gene und Umwelträtsel

Genetisch bedingter Nährstoffmangel: Kryptopyrrolurie

Ein genetisch bedingter Vitamin- und Mineralstoffmangel kann AD(H)S-Symptome oder Erkrankungen des Nervensystems hervorrufen. Dies zeigt eine heute eher unbekannte, aber in den 1960er bis 1970er Jahren intensiv diskutierte Stoffwechselerkrankung: die Kryptopyrrolurie (= verstecktes Pyrrol im Urin) oder Malvarie (benannt nach der Malvenfarbe im Urin). Inzwischen wird sie chemisch korrekt Hämopyrrollaktamurie (HPL) genannt, im Folgenden aufgrund der größeren Bekanntheit aber weiter als Kryptopyrrolurie bezeichnet.

Wird Kryptopyrrol im Urin gemessen, findet sich bei bis zur Hälfte der Patienten mit Schizophrenie, Depression, Autismus oder AD(H)S gleichzeitig ein Mangel an Vitamin B_6 und Zink. Viele Betroffene zeigen eine deutliche Verbesserung ihrer Symptome, wenn sie mit relativ hohen Mengen an Vitamin B_6 in Kombination mit Zink behandelt werden. Etwa zehn Prozent der mitteleuropäischen Bevölkerung bilden mehr oder weniger Kryptopyrrol, vermutlich aufgrund einer Störung beim Aufbau des roten Blutfarbstoffs Hämoglobin, d. h. einer Porphyrie.

Die Krankengeschichte des Malers Vincent van Gogh ist sehr gut dokumentiert und wird als eine solche Porphyrie interpretiert. Belegt ist dies auch für die Tochter der Schriftstellerin Isabel Allende – beschrieben in ihrem Buch *Paula*. Der Musiker Robert Schumann war ebenfalls von einer Pyrrolurie betroffen. Weitgehend Spekulation ist allerdings, ob Charles Darwin und die Dichterin Emily Dickinson dadurch gesundheitlich beeinträchtigt waren.

Biochemisch geht man davon aus, dass Kryptopyrrol Vitamin B_6 und Zink irreversibel bindet und dieser Komplex mit dem Urin ausgeschieden wird. Die Betroffenen sollen dadurch einen starken Vitamin-B_6- und Zinkmangel aufweisen. Genau diese Stoffe sind aber notwendig, um aus der Aminosäure Tryptophan den Neurotransmitter Serotonin herstellen zu können. Vitamin B_6 wird auch benötigt, um den Neurotransmitter Dopamin zu bilden.

Das biochemische Modell ist umstritten, da neben dem chemischen Nachweis des Kryptopyrrol-Vitamin-B_6-Zink-Komplexes auch umfangreiche klinische Studien fehlen. Auch um die Wirksamkeit der Vitamin-B_6- und Zinkbehandlung dreht sich eine Diskussion, da einige Studien die Wirksamkeit zu widerlegen scheinen, andere Autoren genau diesen Studien aber methodische Mängel nachweisen konnten, z. B. eine zu geringe Patientenzahl (nur zwei oder sechs) oder zu geringe Mengen an Vitamin B_6 in der Therapie.

Ein solcher Disput ist charakteristisch für diagnostische Verfahren oder Therapien, die sich im Bereich der Alternativ- oder Komplementärmedizin befinden, d. h. (noch) nicht schulmedizinisch anerkannt sind. Da sie nicht in die Denkweise und/oder in das vorherrschende medizinische Modell passen, existieren häufig Empfehlungen fachärztlicher Gremien, solche Methoden abzulehnen. Dies schreckt Wissenschaftler oft ab, die Sachverhalte weiter experimentell zu überprüfen, und so fehlen auch im Fall der Kryptopyrrolurie aktuelle Daten und große klinische Studien.

Aber unabhängig davon, ob das biochemische Modell tatsächlich vollständig korrekt ist, bleibt die Tatsache bestehen, dass mit dem Messen von Kryptopyrrol im Urin oft gleichzeitig ein Mangel an wichtigen Komponenten für die Herstellung der Neurotransmitter Serotonin und Dopamin festgestellt wird. Die Behandlung mit Vitaminen und Mineralstoffen wird individuell erfolgreich durchgeführt – offensichtlich immer dann, wenn ein solcher Mikronährstoffmangel zu AD(H)S führt.

Die Kryptopyrrolurie könnte daher tatsächlich ein *genetisch bedingter Faktor für AD(H)S* sein – allerdings über einen ganz anderen Weg als üblicherweise angenommen: als Störung des Nährstoffhaushalts, nicht als Aktivitätssteuerung oder Transportsteuerung der Neurotransmitter.

Der Fokus auf Gene, welche die Neurotransmitteraktivität regulieren, engt die Suche nach genetischen Auslösern von AD(H)S ein. Das Beispiel der Kryptopyrrolurie zeigt, dass auch Gene mit anderer Funktion eine wichtige Rolle spielen können.

Insgesamt befindet sich das genetische Modell jedoch in einer Sackgasse. Denn die große Steigerungsrate der AD(H)S-Diagnosen ist ein deutlicher Hinweis darauf, dass sich vor allem Umweltfaktoren in den letzten Jahrzehnten so verändert haben müssen, dass AD(H)S kein Einzelfall geblieben, sondern ein Massenphänomen geworden ist. Gene ändern sich nicht so schnell, wie die Zahl der Diagnosen gestiegen ist: Mutation und Selektion bestimmter genetischer Varianten verlaufen über mehrere Generationen. Eine Häufigkeit von bis zu 10 Prozent im Genpool innerhalb von wenigen Jahren zu erreichen, d.h. in maximal einer bis zwei Generationen, ist absolut unwahrscheinlich – um nicht zu sagen: unmöglich. Heutige Umweltbedingungen müssen daher eine entscheidende Rolle spielen.

Welche Umweltfaktoren, abgesehen von Fehldiagnosen, kommen als Ursache der häufigen AD(H)S-Diagnosen in Frage?

1. Es könnte sich um *epigenetische Phänomene* handeln, d.h., bestimmte Gene werden durch bestimmte Umwelteinflüsse an- oder abgeschaltet. Da bislang nur wenige Gene gefunden wurden, die mit AD(H)S im Zusammenhang stehen, und die identifizierten Gene eher einen geringen Einfluss haben, lässt sich momentan zu einem epigenetischen Einfluss wenig sagen. Die Möglichkeit eines epigenetischen Phänomens besteht, es gibt aber derzeit keine wissenschaftlichen Hinweise darauf.

2. Vorhandene *Geneigenschaften, die bislang positiv oder neutral waren*, könnten sich durch die *heutige Lebensweise* nachteilig auswirken. Für diese Erklärung spricht viel, denn wie für den Dopaminrezeptor DRD4.7 beschrieben, gibt es genetische Eigenschaften, die für Jäger und Sammler sehr positiv waren, durch den heutigen Lebensstil aber zum Nachteil werden.

3. Auch ein *umweltbedingter Mangel an Baustoffen für die Neurotransmitter* kann als Erklärung in Frage kommen. Wenn nicht genügend Ausgangsmaterial zur Bildung der Neurotransmitter vorhanden ist, können sie nicht in ausreichender Menge gebildet werden.

4. Schließlich könnten Umweltfaktoren, die in den letzten Jahren verstärkt aufgetreten sein müssten, *Nervenzellen oder Neurotransmitterfunktionen schädigen*, z. B. Schwermetalle oder bestimmte Nahrungsmittelbestandteile.

Die letzten drei Punkte (Lebensstil, Baustoffmangel, Schädigung) sind sehr plausibel, wenn man sich die moderne Ernährungs- und Lebenssituation ansieht. Welche Rolle spielen diese verschiedenen potentiellen Ursachen im Zusammenhang mit AD(H)S?

Zerstörerische Umwelt: Schwermetalle

Auch bestens funktionierende Nervenzellen können geschädigt werden, z. B. durch Umweltgifte wie die Schwermetalle Blei, Cadmium, Aluminium, Mangan oder Kupfer. Sie treten als Bestandteile der Atemluft und der Nahrungskette auf und lösen laut verschiedener Studien in individuellen Fällen AD(H)S aus.

Die Messung des Schwermetallgehalts im Körper mittels Haarmineralanalysen ist allerdings mit Bedacht zu bewerten, da ein bestimmter Schwermetallgehalt im Haar nicht notwendigerweise mit den Prozessen im Blut oder Nervenzellen übereinstimmt und auch die Haarmineralanalyse als Methode nicht standardisiert ist. Dennoch zeichnet sich ein Trend ab: Erhöhte Schwermetallwerte und verringerte Werte an essentiellen Mineralien treten gehäuft im Zusammenhang mit Verhaltensauffälligkeiten auf.

Blei-Verbindungen findet man in Anstreichfarben, in Akkumulatoren (Batterien) und in der Produktion von Gießereien oder bei der Herstellung von Glas- und Tonwaren. Sie werden in geringen Mengen über die Nahrungskette und durch Einatmen von bleihaltigen Stäuben oder in größeren Mengen über das Trinkwasser, wenn es längere Zeit in alten Bleirohren gestanden hat, aufgenommen.

Die Bleibelastung aus Kraftstoffen (Benzin) war bis in die 1980er Jahren ein Problem, spielt inzwischen aber keine große Rolle mehr. Derzeit problematisch können Kinderspielzeug aus Plastik und sehr günstiger Kinderschmuck sein, die in Stichproben immer wieder deutlich erhöhte Bleiwerte aufweisen.

Blei hemmt unter anderem die Reizweiterleitung zwischen den Nervenzellen und führt zu verringerter Lernfähigkeit und Aufmerksamkeit bzw. zu Hyperaktivität. Blei wird überall dort abgelagert, wo sich sonst Calcium befindet, d. h. vor allem in den Knochen, oder dort, wo Zink besonders häufig vorkommt, z. B. im Hippocampusgewebe, dem Gehirnbereich, der für Gedächtnis und räumliche Orientierung zuständig ist. Da Blei sowohl durch Calcium als auch durch Zink und Eisen verdrängt wird, ist die beste Maßnahme gegen eine Bleibelastung, eine sehr gute Versorgung mit diesen Mikronährstoffen über die Nahrung sicherzustellen.

Cadmium-Verbindungen sind viel gebrauchte Grundstoffe in der Farbenherstellung und in der Textilindustrie, in der klassischen Fotografie und bei der Herstellung von Cadmium-Nickel-Akkumulatoren. Cadmiumstaub wird über Nahrung und Lunge aufgenommen – die größte Quelle ist Tabakrauch. Cadmium ist ein Zinkantagonist, d. h., eine ausreichende Zinkversorgung erschwert die Ablagerung von Cadmium im Körper.

Insgesamt ist die Schwermetallbelastung in den letzten Jahrzehnten eher stabil geblieben oder leicht gesunken. Schwermetalle können daher in einzelnen Fällen Auslöser für AD(H)S sein, aber nicht die aktuelle AD(H)S-Lawine erklären.

Engagierte Umweltanalyse: Die Phosphat-Hypothese

Herta Hafer gab nicht auf: Als Apothekerin wollte sie ihrem Adoptivsohn helfen, seine ADHS-Symptome in den Griff zu bekommen. Anfang der 1970er Jahre gehörte sie zu den Ersten, die in Deutschland Zugang zu Methylphenidat bekamen. Aufgrund starker Nebenwirkungen setzte ihr Adoptivsohn das Medikament jedoch ab – und sie recherchierte weiter in der wissenschaftlichen Literatur, welche anderen Maßnahmen hilfreich sein könnten. Sie stieß dabei auf Hinweise, dass Zusatzstoffe in der Nahrung Verhaltensstörungen auslösen können, und fand eine gute Korrelation bei ihrem Adoptivsohn im Zusammenhang mit Fleischwurst, Schmelzkäse, Backwaren auf Backpulver-Basis und koffeinhaltigen Erfrischungsgetränken. Da all diesen Produkten Phosphate zugesetzt wurden, stellte sie die Hypothese auf, dass Phosphat ADHS auslösen kann. Nach ihrer Theorie kommt es durch Phosphat zu einer Verschiebung des Stoffwechsels, so dass die Funktion des Botenstoffs Noradrenalin behindert wird. Die Liste der phosphathaltigen Nahrungsmittel ist aber sehr lang, und es ist bis heute nicht gelungen, wissenschaftliche Belege für diese Hypothese zu finden, da die Durchführung einer phosphatfreien Ernährung sehr schwierig ist.

Wahrscheinlich sind die von Hafer beobachteten Effekte auf andere Mechanismen zurückzuführen: z. B. andere Zusatzstoffe als Phosphat in industriell verarbeiteten Produkten, Farb- und Konservierungsstoffe, Auswirkungen von Milch/Milchprodukten und glutenhaltigen Getreide/Getreideprodukten (s. u.). Für die Wirkung dieser anderen Mechanismen spricht, dass nach derzeitigen Beobachtungen die Zugabe von reinem Phosphat keine AD(H)S-Symptome auslöst, aber eine «phosphatreduzierte Ernährung», d. h. das Auslassen industriell verarbeiteter Nahrungsmittel, Besserung bei AD(H)S-Symptomen zeigt.

Umweltgifte wie Schwermetalle können individuell ein Auslöser für AD(H)S sein. Als Erklärung für die starke Zunahme der AD(H)S-Diagnosen kommen sie aber ebenso wenig in Frage wie das vorherrschende genetische Modell. Ansätze, AD(H)S durch andere schädigende Substanzen aus der Umwelt zu erklären, wie dies die Phosphat-Theorie postuliert, konnten bislang nicht belegt werden.

Die Vogelperspektive: Fragen der Evolutionären Medizin

Die Suche nach Belegen für schädigende Umweltfaktoren, die die steigenden AD(H)S-Fälle erklären könnten, ist bislang ohne nennenswerten Erfolg geblieben – ebenso wie das genetische Modell. Allgemein erscheint die Ursachenforschung bei AD(H)S wie ein Stochern im Nebel. Die Evolutionsbiologie bietet hier eine neue Perspektive. Statt genetische Faktoren oder Umweltbedingungen isoliert zu betrachten und diese Ansätze gegeneinander auszuspielen, wird das Zusammenspiel von Genen (und dem damit festgelegten Stoffwechsel) und Umwelt betrachtet. Dies erlaubt gezielte Fragen: Welche Gen-Umwelt-Interaktionen sind bekannt? Welche Umweltfaktoren haben sich in einem bestimmten Zeitraum verändert? Warum reagieren nicht alle Kinder auf veränderte Umweltbedingungen – aber immer mehr?

Unkonzentriert durch Baustoffmangel und ‹gesunde› Ernährung

Die Suche nach relevanten AD(H)S-Auslösern startet man am besten bei den absolut notwendigen Grundsubstanzen, die das Gehirn bzw. die Nervenzellen benötigen. Dazu zählen Fette und Proteine als wesentliche Bestandteile von Nervenzellen, bestimmte Aminosäuren als Grundgerüste der Neurotransmitter und Vitamine und Mineralstoffe als unerlässliche Komponenten für die Neurotransmitterbildung. Entscheidend ist: Alle diese Bestandteile müssen aus der Nahrung gewonnen werden, denn der menschliche Körper kann sie nicht selbst herstellen. Daher liegt es nahe, verschiedene Ernährungsformen und das Auftreten von AD(H)S zu untersuchen.

Westlicher Ernährungsstil

Die typisch westliche Ernährung enthält eindeutig Bestandteile, die Risikofaktoren für ADHS sind. Dies wurde unter anderem in einer großen epidemiologischen Studie in Australien gezeigt. Von knapp 1800 Jugendlichen im Alter von 14 Jahren wurden 115 mit ADHS diagnostiziert. Alle hatten sich westlich ernährt. Unter den Jugendlichen, die eine Jäger-und-Sammler-ähnliche Ernährung hatten, wurde kein ADHS-Fall gefunden.

Die westliche Ernährung war gekennzeichnet von Fastfood, Süßigkeiten, bestimmtem Fleisch, raffiniertem Mehl, Pommes frites, Kartoffelchips, Softdrinks, Kuchen, Kartoffeln, Soßen, Dressings, Vollfett-Milchprodukten und geringen Anteilen an Mineralwasser, fettreduzierten Milchprodukten, Säften und Nüssen. Die nahezu paläolithische Ernährung der anderen Gruppe setzte sich folgendermaßen zusammen: gelbe und rote Gemüsesorten, grünes Blattgemüse, Tomaten, Kohlsorten, Gemüse, frisches Obst, Hülsenfrüchte, Vollkornprodukte, Fisch. Besonders wenig wurden in dieser Gruppe Fastfood, Süßigkeiten, verarbeitetes Fleisch, Pommes frites, Kartoffelchips und Softdrinks aufgenommen.

Auch aggressives und depressives Verhalten hängt mit der westlichen Ernährung nach dem oben genanntem Schema zusammen. Welche Bestandteile der westlichen Ernährung aber können AD(H)S auslösen: ein ungünstiges Fettsäureprofil, ein Mangel an Vitaminen und Mineralstoffen, zu viele Farb- und andere Zusatzstoffe oder weitere Komponenten? Wahrscheinlich ist, dass sich neben einem möglichen Mangel an essentiellen Nährstoffen auch bestimmte Nahrungsbestandteile negativ auswirken. Dafür sprechen sogenannte *Auslass- oder Eliminationsdiäten*, bei denen über einen mehrwöchigen Zeitraum nur sehr wenige Nahrungsmittel gegessen werden, um den Einfluss einzelner Nahrungskomponenten zu untersuchen.

Schon Mitte der 1980er Jahre wurden mehrere solcher Eliminationsdiäten bei ADHS-Kindern durchgeführt, da man davon ausging, dass bestimmte Nahrungsmittel Unverträglichkeiten oder

Allergien auslösen könnten. Konsequente Auslassdiäten weisen Besserungsraten von 76 bis 82 Prozent nach, bis hin zu einem normalen Verhalten bei bis zu 28 Prozent der Kinder. Gleichzeitig verbessern sich mit den Auslassdiäten andere Beschwerden wie Kopfschmerz, Magen-Darm-Probleme und Anfälle. Interessanterweise findet man nach erfolgreicher Diät (d. h., die AD(H)S-Symptome verringern sich) und Wiedereinführung einzelner Nahrungsmittel in den Speiseplan ganz bestimmte Nahrungsmittel, die erneut eine AD(H)S-Symptomatik auslösen: Neben Farb- und Konservierungsstoffen (Tartrazin und Benzoesäure) sind dies Kuhmilch, Milchschokolade, Weizen, Orangen, Kuhkäse und Hühnerei.

Auslassversuche dieser Art sind sehr zeitaufwändig und für die betroffenen Kinder nicht einfach in der Umsetzung, da über mehrere Wochen (meist zwei bis fünf) nur sehr wenige Nahrungsmittel gegessen und getrunken werden dürfen und dann mit jeder Folgewoche jeweils nur ein Nahrungsmittel in den Speiseplan neu aufgenommen wird. So zieht sich das Austesten oft über drei bis sechs Monate hin, mit ärztlicher Begleitung und Ernährungsberatung. Da diese Ansätze so vielversprechend und erfolgreich waren, wurden sie dennoch fortgesetzt. Aktuelle Studien aus den Jahren 2009 und 2011 zeigen, dass bei einer fünfwöchigen strikten Auslassdiät auf der Basis von Reis, Pute, Lamm, Gemüse, Früchten, Margarine, Pflanzenöl, Tee, Birnensaft und Wasser bei über 70 Prozent der ADHS-Kinder eine mehr als 50-prozentige Verbesserung der Symptome erzielt werden konnte, so dass die Kinder nach den offiziellen Kriterien nicht mehr mit ADHS diagnostiziert wurden.

Insgesamt scheint ein *nahrungsmittelinduziertes AD(H)S bei mehr als 60 Prozent der heutigen AD(H)S-Kinder* vorzuliegen und die Hauptursache für die Zunahme der AD(H)S-Fälle zu sein.

Auf den ersten Blick ist es sehr überraschend, dass Nahrungsmittel wie Milch und Weizen, die als gesund gelten, Auslöser für AD(H)S sein können. Auf den zweiten Blick fällt aber auf, dass es sich bei den Nahrungsmitteln, die gut verträglich sind, um paläolithische Nahrungsmittel handelt, und bei den AD(H)S-auslösenden vor allem um neolithische Nahrungsmittel (Kuhmilch und glutenhaltige Getreide) bzw. um Nahrungsmittel, die erst seit der industriellen Tierzüchtung bzw. industriellen Produktion von Nahrungsmitteln in großen Mengen verwendet werden (Hühnerei, Farbstoffe) oder ein Allergiepotential haben (Kuhmilch, glutenhaltige Getreide). Als Mechanismen werden *allergische oder pseudoallergische Reaktionen* vermutet, es können aber auch bestimmte *genetische Eigenschaften* unter neuen Umweltbedingungen (z. B. Störungen der Darmbarriere durch Stress, Konservierungsstoffe etc.) dazu führen, dass sich bislang unauffällige Eigenschaften bemerkbar machen oder bislang funktionierende Abbau- oder Entgiftungswege überlastet werden.

Betäubende Gen-Umwelt-Interaktion: Exorphine

Für Milch und Getreide ist tatsächlich ein solcher genetischer Mechanismus bekannt, der auf Gehirnprozesse wirkt: die Exorphinbildung. Nahrungsmittel werden in den Verdauungsorganen gespalten. Die Spaltprodukte sind individuell verschieden – je nach genetisch bedingter Ausstattung der Spaltenzyme. Einige Menschen bilden aus glutenhaltigen Getreidesorten oder Milch bestimmte Spaltprodukte, die körpereigenen Opiaten (Endorphinen) ähnlich sind. Endorphine regulieren das Schmerzempfinden, das Lernvermögen, die Stimmung und das Verhalten. Die Spaltprodukte aus externen Quellen (Milch, Getreide), die den Endorphinen gleichen, werden ‹Exorphine› genannt. Sie wirken ähnlich wie Morphin und beeinflussen neben Autismus, Schizophrenie und Zöliakie auch Appetitregulation und Schlaf.

Endorphine und Exorphine binden an Opiatrezeptoren in Dünndarm und Gehirn. Exorphine gelangen, wenn sie aufgrund der genetischen Ausstattung eines Menschen gebildet werden, über die Darmbarriere ins Blut. Bei Darmschädigungen (durch Fehlernährung, Stress, Infektionen etc.) können große Mengen an Exorphinen in die Blutbahn übertreten. Wird dabei eine kritische Menge überschritten, treten bei bislang unauffälligen Personen AD(H)S-Symptome auf. Exorphine haben meist eine beruhigende Wirkung, die zu einer ADS-Symptomatik führt. Einige wenige binden auch an Dopaminrezeptoren, mit stimulierender Wirkung, die eine ADHS-Symptomatik auslöst.

Exorphine und ihre Wirkung sind ein typisches Beispiel für neutrale genetische Merkmale, die in einer neuen Umwelt problematisch werden. Die Kombination bestimmter Enzymvarianten mit neuen Nahrungsmitteln wie Kuhmilch und glutenhaltigem Getreide – und wahrscheinlich eine steigende umweltbedingte Durchlässigkeit des Darms – hat dann negative Auswirkungen auf neuronale Prozesse, die Aufmerksamkeit, Konzentration und Motorik steuern. Wie schnell die Situation kippen kann, zeigt sich sehr deutlich am Beispiel von Einwanderern, die aus Regionen mit wenig Getreide und Milch in das westliche Europa kommen und einen sprunghaften Anstieg der Autismusrate aufweisen.

Es lohnt sich daher, individuell zu überprüfen, ob eine gluten- und milchfreie Ernährung (inzwischen auch als Gfcf-Ernährung bekannt) bei AD(H)S hilfreich ist.

In ca. 60 Prozent der heutigen AD(H)S-Fälle ist Ernährung ein entscheidender Faktor. *Scheinbar gesunde Nahrungsmittel* wie Milch(produkte), glutenhaltige Getreide(produkte), Hühnerei oder bestimmte Obstsorten beeinflussen den Neurotransmitterhaushalt negativ und führen zu AD(H)S-Symptomen, wenn sie nicht zum individuellen Stoffwechsel passen: Das genetische Erbe und die heutigen Nahrungsmittel, meist im Zusammenspiel mit Darmschäden durch Stress, Medikamente und Lebensmittelzusatzstoffe, sind in diesen Fällen nicht kompatibel.

Farb- und Konservierungsstoffe

Eine zweite Gruppe an Nahrungsmitteln, die für den menschlichen Organismus neu ist, sind Nahrungsmittelzusatzstoffe. Bereits in den 1920er Jahren wurde der Einfluss von schädlichen Bestandteilen der Nahrung diskutiert und in den 1970er Jahren vor allem durch die *Feingold-Ernährung* bekannt. Feingold sah in natürlich vorkommenden Salicylaten (Pflanzeninhaltsstoffe, die zur Abwehr von Schädlingen dienen), künstlichen Farbstoffen und künstlichen

Aromen Auslöser für ADHS. Nach seinen Angaben sprechen die Hälfte der ADHS-Kinder bei einer strikten Auslassdiät positiv an – je jünger die Kinder sind, desto schneller: bei 3–5-Jährigen innerhalb von drei Tagen, bei über 15-Jährigen erreicht man teilweise kaum noch Effekte.

Mehrere Studien, die Feingolds Aussagen überprüft haben, kamen zu dem Schluss, dass zwar positive Effekte zu erzielen seien, jedoch in deutlich geringerem Umfang als bei ihm beschrieben. Für viele dieser Studien konnte später gezeigt werden, dass sie zu wenige Zusatzstoffe oder diese in zu geringen Mengen untersuchten, den generellen Ernährungsstatus der Kinder oder andere Faktoren nicht berücksichtigten und/oder erkennbar nicht neutral in der Beurteilung waren. Eine umfassende Analyse der Daten kontrollierter klinischer Studien, die bis 2004 vorlagen, zeigte einen deutlichen Effekt von Farbstoffen auf ADHS-Symptome.

Großes Aufsehen erregte 2007 die sogenannte *Southampton-Studie*, die Feingolds Erkenntnisse bestätigte und sogar noch erweiterte: Es konnte gezeigt werden, dass eine Mischung *gelber und roter künstlicher Farbstoffe (E102, E104, E110, E122, E124, E129)* und das *Konservierungsmittel Natriumbenzoat (E211)* nicht nur bei ADHS-Kindern, sondern generell bei Kindern ADHS-Symptome auslösen können.

Die europäische Lebensmittelsicherheitsbehörde EFSA kam im März 2008 in einem Gutachten zu dem Schluss, dass die Southampton-Studie zwar Hinweise auf den Einfluss dieser Zusatzstoffe auf Aktivität und Aufmerksamkeit bei Kindern liefere, aber dennoch keine Änderung der täglich zulässigen Aufnahmemengen oder andere Maßnahmen notwendig seien.

Der einsetzende Protest von Verbraucherschützern sorgte dafür, dass sich das EU-Parlament mit der Thematik auseinandersetzte und die EFSA in der routinemäßigen Neubewertung von Lebensmitteln die zur Diskussion stehenden Farbstoffe vorrangig untersuchte. Im November 2009 wurde bekannt gegeben, dass die täglich zulässigen Aufnahmemengen für drei der sechs Farbstoffe gesenkt wurde (E104, E110, E124), für die anderen drei Farbstoffe jedoch nicht.

Das europäische Parlament beschloss im Dezember 2008, dass Produkte, die mindestens einen der sechs Southampton-Farbstoffe enthalten, ab Juli 2010 mit dem Vermerk gekennzeichnet werden müssen: «Kann Aktivität und Aufmerksamkeit bei Kindern beeinträchtigen.» Davon ausgenommen sind jedoch z. B. Getränke, die mehr als 1,2 Prozent Alkohol enthalten. Das schweizerische Bundesamt für Gesundheit lehnt einen Warnhinweis ab, so dass Produkte aus der Schweiz keine entsprechende Kennzeichnung tragen müssen.

Viele Hersteller haben ihre Produktion inzwischen umgestellt, so dass klassische Gummibärchen oder Softdrinks keinen Warnhinweis erhalten. Dennoch sind viele Farbstoffe weiter als Nahrungsmittelzusatzstoffe erlaubt und, wie am Beispiel der Schweiz und der alkoholischen Getränke zu sehen ist, nicht unbedingt auf den ersten Blick erkennbar. Zudem sind sie nicht nur in typischen Nahrungsmitteln für Kinder enthalten (z. B. Knabberartikeln, Brausepulver, Eis, Pudding, Süßwaren, Schmelzkäse, Kuchen, Keksen), sondern auch in Nahrungsmitteln, die eher Erwachsene zu sich nehmen: Nahrungsergänzungsmittel, Senf, Fleisch- und Fischersatzprodukte, Spirituosen, Frucht- und Obstweine, Marmeladen, Konfitüren, Würzsaucen. Der Konservierungsstoff Natriumbenzoat – unter anderem in Senf, Spirituosen, zuckerreduzierten Marmeladen, Oliven, Aspik, alkoholfreiem Bier vom Fass, sauer eingelegtem Gemüse, Fischkonserven, Garnelen, Kaugummi, Softdrinks, mayonnaisehaltigen Zubereitungen, Ketchup und Fruchtkonzentraten enthalten – muss generell mit keinem Warnhinweis versehen werden.

Die Produktion von Farbstoffen für Nahrungsmittel hat sich von 1955 bis 1998 vervierfacht. Aktuell sind mehr als 300 Zusatzstoffe für Lebensmittel in der EU erlaubt, Tendenz weiter steigend. Diese Entwicklung korreliert mit den steigenden AD(H)S-Fällen.

Zusatzstoffe werden industriell hergestellten Lebensmitteln zugesetzt, um die Haltbarkeit (Konservierungsstoffe), den Geschmack (Aromastoffe) oder das Aussehen (Farbstoffe) zu steigern. Sie haben keinen Nährwert und sind auch nicht charakteristisch für das Nahrungsmittel. Grundsätzlich sind Zusatzstoffe verboten, es sei denn, sie werden ausdrücklich zugelassen. Anhand der Namen oder E-Nummern lassen sie sich bei verpackter und etikettierter Ware identifizieren – auf lose verkauften Nahrungsmitteln, z. B. auf dem Markt, in Restaurants und Kantinen jedoch meistens nicht.

Wie wirken Zusatzstoffe? In der Regel handelt es sich bei den Farb- und Aromastoffen um niedermolekulare Substanzen, die wie Medikamente wirken können. So vertragen beispielsweise Aspirin-sensitive Patienten den gelben Farbstoff Tartrazin nicht und Tartrazin-empfindliche Patienten kein Aspirin, und das, obwohl es keine chemische Strukturähnlichkeit gibt. Es ist jedoch noch nicht klar, ob Farb- und Konservierungsstoffe eine pharmakologische Wirkung haben, über allergische Reaktionen wirken oder über beide Mechanismen. Die in Farbstoffen oft enthaltenen Schwermetalle wie Blei, Quecksilber und Arsen könnten ebenfalls Verhaltensänderungen auslösen; oder Farbstoffe wie Tartrazin binden Mikronährstoffe wie Zink, die damit in bestimmten Fällen nicht mehr ausreichend für die Bildung von Neurotransmittern zur Verfügung stehen.

Ein überraschendes Ergebnis, das zur Thematik der Farb- und Zusatzstoffe passt, lieferte eine Studie zum Einfluss von Koffeingenuss in der Schwangerschaft und AD(H)S: Nicht, wie oft angenommen, Kaffee oder Tee, sondern Cola-Getränke fördern zu einem gewissen Grad die Hyperaktivität der Kinder. Die Autoren merken mit Bezug auf die Southampton-Studie an, dass eventuell nicht das Koffein, sondern andere Substanzen in den Cola-Getränken für diesen Effekt verantwortlich sein könnten, z. B. Farb- und Konservierungsstoffe. Denn Koffein ist in allen untersuchten Getränken vorhanden, Hyperaktivität wird jedoch nur durch das Cola-Getränk, welches Zusatzstoffe enthält, ausgelöst.

Nahrungsmittelzusatzstoffe haben, wie gesagt, keinen Nährwert, aber offensichtlich das Potential, negativ auf die Gesundheit von Menschen einzuwirken. Die starke Reduktion bzw. der vollständige Verzicht auf diese Zusatzstoffe ist die beste Option, um AD(H)S entgegenzuwirken.

Nahrungsmittelzusatzstoffe, vor allem Farb- und Konservierungsstoffe, können AD(H)S-Symptome auslösen oder verstärken. Die Zusatzstoffe finden sich in nahezu allen industriell hergestellten Produkten, die Verwendung hat in den letzten Jahrzehnten ebenso zugenommen wie die Anzahl der zugelassenen Zusatzstoffe. Sie tragen daher mit großer Wahrscheinlichkeit zur Steigerung der AD(H)S-Fälle bei.

Die *Kombination* aus *neolithischen Nahrungsmitteln* (Milch, Getreide) *und Zusatzstoffen* ist ein Hauptfaktor für die derzeitig hohe Anzahl an AD(H)S-Fällen.

Aber nicht nur ein Zuviel, sondern auch ein Zuwenig ist denkbar als AD(H)S-Auslöser, vor allem dann, wenn es um die benötigten Bausteine der Neurotransmitter geht, z. B. Proteine und Mineralstoffe.

Dringend benötigt: Proteine

Das Grundgerüst der Neurotransmitter sind *Aminosäuren*, die Bausteine der Proteine. Für die Bildung von Neurotransmittern werden ganz bestimmte Aminosäuren benötigt, die der menschliche Körper nicht selbst herstellen kann und deshalb mit der Nahrung aufnehmen muss (essentielle Aminosäuren). Das bedeutet: ohne diese Aminosäuren keine Neurotransmitter.

Verschiedene Studien zeigen, dass ein Mangel dieser essentiellen Aminosäuren die Stimmungslage bis hin zur Depression verschlechtert, eine Winterdepression verschlimmert, Aggression fördert und auch die Symptome bei Autismus verstärkt.

Bedenkt man, dass zur Zeit der Jäger und Sammler durchschnittlich mehr als 30 Prozent der Nahrung aus Proteinen bestanden, heute jedoch nur noch etwa 14 Prozent aufgenommen werden (und nach offiziellen Ernährungsempfehlungen sogar noch weniger aufgenommen werden sollten), dann wird deutlich, dass diese Situation problematisch werden kann. Zudem werden immer seltener diejenigen Proteinquellen gegessen, welche die benötigten Aminosäuren liefern: Hülsenfrüchte, Nüsse und Samen, Innereien, Fisch, Krusten- und Schalentiere und in Zeiten des zunehmenden Vegetarismus und Veganismus auch immer weniger Fleisch.

Die starke Verschiebung bei der Nährstoffaufnahme weg von den Proteinen hin zu Kohlenhydraten und Fetten und der zunehmende Verzicht auf die für die Neurotransmitterbildung notwendigen Proteinquellen können dazu führen, dass essentielle Bausteine für die Neurotransmitter fehlen. Ein solcher Nährstoffmangel mag in Zeiten des Nahrungsüberflusses zunächst überraschen. Er ist jedoch glücklicherweise auch mit einer Ernährungsanpassung relativ einfach zu beheben, wenn man sich dieser Problematik bewusst ist.

Mikronährstoffmangel durch moderne Nahrungsprofile

Ähnliches lässt sich für den Vitamin- und Mineralstoffmangel zeigen. *Vitamin B$_6$* kommt beim Bau der Neurotransmitter Serotonin, Dopamin und Gamma-Aminobuttersäure zum Einsatz und muss – wie alle Mikronährstoffe – mit der Nahrung aufgenommen werden. Eine ausreichende Versorgung ist heute für viele Menschen schwierig, denn die Vitamin-B$_6$-reichen Nahrungsmittel stehen oft nicht mehr auf dem Speiseplan: Innereien und Hülsenfrüchte werden kaum mehr verwendet, Kaltwasserfische, Wildreis, Samen und Nüsse nur in geringen Mengen, Buchweizen und Hirse fristen ein Schattendasein in der Ökoküche – obwohl sie vor nicht allzu langer Zeit wichtige Grundnahrungsmittel der Bevölkerung waren. Bei Erwachsenen erhöhen zusätzlich die lange Einnahme von Östrogenen (Pille), Rauchen, Schwangerschaft und Stillzeit den Tagesbedarf an Vitamin B$_6$ – Faktoren, die bei Erwachsenen mit AD(H)S eine zusätzliche Relevanz bekommen können.

Zink ist eines der wichtigsten Spurenelemente. Heute sind mehr als 200 Zink-abhängige Enzyme bekannt, die in allen wichtigen Stoffwechselwegen, bei der Genregulation, der Gehirnentwicklung und dem Aufbau der Fettsäuren in der Zellmembran und der Myelinschicht der Nervenzellen eine Rolle spielen. Außerdem wirkt Zink antioxidativ, d. h., es schützt die Zellen vor Schädigung durch aggressive Moleküle. Zink ist wichtig für die Bildung der aktiven Form von Vitamin B_6, welches Tryptophan in Serotonin umwandelt. Über die Bildung von Melatonin wirkt Zink auch auf den Dopaminstoffwechsel. Zink gehört zu den am häufigsten vorkommenden Spurenelementen im Gehirn und wird fast ausschließlich über die Nahrung aufgenommen.

Wie bei Vitamin B_6 fallen auch bei Zink inzwischen viele gute Quellen aus der täglichen Nährstoffversorgung heraus (z. B. Leber, Hülsenfrüchte, Nüsse, Samen) oder werden nur selten genutzt (wie etwa Austern, Weizenkeime, Hirse, Buchweizen, Garnelen). Problematisch kann auch eine streng vegetarische Ernährung werden, denn die Bioverfügbarkeit von Zink aus pflanzlichen Nahrungsmitteln ist meist deutlich geringer als aus Nahrungsmitteln tierischen Ursprungs, aufgrund des Faseranteils der Pflanzen und der Speichersubstanz Phytinsäure, die Zink als Komplex bindet. Ernährungsmediziner bezweifeln, dass bei streng vegetarischer Ernährung die empfohlene tägliche Zufuhr von 8 bis 11 mg Zink erreicht wird. Einen besonderen Zinkdedarf haben Kleinkinder, sowie Kinder und Jugendliche aufgrund des starken Körperwachstums – und gerade bei diesen stehen die zinkreichen Nahrungsmittel so gut wie nie auf der Speiseliste.

Verschärft wird die Situation dadurch, dass der Zinkgehalt der Nahrung abhängig von Wachstums- und Produktionsbedingungen stark schwankt. Bei Nahrungsmitteln aus Intensivlandwirtschaft, welche die Hauptversorgungsquelle der Bevölkerung ist, ist der Zinkgehalt aufgrund der Verwendung von Mineraldüngern niedrig. Zusätzlich wird in der Verarbeitung Zink durch Schälen (bei Reis) und Ausmahlen (bei Weizenmehl) weitgehend entfernt, um eine längere Haltbarkeit der Produkte zu erreichen. Die natürlich enthaltene Phytinsäure, aber auch Zusatzstoffe wie der gelbe Farbstoff Tartrazin (E102) binden Zink und reduzieren die Verfügbarkeit für den Körper zusätzlich. Eine sehr einseitige Ernährung, chronisch-entzündliche Darmerkrankungen, einige Medikamente und Stress können ebenfalls zu Zinkmangel führen.

Viele typische Zeichen für Zinkmangel findet man häufig bei AD(H)S-Betroffenen: Appetitlosigkeit, Infektanfälligkeit, weiße

Flecken auf den Fingernägeln, Haut- und Haarprobleme, Durchfall, Entwicklungsstörungen, Skelettdeformationen, Depression und Lernschwäche. Eine Zinktherapie hat sich unter anderem bei Lese-Rechtschreib-Schwäche, bei Hyperaktivität, Impulsivität, sozialer Interaktion und bei Kryptopyrrolurie bewährt.

Bei der Neurotransmittersynthese spielen vermutlich noch weitere Mikronährstoffe eine wichtige Rolle. Diskutiert werden: *Magnesium*, wichtig für die Signalübertragung an den Nervenzellenden und bei bis zu 95 Prozent der untersuchten AD(H)S-Kinder im Mangel; *Eisen* als Cofaktor der Tyrosin-Hydroxylase, die Dopamin herstellt, und als Gegenspieler von Blei; *Vitamin C und sekundäre Pflanzenstoffe*, die als Antioxidantien dem Zellschutz dienen, und *Vitamin E*, das Zellmembranen stabilisiert.

Allein die hier exemplarisch dargestellten Zusammenhänge zwischen verschiedenen Nahrungskomponenten und ihre Bedeutung bei der Neurotransmitterbildung zeigen, dass viele verschiedene Nährstoffe für eine optimale Reizweiterleitung im Gehirn benötigt werden. Dazu passt die Beobachtung, dass sich AD(H)S-Symptome oft durch Gabe von essentiellen Fettsäuren, Vitaminen und Mineralstoffen bessern lassen. Auch die Verwendung von Blau-Grün-Algen-Präparaten wie Spirulina und Afa-Algen, die essentielle Fettsäuren, Aminosäuren und eine Vielzahl an Vitaminen und Mineralstoffen beinhalten, hilft einigen Kindern.

Beim Einsatz von Nahrungsergänzungsmitteln sollte man allerdings sehr darauf achten, dass sie nicht mit Schwermetallen wie Blei, Cadmium und Quecksilber belastet sind, keine Farb- und Zusatzstoffe enthalten – und dass sie nur den Kindern helfen können, die einen Nährstoffmangel haben. Generell ist es empfehlenswerter, anstelle von Nahrungsergänzungsmitteln auf eine Ernährung zu achten, die der Ausbildung von AD(H)S vorbeugt, wie dies später noch beschrieben wird, und Darmstörungen zu behandeln, damit die aufgenommenen Nährstoffe dem Körper tatsächlich zur Verfügung gestellt werden.

Gehirn aus dem Lot: Fettsäure-Ungleichgewicht

Sieht man vom Wassergehalt ab, besteht das Gehirn zu fast 90 Prozent aus Fett und Proteinen. Vor allem die *Omega-3-Fettsäuren* sind für die Flexibilität der Zellmembranen verantwortlich und stellen damit eine gute Signalübermittlung zwischen den Nervenzellen sicher. Omega-3-Fettsäuren sind auch bekannt dafür, dass sie antientzündlich wirken, aggressive Moleküle abfangen und so Zellschäden verhindern.

Im Kleinkindalter ist eine ausreichende Versorgung mit Omega-3-Fettsäuren wichtig für die Ausbildung einer optimalen Hirnfunktion. Omega-3-Fettsäuren können vom menschlichen Körper nicht selbst hergestellt und müssen mit der Nahrung aufgenommen werden. Früher wurde Kindern der ungeliebte Lebertran verabreicht, welcher nicht nur reich an Vitamin D, sondern auch an Omega-3-Fettsäuren ist. Heute stehen für diese Fettsäureversorgung unter anderem Nüsse und Samen (Leinsamen, Walnuss, Pekannuss), Öle (z. B. Leinöl, Walnussöl, Rapsöl) und Kaltwasserfische (Thunfisch, Hering, Lachs, Dornhai, Makrele, Sardine) zur Verfügung – oder auch Fleisch, wenn es von artgerecht aufgewachsenen und ernährten Tieren stammt.

Inzwischen weisen unsere Nahrungsmittel ein Ungleichgewicht der Fettsäuren auf. Nahmen die Jäger und Sammler die antientzündlichen Omega-3-Fettsäuren und proentzündlichen Omega-6-Fettsäuren zu ungefähr gleichen Teilen auf, findet man heute bis zu zwanzigmal mehr Omega-6-Fettsäuren.

Der genaue Mechanismus, wie Omega-3-Fettsäuren und die Gehirnfunktionen zusammenhängen, ist noch nicht geklärt. Aber klinische Daten zeigen: Ein Fettsäuremangel oder ein Ungleichgewicht im Verhältnis der Fettsäuren führt zu typischen Symptomen wie AD(H)S, Dyslexie, Dyspraxie und Autismus. Die Gabe von Omega-3-Fettsäuren reduziert bei gesunden jungen Erwachsenen und autistischen Kindern Aggression und Impulsivität. Auch Menschen mit hohem Fisch- und Meeresfrüchtegenuss, der als Indikator für eine gute Omega-3-Fettsäureversorgung und geringe

Anteile von Omega-6-Fettsäuren gilt, zeigen ein weniger aggressives Verhalten.

Es kommt für die optimale Funktion der Nervenzellen also auf die ausreichende Versorgung mit Omega-3-Fettsäuren und das richtige Verhältnis von Omega-3- zu Omega-6-Fettsäuren an, welches im Wesentlichen durch die Art der Ernährung bestimmt wird und daher beeinflussbar ist.

Der Darm – das zweite Gehirn

Ein Neurotransmittermangel droht auch dann, wenn trotz optimaler Nährstoffaufnahme aufgrund von *Darmstörungen* nicht alle Nährstoffe ins Blut gelangen. Dies ist der Fall, wenn bei bakteriellen Infektionen Antibiotika gegeben werden, die auch nützliche Darmbakterien zerstören und damit die Darmfunktion beeinträchtigen. Auch sehr einseitige Ernährung und Stress beeinflussen die Darmflora negativ, bei Magen-Darm-Erkrankungen durch Virus- oder Pilzinfektionen werden ebenfalls Darmzellen zerstört. Dies alles kann dazu führen, dass dem Körper deutlich weniger Nährstoffe zur Verfügung stehen, als ursprünglich mit der Nahrung aufgenommen wurden.

In diesem Zusammenhang ist es interessant, einen Blick auf die *Zucker-Hypothese* zu werfen. Einige Eltern vermuten, dass zuckerhaltige Nahrungsmittel oder Blutzuckerschwankungen AD(H)S-Symptome verstärken. Sowohl Haushaltszucker als auch Zuckeraustauschstoffe wie Aspartam stehen im Verdacht, Hyperaktivität auszulösen. Der Mechanismus ist unbekannt, in klinischen Studien konnte bislang kein negativer Effekt von Zucker festgestellt werden. Die Beobachtung der Eltern macht jedoch Sinn, falls bei ihren Kindern eine Darmstörung vorliegt, denn ein verstärktes Verlangen nach Zucker ist bei Patienten beschrieben, deren Darm mit Hefepilzen überwachsen ist (Candidose) bzw. deren Darmflora zu viele Fäulnisbakterien enthält (Dysbiose). Dies ist mit einem Glukose- oder einem Stuhltest messbar. Eine in dieser Art gestörte Darmflora verhindert die Aufnahme von Nährstoffen ins Blut und könnte

daher tatsächlich für einen Neurotransmittermangel (mit-)verant-
wortlich sein.

Der menschliche Darm ist von einem Nervennetz von mehr als
100 Millionen Nervenzellen umgeben. Das sind mehr Nervenzellen als im gesamten Rückenmark. Dieses Nervennetzwerk im
Darm wird auch ‹Enterisches Nervensystem›, ‹Bauchhirn› oder
das ‹zweite Gehirn› genannt. Es arbeitet mit den gleichen Zellty-
pen, Botenstoffen und Rezeptoren wie das Kopfhirn. Bauchhirn
und Kopfhirn sprechen die gleiche chemische Sprache: z. B. über
Serotonin und Dopamin. Verdauungssystem und psychische Prozesse sind also eng gekoppelt. Dies erklärt auch, warum Medikamente gleichzeitig auf Hirnfunktionen und Verdauungssystem
wirken oder uns Stress «auf den Magen schlägt».

Der Informationsaustausch verläuft zu etwa 90 Prozent vom
Bauchhirn zum Kopfhirn. Experimente legen nahe, dass neben
bewussten Alarmsignalen wie Brechreiz und Krämpfen auch weitere Signale vom Verdauungssystem zum Gehirn gesandt werden, die wir normalerweise nicht bewusst wahrnehmen. Man denke aber an das «Bauchgefühl», die «Entscheidungen aus dem
Bauch», die «Schmetterlinge im Bauch» etc. Solche Redensar-
ten weisen bereits darauf hin, dass Wohlbefinden, Emotionen,
Verhalten und Entscheidungen wesentlich durch das Bauchhirn
gesteuert werden.

Denkbar ist, dass durch Stress, Zusatzstoffe, Ernährung oder andere Faktoren vor allem in jungen Jahren, wenn das Bauchhirn
noch reift, die Darm-Hirn-Achse aus dem Lot geraten kann, der
Neurotransmitterhaushalt gestört wird und so AD(H)S-Symptome
ausgelöst oder verstärkt werden (vgl. auch die Wirkung von Exorphinen).

Durch einen Nährstoff-, d.h. einen *Baustoffmangel* für die Neurotrans-
mittersynthese kann es zu AD(H)S-Symptomen kommen. Stoffwechsel-
erkrankungen wie die Kryptopyrrolurie, aber vor allem die heutigen
Ernährungsgewohnheiten, die Art der Nahrungsmittelproduktion oder
Darmstörungen können dazu führen, dass zu wenige der essentiellen
Nährstoffe für die Neurotransmittersynthese (Aminosäuren, Vitamine,

Mineralstoffe) oder die Funktion der Nervenzellen (Omega-3-Fettsäuren, Vitamine, Mineralstoffe) zur Verfügung stehen oder dass das Neurotransmittergleichgewicht aus dem Lot gerät.

Neben der optimalen Ernährung spielt auch die Motorik eine zentrale Rolle bei AD(H)S. Wie Bewegung, Bewegungsbremsen und andere körperliche Herausforderungen mit AD(H)S zusammenhängen, ist Thema des folgenden Abschnitts.

Unruhe durch Bewegungsfesseln

Bewegung für eine optimale Entwicklung

Kinder sind von Natur aus auf Bewegung angelegt: Sie müssen ihre Bewegungsabläufe trainieren und kontinuierlich an den sich ständig verändernden Körperbau und an ihre Umgebung anpassen. In den ersten fünfzehn bis zwanzig Lebensjahren reift das Zentralnervensystem, wachsen die Muskeln und das Skelettsystem, Körpergewicht und Größe nehmen zu, die Proportionen zwischen Rumpf und Extremitäten verändern sich ständig. Deshalb müssen Seh-, Gleichgewichts- und Tastsinn immer wieder in Übereinstimmung gebracht und Bewegungsabläufe im dreidimensionalen Raum bis in die Pubertät hinein trainiert werden, etwa durch Ballspiele, Springen, Balancieren, Werfen, Fahrradfahren, Schwimmen etc. Für die *körperliche Entwicklung* von Kindern ist also eine ausgeprägte motorische Aktivität notwendig.

Große Bewegungsaktivität ist auch Voraussetzung für die *geistige Entwicklung* und das Erkundungsverhalten, denn konkrete Erfahrungen mit Gegenständen aus der Umwelt bestimmen das Denken: Über den Einsatz der Motorik «be-greifen» Kinder, was geschieht, und entwickeln darüber ein Verständnis für kausale Zusammenhänge.

Auch für die *emotionale Entwicklung* ist die Motorik von großer Bedeutung: Kinder drücken ihre Befindlichkeit stark über Gesten und Bewegungsabläufe aus und spiegeln so ihr Temperament und ihre Persönlichkeit. Gleichzeitig dient die Bewegung der Möglichkeit, Kräfte zu messen und den Umgang mit Aggressionen und das Einüben von Gruppenregeln wie Fairness zu trainieren, d. h., sie ist wichtig für die *soziale Entwicklung*. Die Möglichkeit, sich ausreichend austoben zu können, ist deshalb gerade für Jungen, die den Großteil der ADHS-Fälle ausmachen, von besonderer Bedeutung.

Die motorische Aktivität nimmt in den ersten Lebensjahren stark zu, erreicht im frühen Schulalter ein Maximum und nimmt mit der Pubertät wieder ab. Mit sieben bis neun Jahren sind Kinder am bewegungsfreudigsten – später, als es meistens erwartet wird, und interessanterweise genau in dem Zeitfenster, in dem viele ADHS-Diagnosen gestellt werden. Jungen sind in jedem Alter motorisch aktiver als Mädchen. Es gibt aber auch große individuelle Unterschiede: Diejenigen mit einem großen Bewegungsdrang sind etwa dreimal so aktiv wie jene, die sich wenig bewegen.

Was ist die natürliche Bewegungsaktivität der Menschen? Es ist die *stundenlange Bewegung im Freien:* gehen, sprinten, dauerlaufen, anschleichen, klettern, balancieren, kriechen, springen, stemmen, ziehen, tragen ..., das alles auf unebenem Boden, manchmal an Ufern, oft in verschiedenen Höhenlagen, bei allen Witterungsbedingungen. Die Bewegungsformen in den Jäger-und-Sammler-Gruppen waren vielfältig und bestimmten einen Großteil des Tagesablaufs von Kindern und Erwachsenen. Daran haben sich im Lauf der Evolution Skelett, Muskulatur, Sinneswahrnehmung und Bewegungsabläufe angepasst.

Auch nach der Sesshaftwerdung vor ca. 10 000 Jahren bis zum Beginn der Industriellen Revolution vor etwa 180 Jahren konnten die meisten Kinder ihren Bewegungsdrang im Freien ausleben – in Wäldern, Wiesen, Höfen, Gärten, auf Fahrrädern, Rollschuhen, Schlittschuhen, beim Seifenkistenrennen, Fußballspiel oder Steinewerfen. Das Spielen im Freien erlaubte viele Sinneserfahrungen im dreidimensionalen Raum über Augen, Ohren, Geruchs-, Ge-

schmacks- und Tastsinn und war häufig eingebunden in die Aktivitäten einer sozialen Gruppe.

Bewegungsbremsen im Alltag

Heute haben Kinder ihre Spielflächen im Freien weitgehend verloren und leben vorwiegend in geschlossenen Räumen. Eltern,
Nachbarn und Lehrer erwarten oft, dass sie dort motorisch unauf-
fällig und ruhig sind. Ausgeprägte Bewegungen und laute Geräusche durch Rufen, Springen und Rennen werden oft als stö-
rend empfunden, körperliche Aggression stößt auf Ablehnung – sie
wird aus den engen Wohnungen und auch aus dem Schulalltag
möglichst verbannt.

Aber entspricht diese bewegungslose Scheinruhe einer ent-
wicklungsgerechten Lebensweise? Der Kinderarzt und Entwick-
lungsexperte Remo H. Largo hat im Zusammenhang mit AD(H)S
pointiert formuliert: «Man muss sich ernsthaft fragen, ob der
Zwang, eine Schulstunde lang ruhig und aufrecht auf einem
Stuhl zu sitzen, nicht eine Form von Folter darstellt – zumindest für einen Teil der Kinder» (Largo/Beglinger 2010, S. 125–126).
Man könnte diese Frage auch auf die Wohn- und Lebenssituation vieler Kinder übertragen, und man sollte sie auch für das
von Auto, Schreibtisch und Couch geprägte Leben der Erwachsenen stellen.

Der Anteil der Kinder, die bei den Einschulungsuntersuchungen
Koordinationsstörungen zeigen, nimmt zu. Auch können immer
weniger Drittklässer eine halbe Stunde auf dem Fahrrad sitzen, um
die Fahrradführerschein-Prüfung abzulegen. Lehrer klagen, dass
viele Schüler mit ihrem Stuhl kippeln, mit Stiften und Haaren spielen oder darauf herumkauen und ständig wechselnde Sitzhaltungen
einnehmen. Gleichzeitig versuchen Eltern mit Rhythmik- und
Tanzunterricht, Ergo- oder Bewegungstherapie einen Ausgleich zu
den Bewegungsdefiziten in der Schule (kaum Sportunterricht, kaum
Bewegung im Unterricht und in den Pausen) und zu Hause herzustellen.

Interessanterweise zeigen Kinder heute zwar ein verstärktes Sportengagement im Vergleich zu einem Zeitraum vor 25 Jahren, aber zugleich ist die körperliche Leistungsfähigkeit deutlich gesunken, vor allem bei der Laufausdauer und der Beweglichkeit. Offensichtlich können die wöchentlichen Aktivitäten im Sportverein die fehlende Alltagsmotorik nicht kompensieren. Die KiGGS-Studie zur Untersuchung der Gesundheit von Kindern und Jugendlichen zeigt, dass sich etwa ein Viertel der Kinder zwischen 3 und 10 Jahren weniger als einmal in der Woche sportlich betätigt, jedes achte Kind macht nie Sport. Es wäre effektiver, gesünder und für die Kinder sicher mit mehr Spaß verbunden, vom frühen Alter an im Wald zu spielen, auf Feldwegen zu toben oder an Teichen auf Entdeckungsreisen zu gehen – und in der Schule umfangreiche Bewegungsmöglichkeiten zu haben.

Wie hilfreich ‹bewegtes Sitzen› und zusätzliche Bewegungsaktivität in Pausen und Unterricht sind, zeigt eine Studie zum Konzentrationsvermögen von drei Schulklassen mit A) normalem Unterricht, B) zusätzlichem Bewegungsangebot in den Pausen sowie C) zusätzlichem Bewegungsangebot in den Pausen, ergonomischen Sitzgelegenheiten und Rhythmisierung des Unterrichts. Während Gesamtleistung, Konzentration und Arbeitstempo in Klasse A in typischer Weise von der ersten zur fünften Unterrichtsstunde stark abfallen (ca. 40%), steigern sie sich leicht bei Klasse B (über 10%) und deutlich bei Klasse C (mehr als 50%). Konzentration und Leistungsfähigkeit in der Schule lassen sich also durch erhöhte Bewegungsmöglichkeiten eindeutig verbessern, zudem wird ein positiver Einfluss auf die Sprachentwicklung, die Gewichtsregulation und das Selbstwertgefühl gesehen, die bis ins Erwachsenenalter anhalten.

Kinder brauchen Bewegung – im Freien

Greifen wir noch einmal die Erkenntnisse zum Dopaminrezeptor DRD4.7 und zur Notwendigkeit von Bewegung für alle Kinder auf: Sehr aktive Bewegungsmuster im Grundschulalter sind normal und notwendig für die körperliche, geistige, emotionale und soziale Entwicklung. Der Bewegungsdrang kann besonders stark ausgeprägt sein. Dies ist vor allem bei Jungen oder bei Kindern zu beobachten, die noch Reifezeit für die Entwicklung des abstrakten Denkens benötigen. Aggressivitätsregulation und Sozialkompetenz werden bei allen Kindern durch aktive Bewegung gefördert.

Schnelle Bewegungen wiederum sind mit Aufmerksamkeitsverschiebungen verbunden – das wird oft fälschlich als ADHS interpretiert. Besonders Kinder mit der DRD4.7-Dopaminrezeptorvariante sind auf schnelle und häufige Bewegung, umherschweifende Aufmerksamkeit, Aggressivität und Erkundungsverhalten programmiert. Bei ihnen könnte es besonders kritisch sein, wenn ausreichende Bewegungsmöglichkeiten fehlen.

Wenn Bewegung so zentral für die gesunde Entwicklung aller Kinder und insbesondere der AD(H)S-Kinder ist, liegt hier ein wirksamer Hebel, um sie unabhängig von Psychostimulanzien zu fördern. Aber es geht dabei nicht nur um Bewegung an sich. Von großer Bedeutung für die Nervenzellen ist auch eine ausreichende Sauerstoffversorgung, denn das Gehirn verbraucht je nach Aktivitätszustand zwischen 20 Prozent (Ruhezustand) und 50 Prozent (hohe Gehirnaktivität) des Sauerstoffbedarfs. Eine gute Sauerstoffzufuhr ist vor allem dann möglich, wenn man sich *im Freien ausgiebig bewegt*.

Der Aufenthalt im Freien hat noch einen zweiten wichtigen Effekt: den positiven Einfluss des Tageslichts auf den *Schlaf-Wach-Rhythmus*. Aus dem Neurotransmitter Serotonin wird im Darm und in der Netzhaut das Schlafhormon Melatonin gebildet und dann bei Dunkelheit freigesetzt. Bei fehlendem Tageslicht, d. h. im Winter oder bei überwiegendem Aufenthalt in geschlossenen Räumen, bleibt der Melatoninspiegel im Blut auch tagsüber erhöht und führt zu Müdigkeit und Schlafstörungen. Damit fehlt der erholsame Schlaf, der wichtig ist für Aufmerksamkeit und Gedächtnisleistung. Durch regelmäßigen Aufenthalt im Tageslicht wird die Melatoninmenge so reguliert, dass der Schlaf-Wach-Rhythmus positiv unterstützt wird und damit Konzentration und Lernleistung erhalten bleiben.

Die Schlussfolgerung ist eindeutig: Kinder, vor allem AD(H)S-Kinder, brauchen sehr viel Bewegung – und das am besten im Freien bei Tageslicht.

3. Nahrung fürs Gehirn

Was braucht das Gehirn zur Produktion von Neurotransmittern, die Konzentration, motorische und geistige Ausgeglichenheit und gute Laune vermitteln? Fassen wir die Erkenntnisse dazu aus den ersten Kapiteln zusammen: Neben Wasser benötigt es Baustoffe, aus denen Neurotransmitter aufgebaut werden: Aminosäuren, Vitamine und Mineralstoffe. Gerät einer dieser Baustoffe in Mangel, entsteht ein Engpass. Es ist wie bei einem Hausbau: Auch wenn alle anderen Materialien vorhanden sind, kann das Haus nicht vollendet werden, wenn Ziegel, Steine oder Mörtel fehlen.

Da alle für die Gehirnfunktion benötigten Substanzen nur mit der Nahrung aufgenommen werden können, kommt der *geeigneten Ernährung* eine zentrale Rolle bei AD(H)S zu. Einerseits müssen die notwendigen Baustoffe über die Nahrung ausreichend zur Verfügung gestellt und über eine intakte Darmbarriere ins Blut aufgenommen werden. Andererseits können mit den Nahrungsmitteln auch unerwünschte Substanzen in den Körper gelangen, die die Neurotransmitterbildung stören. Das Spektrum reicht hier von Farb- und Konservierungsstoffen über unverträgliche Nahrungsmittel bis hin zu Schwermetallen. Auch genetisch bedingte Stoffwechselveränderungen, wie die Kryptopyrrolurie oder die Exorphinbildung, sind Ursache für einen Baustoffmangel oder andere Störfaktoren im Stoffwechsel.

Ein zweiter entscheidender Faktor hängt mit dem heutigen Lebensstil zusammen: ein durchgängiger Mangel an *Bewegung und Tageslicht*.

Als zusätzliche Faktoren machen sich Wahrnehmungsstörungen, KiSS-Syndrom und Schlafapnoe bemerkbar – sie spielen bislang aber eher eine untergeordnete Rolle und sind als Ursachen scheinbarer AD(H)S-Symptome, d. h. Pseudo-AD(H)S, einzustufen.

Evolutionsmedizinisch gesehen gilt für die aktuelle AD(H)S-Diagnostik Folgendes:

a) Verschiedene organische Störungen (z. B. Wahrnehmungsstörungen, KiSS-Syndrom) oder ein individuell stark ausgeprägtes Bewegungs- oder Entwicklungsbedürfnis können zu *Fehldiagnosen* führen.

b) Der *genetische Anteil* an den aktuell diagnostizierten Fällen ist *deutlich geringer*, als er üblicherweise angegeben wird.

c) *Ganz andere Gene*, als bislang gedacht, spielen eine wichtige Rolle – wie die Kryptopyrrolurie und die Wirkung der Exorphine zeigen.

d) In den meisten Fällen führt *eine genetische Veranlagung (z. B. Dopaminrezeptorvariante DRD4.7) erst in Kombination mit heutigen Umweltfaktoren, vor allem der Art der Ernährung und des Bewegungs- und Tageslichtmangels,* zur Ausprägung von AD(H)S.

AD(H)S ist also keine genetische Störung, sondern eine Umweltstörung, d. h. im Wesentlichen eine Fehlanpassung von Genen und modernen Umweltbedingungen.

Die gute Nachricht dieser Analyse ist: Wenn heutige Umweltfaktoren einen so entscheidenden Einfluss auf die Ausprägung von AD(H)S darstellen, dann lässt sich daran einiges ändern. Die Betroffenen können selbst, zumindest in vielen Fällen, die Situation gezielt verbessern. Die Anzahl der potentiellen genetischen und umweltbedingten Ursachen ist allerdings sehr groß, so dass jeweils im individuellen Fall überprüft werden muss, welche Faktoren zum Tragen kommen. Wie kann man dabei vorgehen?

1. Ernährung anpassen, da die Nahrung ein zentraler Bestandteil für die Bildung der Neurotransmitter ist.

2. Bewegungsaktivität, auch im Freien, maximieren.

Der Renaissance-Arzt Andrew Boorde formulierte 1542: «Ein guter Koch ist ein halber Arzt» (S. 277). Dem ist nicht nur im Fall von AD(H)S beizupflichten. Und man könnte den Gedanken entsprechend vervollständigen mit: «Ein *sportlicher, guter* Koch ist der *optimale* Arzt.» Die beiden Schwerpunkte Ernährung und Bewegung sollten daher auf jeden Fall vorrangig

beachtet und bei Bedarf um die folgenden Punkte ergänzt werden:

3. Darmsituation analysieren und verbessern.
4. Mögliche Stoffwechselprobleme überprüfen: Kryptpyrrolurie
   bzw. Bildung von Exorphinen.
5. Mögliche organische Störungen untersuchen: Schlafapnoe,
   visuelle Wahrnehmungsstörung, auditive Wahrnehmungsstörung, KiSS-Syndrom.
6. Schwermetallbelastung analysieren.

Wie lässt sich nun mit den Erkenntnissen der Evolutionären Medizin optimal bei AD(H)S vorgehen? Der PaläoPower-Kompass zeigt
dafür folgende Möglichkeiten auf:

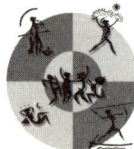

- Moodfood: Nahrung für Konzentration und gute Laune
- Training: Freiheit für Bewegung und sinnliche Erfahrung
- Regeneration: Die ausgleichende Wirkung der Natur
- Talente: Die Kunst, Begabungen zu fördern
- Interaktion: Kinderspiel oder Kinderlärm?

Moodfood: Nahrung für Konzentration und gute Laune

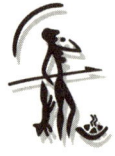

Mit welcher Nahrung fühlt man sich wohl und hat
die besten Voraussetzungen für Ausgeglichenheit, gute
Laune und Konzentration? Die Schlagwörter ‹Brainfood›, ‹Moodfood› und ‹Nervennahrung› deuten bereits
darauf hin, dass ganz bestimmte Nahrungsmittel dafür
in Frage kommen. Auch das legendäre ‹Studentenfutter› liefert
nicht nur Studenten das, worauf es ankommt, wenn das Gehirn
Hochleistung bringen soll.

Vor allem Proteine, die reich an Tryptophan und Tyrosin sind,
Vitamine und Mineralstoffe sowie die ungesättigten Omega-3-Fett-
säuren werden benötigt. Eine konkrete Mengenangabe für den Tagesbedarf lässt sich derzeit nicht seriös vertreten, denn die in Studi-
en ermittelten Werte weichen stark voneinander ab oder sind nur

gering untersucht. Vor allem hängt aber der individuelle Bedarf nicht von Durchschnittswerten in Nährwerttabellen ab, sondern von der konkreten körperlichen und gesundheitlichen Situation. Sinnvoller ist es daher, Nahrungsmittel in Kategorien einzuteilen und festzulegen, welche bei AD(H)S gemieden werden sollten und welche besonders empfehlenswert sind.

Bei einer Ernährungsumstellung empfiehlt es sich, nach dem PaläoPower-Schema vorzugehen (vgl. Kapitel VI) und dabei besonders auf die folgenden Punkte zu achten. Bei einer AD(H)S-Symptomatik sollte man in der Jäger-und-Sammler-Phase *generell meiden:*

- *Glutenhaltige Getreide* (Weizen, Roggen, Gerste, Hafer, Dinkel, Kamut, Grünkern) und alle daraus hergestellten Produkte (z. B. Weizen-/Dinkelnudeln, Brot, Pizzateig, Gebäck, Kuchenteig). Als Alternative stehen glutenfreie Getreidealternativen zur Verfügung (siehe Austauschliste in Kapitel VI).
- *Milch/Milchprodukte* (Milch, Joghurt, Käse – aus allen Tiermilchsorten). Als Alternative stehen pflanzliche Produkte und andere Lösungen zur Verfügung (siehe Austauschliste in Kapitel VI).
- *Künstliche Zusatzstoffe* wie Farbstoffe, Aromastoffe, Konservierungsmittel, d. h. *Fertigprodukte und stark verarbeitete Produkte* (z. B. Convenience Food, viele Tiefkühl- und Dosengerichte, Fertigsaucen, Fertig-Würzmischungen, Snacks). Als Alternative sollten unverarbeitete Produkte verwendet werden.

Bei einer AD(H)S-Symptomatik sind folgende Nahrungsmittel *besonders empfehlenswert* (Werte aus: Deutsche Forschungsanstalt für Lebensmittelchemie 2009):

- *Tryptophanreiche Nahrungsmittel* (> 250 mg/100 g): *Hülsenfrüchte* (Sojabohne, Mungobohne), *Nüsse und Samen* (Cashewnuss, Mohnsamen, Kakao), *Fleisch* (Kalb, Huhn, Schwein), *Innereien* (Leber, Niere), *Fisch* (Meeräsche, Thunfisch, Makrele, Heilbutt, Lachs)
- *Tyrosinreiche Nahrungsmittel* (> 500 mg/100 g): *Hülsenfrüchte* (Goa- und Sojabohne, Gartenerbse), *Krusten- und Schalentiere*

(Languste, Flusskrebs, Garnele), *Nüsse und Samen* (Erdnuss, Sesam), *Fisch und Meeresfrüchte* (Thunfisch, Aal, Sardine, Seehecht), *Fleisch* (Schwein, Rind, Huhn, Lamm, Gans), *Innereien* (Leber, Herz, Niere), *glutenfreie Getreidevarianten* (Amaranth)

- *Nahrungsmittel mit einem hohen Omega-3-Fettsäuregehalt* (mehr als 0,5 g/100 g), bei möglichst geringem Omega-6-Fettsäuregehalt: *Nüsse und Samen* (Leinsamen, Walnussöl, Walnuss), *Fisch* (Thunfisch, Hering, Sprotte, Lachs), *Schalentiere* (Hummer), *Hülsenfrüchte* (Mungobohne)
- *Zinkreiche Nahrungsmittel* (mehr als 1000 µg Zink/100 g) als zentrales Beispiel für mineralstoffreiche Nährstoffquellen: *Schalentiere* (Auster, Garnele), *Innereien* (Leber, Niere, Herz, Hirn), *Fleisch* (Rind, Lamm, Schwein, Truthahn, Hase, Ente, Gans), *Nüsse und Samen* (Kakao, Kürbiskern, Para-, Erd- und Walnuss, Mandel), *Hülsenfrüchte* (Sojabohne, Linsen, Erbse, weiße Bohne, Kirchererbse), *Kräuter/Sträucher* (schwarzer Tee), *glutenfreie Getreidesorten* (Hirse, Buchweizen, Mais, Naturreis), *Fisch* (Aal, Felchen, Sprotte), *Pilze* (Steinpilz), *Wurzelgemüse* (Meerrettich)
- *Vitamin-B$_6$-reiche Nahrungsmittel* (mehr als 0,4 mg Vitamin B$_6$/100 g) als wichtiges Beispiel für vitaminreiche Nährstoffquellen: *Krusten- und Schalentiere* (Flusskrebs, Hummer), *Hülsenfrüchte* (Sojabohne, Linsen, Kichererbse), *Fisch* (Lachs, Sardine, Makrele, Thunfisch), *Innereien* (Leber, Niere, Herz), *Nüsse und Samen* (Kürbiskern, Walnuss, Sesam), *glutenfreie Getreidesorten* (Wildreis, Buchweizen, Hirse, Quinoa, Mais, Amaranth), *Fleisch* (Gans, Schwein, Huhn, Rind, Pferd, Pute, Wildschwein), *Beeren* (Avocado), *Kräuter* (Schnittlauch)

Sieht man sich diese Nahrungsmittelgruppen näher an, erkennt man ein Grundmuster, aus der sich eine *Hitliste für gute Nervennahrung* ergibt: An erster Stelle rangieren *Hülsenfrüchte* (Bohnen, Linsen, Erbsen, Kichererbsen), *Nüsse/Samen* (Walnuss, Cashewnuss, Erdnuss, Sonnenblumenkern, Sesamsamen, Kakao) und *Fische* (Thunfisch, Lachs, Meeräsche, Makrele, Sardine, Heilbutt, Seelachs, Hering, Steinbeißer), dann folgen *Fleisch* (Rind, Schwein,

Lamm, Huhn, Gans, Truthahn/Pute), *Innereien* (Leber von Huhn, Schwein, Kalb/Rind, Niere von Schwein und Kalb, Herz vom Schwein), *Krusten-/Schalentiere* (Hummer, Flusskrebs, Garnele) und schließlich auch *glutenfreie Getreidealternativen* (Hirse, Wild-/Naturreis, Buchweizen).

Für die Zusammenstellung der täglichen Mahlzeiten bietet es sich daher bevorzugt an, als Proteinquellen vor allem Fisch, Fleisch, Innereien und Schalen-/Krustentiere zu verwenden, Hülsenfrüchte und glutenfreie Getreidealternativen als Beilagen zu wählen, Salate oder Nachspeisen mit Nüssen anzureichern und Studentenfutter mit Nüssen und Trockenobst als Zwischenmahlzeit oder Snack zu nutzen, Schokolade mit einem hohen Kakaoanteil (milchfrei) zu naschen und nach Belieben Avocado, Schnittlauch und Meerrettich zu verwenden.

An dieser Stelle möchte ich mit einigen Rezeptideen dazu inspirieren, die Ernährung bei AD(H)S durch eine genussvolle und abwechslungsreiche Küche zu optimieren:

- Linsensuppe oder Erbsensuppe mit Speckwürfeln
- Hackfleisch-Gemüse-Bolognese auf Glasnudeln
- Putengulasch mit Zuckerschoten und Hirse
- Kichererbsen-Bratlinge mit Pilzsauce
- Schweineschnitzel mit Erbsen und Hirse
- Lachs in Tomaten-Gemüsesauce mit Linsen
- Thunfisch in Gemüse-Currysauce auf Reis
- Blattsalat mit gebratenen Fleischscheiben (Rind, Lamm, Huhn), Avocado und Walnüssen
- Feldsalat mit gerösteten Cashewnüssen
- Steinpilzrisotto
- Seelachs im Gemüsebett auf Reis
- Garnelen in Zitronengrassauce auf Glasnudeln
- Herzgulasch mit Reis, dazu Blattsalat mit Nüssen (Marinade mit Meerrettich)
- Leber mit Apfel- und Zwiebelscheiben, dazu Bratkartoffeln
- Rindfleisch mit Meerrettichsauce und Kartoffeln
- Studentenfutter
- Schokolade ohne Milchanteil (meist ab 60% Kakaoanteil)

Training: Freiheit für Bewegung und sinnliche Erfahrung

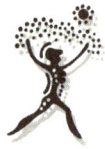 Wie verbringt ein Kind in den Industrienationen spätestens ab der Einschulung seinen Tag? Die meiste Zeit relativ bewegungslos, ohne Tageslicht in geschlossenen Räumen, oft auf engem Raum – sei es im häufig überfüllten Klassenzimmer oder in engen Wohnungen. Man muss nicht weit suchen, um eine vergleichbare Situation zu finden: bei der Legehennenhaltung. Zwar wurde ab Anfang 2010 die Käfighaltung verboten, dennoch leben die meisten Legehennen noch immer in Bodenhaltung, d. h. in reiner Stallhaltung, dicht gedrängt, gelegentlich mit Volieren versehen, um dem Bewegungsdrang etwas entgegenzukommen.

Aber erst die Freilandhaltung mit viel Auslauf, Aufenthalt im Tageslicht, der Möglichkeit, arttypischen Verhaltensweisen nachzukommen (Scharren, Sandbaden, Picken, Laufen) wird vom Deutschen Tierschutzbund als leidlich artgerecht betrachtet. Wer als Legehenne das Glück hat, in einer ökologischen oder biologischen Haltung zu leben, darf sich zudem über noch mehr Platz durch begrenzte Gruppengrößen und mindestens 80 Prozent Futter aus ökologischem (!) Anbau freuen – der derzeit besten Form der Legehennenhaltung. Zum Thema Käfighaltung bemerkt der Deutsche Tierschutzbund: «Die Hennen leiden an Stress, Verhaltensstörungen sowie Verletzungen.»

Bewegungs- und Tageslichtmangel, dicht gedrängt und auf Leistung maximiert, ohne ökologisch angebautes Futter – aber dafür: Verhaltensstörungen. Die Parallele zur Lebensweise moderner Kinder ist frappierend. Doch während Tierschutzorganisationen für artgerechte Haltung und Fütterung kämpfen, geraten Kinder in der Schule, aber auch zu Hause in motorische Passivität, lernen über zu wenige Sinneskanäle, sehen kaum Tageslicht und erleben ihre Umwelt zunehmend indirekt aus Filmen und Computerspielen statt über direktes «Be-greifen» (Fühlen, Riechen, Schmecken, Temperatureinfluss, Kraftanstrengung etc.) in der Natur. Die Problematik wird verschärft durch die Einführung von Ganztagsschulen, deren Anzahl sich in den letzten zehn Jahren mehr als verdoppelt hat und etwa ein Drittel aller allgemeinbildenden Schulen in Deutschland ausmacht. Sind wir nun so weit, eine artgerechte Lebensweise – auch für Menschen, insbesondere für AD(H)S-Kinder – einfordern zu müssen? Ich denke: ja.

Was bedeutet dies für den Schulalltag? Schlicht: Bewegung, Bewegung, Bewegung – und das nicht nur im Klassenzimmer, sondern auch so viel wie möglich draußen bei Tageslicht.

Es gibt bereits seit einigen Jahren Ansätze, mehr Bewegung im Unterricht und in den Pausen zu schaffen. Das Programm «Bewegte Schule» kann anhand erster Untersuchungen zeigen, dass dies einen positiven Effekt auf die Konzentration und Leistungsfähigkeit aller Kinder hat. Dabei kann man verschiedene Bereiche unterscheiden:

An Bewegung angepasste Räumlichkeiten und angepasstes Mobiliar:
- Sitzbänke mit höhenverstellbaren und neigbaren Tischplatten
- zusätzliche Stehpulte
- Stühle, die ergonomisches und dynamisches Sitzen ermöglichen
- kleinere Klassenstärken und ausreichend große Klassenräume

Allerdings sollte man sich darüber im Klaren sein, dass dies nur Hilfsmittel sind, keine optimalen Lösungen. Sie entsprechen etwa dem Ansatz der Bodenhaltung bei Legehennen, wenn zusätzliche Stangen in Volierenform eingebaut werden, damit etwas mehr Bewegungsmöglichkeit gegeben ist. Aber dies ersetzt nicht die ausdauernde Bewegung bei Tageslicht.

Lernerfahrung in Bewegung:
- Bewegungsgeschichten, Bewegungsspiele und Bewegungspausen
- Sinnliche Erfahrung der Lerninhalte, z. B. Multiplizieren und Dividieren werden mit körperlicher Bewegung vermittelt
- Lernstationen – für interaktive und praktische Lernerfahrung
- Zusätzliche Verbindung von Sporteinheiten mit anderen Lerninhalten, so dass der Anteil des Sports erhöht wird: z. B. Vokabellernen auf einer Wanderung

- Wechsel der Unterrichtsmethoden: Sitz- und Stehkreis, Klassendienste, Wechsel der Unterrichtsorte etc.

Bewegung in den Pausen und auf dem Schulgelände:
- Bewegungsspielbereich: vor allem im Freien, aber auch im Innenbereich
- Bewegungsparcours (vergleichbar mit modernen Trimm-dich-Pfaden) oder Bewegungsstationen mit reizvollen Spielgeräten, Spielfeldern, Kletter- und Hangelgelegenheiten, angegliedert an die Sportanlagen, verbunden mit Lernstationen
- Rasenflächen für Spiel und Sport: Fußball, Volleyball, Federball, Tischtennis, Minigolf etc.

Bei Ganztagsschulen besteht die Gefahr, dass selbst in hochwertiger Umsetzung viele Angebote auf Innenraumbeschäftigung ausgelegt sind: Hausaufgabenbetreuung, Cafeteria, Bibliothek, Clubraum, Spielothek, Kurs- und Arbeitsgemeinschaften. Daher sollte bei der Umwandlung einer Schule in eine Ganztagsschule, bei einer Renovierung oder dem Neubau darauf geachtet werden, dass ausreichend Bewegungsangebote im Freien zur Verfügung stehen.

Ein Gedanke sei an dieser Stelle ergänzt: Vor allem mit dem Besuch von Ganztagsschulen ist oft eine mäßige bis schlechte Ernährung gekoppelt. Keine oder eine auf Fastfood ausgelegte Cafeteria, der Pizzawagen auf dem Hof, der Besuch von angrenzenden Schnellrestaurants etc. sind eher die Regel als die Ausnahme und führen zu einer schlechten Nährstoffversorgung – mit den schon beschriebenen negativen Folgen.

Auch für zu Hause gilt: maximale Bewegung – möglichst oft im Freien bei Tageslicht. Zur Förderung von Grob- und Feinmotorik, zum Training von Regeln und Ritualen, der Körperkoordination und Kraftdosierung, Wahrnehmung, Konzentration, Ausdauer und Motorik sowie zum Abbau von Aggression eignen sich insbesondere Judo, Karate, Schwimmen, Yoga, Aikido und Kickboxen. Dennoch ist das wöchentliche Training in einem Sportverein nicht ausreichend. Dies versteht sich mit Blick auf die Jäger-und-Sammler-Lebensweise von selbst: Zum einen ist dies zeitlich zu wenig, zum anderen handelt es sich meist um Sportarten, die in der Regel in geschlossenen Hallen ohne direktes Tageslicht stattfinden.

Jede Möglichkeit, *im Alltag* möglichst häufig in Bewegung zu sein, sollte genutzt und gefördert werden: zu Fuß einkaufen, mit dem Fahrrad zur Schule zu fahren, im Freien spielen, den Müll zum Mülleimer tragen, den Hund spazieren führen, einen Schneemann bauen, Schlittenfahren, Inlinern, Einrad fahren, gemeinsam joggen, Reiten, regelmäßige Radausflüge und Wanderungen am Wochenende und im Urlaub – der Fantasie und den Gelegenheiten sind fast keine Grenzen gesetzt, wenn das Augenmerk auf die Suche nach Bewegungsmöglichkeiten im Freien gerichtet wird.

Regeneration: Die ausgleichende Wirkung der Natur

 Das Leben in Städten kann die Gedächtnisleistung und Konzentrationsfähigkeit reduzieren – der Aufenthalt in einer naturnahen Umgebung hingegen ist hilfreich, um nachlassende Aufmerksamkeit wieder zu regenerieren. Dies zeigen Forschungsergebnisse seit Mitte der 1990er Jahre. Intuitiv werden diese Erkenntnisse schon lange genutzt: Sanatorien liegen in der Regel in schönen Landstrichen, Patienten mit Blick auf die Landschaft genesen schneller, Büroangestellte versuchen in den Mittagspausen in einen nahe gelegenen Park zu gehen, der Erholung dienende Urlaubsziele werden nicht als Städtereisen, sondern meist in freier Natur gewählt: an Seen, in Wäldern, auf Bergtouren, im Campingurlaub etc.

Die Konzentration auf bestimmte Reize (= gerichtete Aufmerksamkeit) ist sehr wichtig – sie ist aber nur begrenzt möglich. Evolutionär gesehen ist es sinnvoll, dass die gerichtete Aufmerksamkeit in einer gefährlichen Umgebung schnell nachlässt, denn die Aufmerksamkeitsspanne sollte sich möglichst kurz auf eine Sache fixieren, damit neue Gefahrenquellen ins Visier genommen werden können. Dies gilt auch in einer modernen Stadt, z. B. um herannahende Autos, vorbeischießende Radfahrer, von Baugerüsten herunterfallende Gegenstände etc. rechtzeitig zu erkennen und darauf reagieren zu können.

Anders als in einer natürlichen Umgebung erschöpft sich die gerichtete Aufmerksamkeit in urbanen Lebenssituationen relativ schnell – und hat kaum Regenerationsmöglichkeiten.

Der Aufenthalt in der Natur hingegen vermittelt Reize, die weniger gerichtete Aufmerksamkeit brauchen, und ermöglicht eine Wiederherstellung der Konzentrations- und der Merkfähigkeit. Nach ca. 20 bis 50 Minuten in der Natur ist die Konzentrationsfähigkeit deutlich verbessert. Ruhe allein genügt allerdings für diesen Effekt nicht – es müssen Elemente, die aus der natürlichen Umgebung bekannt sind (Bäume, Grünflächen, Flüsse, Seen, Berge, Wiesen etc.), dabei visuell wahrgenommen werden.

Welche Anwendungsmöglichkeiten bieten sich im Zusammenhang mit AD(H)S an? Idealerweise sollten AD(H)S-Betroffene so viel Zeit wie möglich in der Natur verbringen: als Wohnort, Ausflugsziel, Urlaubsumgebung. Häufig werden auch Abenteuercamps für Kinder angeboten oder lassen sich organisieren: z. B. ‹Überlebenstraining› im nahen Wildpark. Die Erfahrung, wie man mit Hilfe einer Socke, Laub, Moos und Kieselsteinen Trinkwasser gewinnen kann, wie man Markierungen legt, um sich nicht zu verlaufen, auf welche Weise man Wildschweinen möglichst gefahrlos begegnet oder sich am besten vor Zeckenbefall schützt, begeistert viele Kinder – und vermittelt zugleich eine Vielzahl von Reizen, die gerade AD(H)S-Betroffenen zugute kommt. Auch wenn für sie eine hohe Zahl an Umgebungsreizen scheinbar willkommen ist, da sie auf schnelle Reizverarbeitung ausgelegt sind, können sich Konzentrationsfähigkeit und Gedächtnisleistung in städtischer Umgebung bzw. beim Fernsehen oder bei Video- und Computerspielen nicht gut regenerieren – in natürlicher Umgebung hingegen schon.

Es kommt also nicht darauf an, eine Umgebung mit vielen Reizen zu vermeiden – sondern die richtige reizvolle Umgebung zu finden und zu nutzen. In der Wohnung, aber ebenso in der Schule helfen Ruheräume und Rückzugsmöglichkeiten dann, wenn aus ihnen heraus ein Blick auf die Natur möglich ist – notfalls auch nur auf Naturmotive (über Bilder etc.).

Die Gedächtnis- bzw. Erinnerungsleistung wird stark durch den Schlaf bestimmt. Während des Schlafs werden neue Informationen in das Wissensnetzwerk integriert und das gesamte System neu strukturiert. Dabei werden auch emotionale Bewertungen mit verarbeitet. So entstehen «über Nacht» neue, kreative Ideen. Umso bedeutsamer ist daher ein ausreichender und ununterbrochener Schlaf für AD(H)S-Kinder – man denke an dieser Stelle noch einmal an die negativen Effekte der Schlafapnoe auf Lernfähigkeit und Konzentration.

Schlaf ist nicht einfach ein Ruhezustand, in dem nichts geschieht, sondern ein sehr aktiver Zeitraum für die Restrukturierung des Gehirns, der notwendig ist für Informationsverarbeitung, Bewertung von Ereignissen, Gedächtnisleistung und Kreativität. Yoga und Meditationsarten, die auf innere Achtsamkeit gerichtet sind, lassen ebenfalls Erholung und Restrukturierung der Nervenzellen zu. So fördern auch sie die Aufmerksamkeit.

Talente: Die Kunst, Begabungen zu fördern

AD(H)S-Kinder haben häufig ausgeprägte Talente: Sie sind besonders neugierig, suchen neue Erfahrungen, haben oft Führungsqualitäten, große Fantasie und Kreativität. Allerdings gehen diese Fähigkeiten schnell im Alltagsstress unter und die Gefahr besteht, dass die Behandlung mit Psychopharmaka, die erst mal den Druck in Schule und Familie reduziert, auf Dauer diese besonderen Begabungen lähmt. Natürlich wird nicht jedes AD(H)S-Kind ein Hermann Hesse, Robert Schumann oder Vincent van Gogh. Die Talente dieser Kinder und Jugendlichen können sich aber bei den für sie passenden Aufgaben und Berufen sehr vorteilhaft auswirken – wenn man sie als solche frühzeitig wahrnimmt, fördert und außergewöhnliches Verhalten nicht in Konformismus oder Unauffälligkeit zwingt.

Wie wir im Zusammenhang mit dem Dopaminrezeptor DRD4.7 gesehen haben, eignen sich die Träger dieser Genvariante besonders gut, Erkundungen und auch riskante Aufgaben zu übernehmen, zu forschen und bei Bedarf auch zu kämpfen, sich neuen und wechselhaften Situationen zu stellen und Chancen zu erkennen, Gefahren frühzeitig zu registrieren und darauf zu reagieren. Eine dazu passende Aufgabe in der Schule ist etwa die Funktion des Schülerlotsen, zu Hause die Recherche des nächsten Urlaubsortes oder als passender Beruf Wissenschaftler, Künstlerin, Athlet, Unternehmerin, Vertriebsmitarbeiter, Polizistin oder Ähnliches.

Eine solche Talentförderung ist auch bei Menschen mit Dyslexie (Lese-Rechtschreib-Schwäche) erfolgreich, da sie eine sehr hohe soziale Kompetenz haben und Menschen schnell erfassen. Sie sind deshalb als Personalverantwortliche gesucht. Das aktive Einbinden der Kinder und Jugendlichen in für sie passende Aufgaben, die richtige Berufswahl und ein positives Selbstverständnis bieten neue Erfolgsstrategien für den Umgang mit AD(H)S.

Interaktion: Kinderspiel oder Kinderlärm?

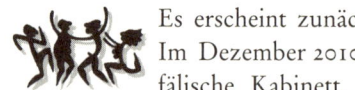 Es erscheint zunächst wie ein Sieg für die Kinder: Im Dezember 2010 beschließt das nordrhein-westfälische Kabinett, das Landesimmissionsschutzgesetz in Bezug auf Kinderlärm zu ändern. Das Gesetz regelt schädliche Einwirkungen wie Schadstoffe und Lärm. Man beachte: Darunter fällt in diesem Fall auch der ‹Lärm› spielender Kinder. Der entsprechende Paragraph soll nun lauten «Von Kindern ausgehende Geräusche sind notwendige Ausdrucksform kindlicher Entfaltung, die in der Regel als sozialadäquat zumutbar sind.» Damit muss ein Kläger, z. B. ein lärmempfindlicher Nachbar, im Streitfall nachweisen, warum der Kinderlärm im konkreten Fall nicht hinnehmbar sei. Im Mai 2011 wurde das Bundesimmisionsschutzgesetz ebenfalls dahingehend angepasst – allerdings bezieht es sich aufgrund des Zuständigkeitsbereichs nur auf öffentliche Einrichtungen wie Kindergärten, Kitas und Schulen.

Etwas befremdlich wirkt bei genauerer Überlegung, dass überhaupt Streitfälle zu ‹Kindergeräuschen› bis vor ein Gericht getragen werden und diese als «notwendige Ausdrucksform kindlicher Entfaltung», als «zumutbar» und «sozial adäquat» bewertet werden müssen. Nun sind juristische Formulierungen bekanntermaßen und notwendigerweise keine lyrischen Ergüsse – sie spiegeln die Konfliktlinien und Einstellungen der jeweiligen Gesellschaft wider, z. B. die Einstellung gegenüber Kindern und ihren Bedürfnissen. Aber wenn es schon genügt, dass Nachbarschaftsstreit aufgrund spielender Kinder ausbricht, lässt sich gut nachvollziehen, welch großer Nachbarschaftsdruck auf denjenigen Familien lastet, die ein hyperaktives Kind haben.

Auch in der Schule bestimmt die Interaktion der Beteiligten den Umgang mit AD(H)S-Kindern. Wenn Lehrer aufgrund der Klassengröße und vieler sozialer Probleme am Rande ihrer Belastbarkeit sind – wie viel Energie bleibt ihnen noch, ein motorisch auffälliges oder sehr zurückgezogenes Kind mit seinen Talenten zu sehen und zu fördern, statt es als Störfaktor im ohnehin schon anstrengenden Unterricht wahrzunehmen und auf die schnelle Lösung mittels Psychopharmaka zu drängen?

Wie wir in Kapitel I gesehen haben, ist in jeder Gruppe – gleich, ob Familie, Nachbarschaft oder Schulklasse – die Ambivalenz zwischen Kooperation und Wohlwollen auf der einen und Konflikt durch verschiedene Bedürfnisse und Interessen auf der anderen Seite zu lösen. Die Bewertung der jeweiligen Gruppenmitglieder bestimmt, ob und wie Aufmerksamkeitsdefizite, Unruhe oder Impulsivität wahrgenommen werden. Plausibel ist, dass in weniger beengten, weniger gestressten Lebenssituationen der Umgang mit den Bedürfnissen von Kindern, Eltern, Nachbarn, Erziehern und Lehrern für alle Seiten entspannter wäre.

Als Referenz bieten sich Tierfilme an, die deutlich vor Augen führen, dass Löwen- oder Affenkinder durch Erkunden, Toben, spielerische und ernste Kämpfe, Gerangel und Tricks sowohl untereinander als auch gegenüber den ausgewachsenen Tieren ihre Kräfte messen, ihre Fähigkeiten immer wieder neu trainieren und dabei auch der eine oder andere Schaden entsteht. In der Summe gehen aber gerade die erwachsenen Gruppenmitglieder gelassen damit um, setzen dem Spiel klare Grenzen und ermöglichen so den notwendigen Entwicklungsrahmen. Ein Fall für den Richter ist dieses tägliche Gerangel nicht.

Lehrer, die erfolgreich mit AD(H)S-Kindern umgehen, berichten
davon, dass eine liebevolle Strenge und Konsequenz am besten helfen: mit einer freundlichen, knappen, klaren Kommunikation, die
zugleich die Hinwendung zum Kind signalisiert. Das erinnert sehr
an den entspannt-konsequenten Umgang der Tiereltern mit ihren
rangelnden Kindern.

Ein weiteres Beispiel ist das Leben heutiger Jäger-und-Sammler-
Gruppen. Es zeigt, dass Kinder ab vier Jahren in Kindergruppen
ihren Tag verbringen und durch gemeinsames Spiel sowohl soziales Verhalten als auch den Nahrungserwerb lernen und üben, ihre
Ängste z. B. mit Grusel- und Erschreckspielen zu bändigen. Sie
trainieren Fähigkeiten, die im Erwachsenenleben wichtig sind. Kinder nehmen sich gerne Aufgaben vor, die eher etwas zu anspruchs-
voll sind – und bauen so ihre Fähigkeiten immer weiter aus. Spielen
ist also kein Luxus, sondern evolutionär betrachtet eine Notwendigkeit. Entsprechend wird das Spiel bei Jägern und Sammlern auch
als die «Arbeit der Kinder» betrachtet – und erstaunlich wenig von
Erwachsenen angeleitet. Die Kindergruppen sind gemischt, bezogen auf Alter und Geschlecht, und bieten Gelegenheit, das ungestü-
me und tendenziell lautstarke Bewegungsprogramm auszuleben –
ohne die Erwachsenen über Gebühr zu beanspruchen.

Die Differenzierung der Kindergruppen nach Alter und Geschlecht und die zeitintensive Beaufsichtigung durch Erwachsene
erfolgten erst in agrarischen Gesellschaften. Die heutige Aufteilung
der Kinder in gleichaltrige Schulklassen und die hauptsächliche Anleitung durch Erwachsene bieten ein weniger reichhaltiges Ent-
wicklungsspektrum, als es bei Jägern und Sammlern üblich ist. In-
teraktives Lernen, das nur durch wenige Impulse Erfahrenerer
ergänzt wird, ist dem derzeit üblichen Frontalunterricht überlegen:
Sowohl die Beteiligung als auch die Aufmerksamkeit und die Lern-
ergebnisse der Interaktiven sind deutlich größer.

Der dazu passende Ansatz eines ‹individualisierten Unterrichts›
sieht vor, dass der persönliche Entwicklungsstand erfasst und die
Anforderungen an das individuelle Leistungsvermögen angepasst
werden. Dies führt zur Bildung von Klassen, die beispielsweise
Erst- bis Drittklässler und Viert- bis Sechstklässler zusammenfüh-

ren, in denen die Kinder jeweils nach Fähigkeiten in Lerngruppen eingeteilt werden. Eine solche Schulform trägt den Unterschieden zwischen Kindern und auch den verschiedenen Talenten eines Kindes Rechnung, fördert die Lernmotivation und die Zusammenarbeit zwischen den Gruppenmitgliedern. In Verbindung mit einem lebendigen, interaktiven Lernen bietet sich in dieser Konstellation ein Weg ‹zurück zu den Wurzeln›, der sicherlich insbesondere für AD(H)S-Kinder eine Chance ist, ihre Bedürfnisse und Talente bestmöglich einzubringen.

Wie Jim Knopf und Lukas der Lokomotivführer im gleichnamigen Buch von Michael Ende zeigen, lohnt es sich, Angst einflößende ‹Scheinriesen› aus der Nähe zu betrachten, um ihren Mechanismus besser zu verstehen und ihre Talente zum Nutzen aller Beteiligten einzusetzen. Dies gilt auch für AD(H)S, das derzeit größte Problem in der Kinder- und Jugendmedizin. Mit Hilfe der Evolutionären Medizin können genetische Eigenschaften und das Zusammenspiel mit heutigen Umweltfaktoren besser verstanden und Lösungen zum Nutzen aller gefunden werden. So lässt sich die Problematik auf ein handhabbares Maß schrumpfen. Die Evolutionäre Medizin bietet bei AD(H)S einen Zugang zu einer natürlichen Therapie ohne Nebeneffekte, die sofort verfügbar und mit nur geringen Zusatzkosten verbunden ist – und zugleich die besonderen AD(H)S-Talente fördert: über paläolithische Ernährung, Bewegung und Interaktion mit der Natur.

IV. Wenn Freund zu Feind wird: Allergien und Unverträglichkeiten

1. Warum denn so empfindlich?

«Gesundheit!» – Diesen freundlichen Wunsch erwidern Heuschnupfengeplagte nach kurzer Zeit nur noch mit einem gequälten Gesichtsausdruck. Wochenlang tränen bei jedem Fünften in Deutschland von Frühjahr bis Sommer die Augen, das Atmen durch eine verstopfte Nase fällt schwer, der Schlaf leidet – das Aufblühen der Natur ist keine Freude, sondern eine Qual.

Heuschnupfen ist eine der bekanntesten Allergien – auch Asthma, Neurodermitis, Nesselsucht und Nahrungsmittelallergien zählen dazu. Bei 40 Prozent der Bevölkerung stellt der Arzt im Lauf des Lebens mindestens einmal die Diagnose «Allergie», sei es auf Pollen, Nahrungsmittel, Hausstaubmilben, aber auch gegen Säugetierhaare, Schimmelpilze, Latex, Enzyme oder Farbstoffe. Allergien gelten inzwischen als Volkskrankheiten. In diesen Zahlen unberücksichtigt sind Nahrungsmittelunverträglichkeiten, pseudoallergische Reaktionen oder Ähnliches. Sie treten zusätzlich bei etwa 45 bis 55 Prozent der Bevölkerung auf. So überrascht es fast niemanden mehr zu hören, dass sein Gegenüber «auf etwas allergisch» ist und bezüglich Essen, Übernachtung, Kontakt zu Tieren etc. eine gezielte Rücksichtnahme benötigt.

Die Häufigkeit von Allergien und Unverträglichkeiten nahm in den letzten Jahrzehnten zu. Für Heuschnupfen hat sich zwischen 1991 und 1998 die Zahl der Betroffenen fast verdoppelt: von 10 Prozent auf 18 Prozent. Insgesamt ist die Allergiebereitschaft (Sensibilisierung) zwischen 1920 und 1980 um 5 Prozent pro Geburtsjahrzehnt gestiegen; in vielen Studien wurde eine Verbindung zum ‹westlichen Lebensstil› festgestellt.

Allergien und Unverträglichkeiten schränken die Lebensqualität und Leistungsfähigkeit erheblich ein und können sogar lebensbedrohlich werden. Spuren z. B. von Erdnüssen können zum anaphy-

Abb. 8: Zellen des Immunsystems wehren gefährliche Fremdstoffe wie Krankheitserreger ab, können sich aber auch gegen den eigenen Körper richten und Autoimmunerkrankungen auslösen oder bei harmlosen Fremdstoffen wie Nahrungsmitteln einen Fehlalarm in Form einer Allergie auslösen.

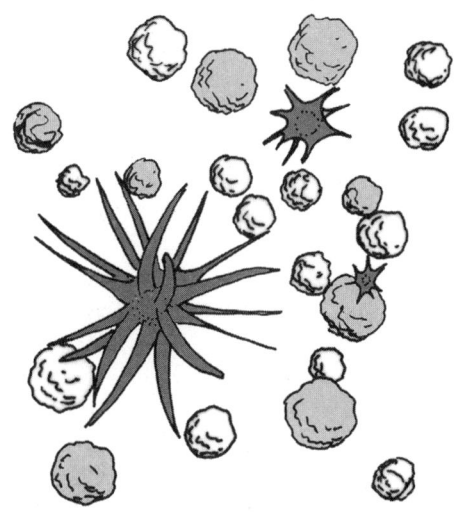

laktischen Schock mit Todesfolge führen. Eine schwere Neurodermitis bei Kleinkindern treibt Kind und Eltern aufgrund des quälenden Juckreizes an den Rand der Belastbarkeit, weil kein durchgängiger Schlaf mehr möglich ist, die Haut großflächig und bis aufs Blut aufgekratzt wird und soziale Kontakte dadurch fast unmöglich werden. Aber auch Unverträglichkeiten von Milch und Getreide können Durchfälle, Gewichts- und Nährstoffverlust auslösen und Betroffene bis zur Arbeitsunfähigkeit und in soziale Isolation führen.

Exkurs: Was sind Unverträglichkeiten, Allergien und Allergene?

Von *Unverträglichkeiten* spricht man als Oberbegriff, wenn Nahrungsmittel nicht vertragen werden (unabhängig davon, ob das Immunsystem daran beteiligt ist oder nicht). Bei einer *Allergie* löst das *Immunsystem* eine überschießende Reaktion aus, an der die Bildung von *Antikörpern* beteiligt ist. Die Strukturen, gegen die diese Antikörper reagieren, werden Allergene genannt (z.B. Nahrungsmittelbestandteile, Pollen). *Intoleranzen* werden von Stoffen hervorgerufen, die *keine Antikörperbildung* auslösen (z.B. Milchzucker, Fruchtzucker, Histamin).

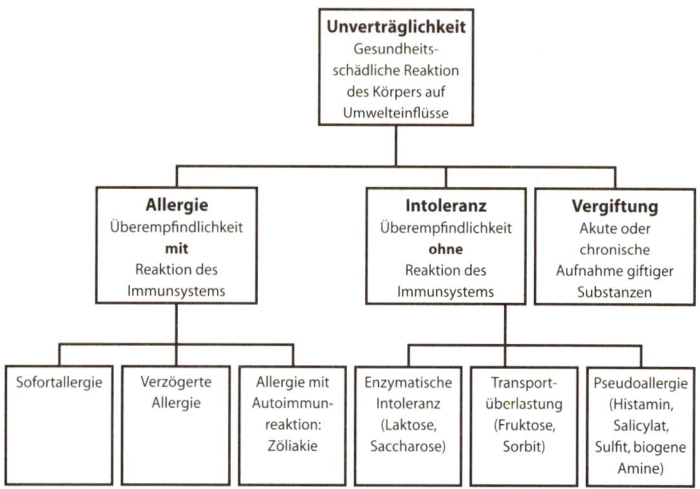

Abb. 9: Überblick: Unverträglichkeiten, Allergien und Intoleranzen.

2. Alte Freunde, neue Feinde

Fünf Beispiele illustrieren im Folgenden die evolutionären Mechanismen von Allergien und Nahrungsmittelunverträglichkeiten. Sie zeigen, wie Schutzmechanismen gegen gefährliche Erreger aufgrund neuer Umweltbedingungen in einen Angriff gegen den eigenen Körper umschlagen – oder evolutionär neue Nahrungsmittel das Immunsystem in Alarmbereitschaft versetzen bzw. den Stoffwechsel überfordern.

Heftig bis tödlich: Sofortallergie

Evolutionärer Schutz wird zur Qual

Ein funktionierendes Immunsystem ist überlebenswichtig: Organismen sind kontinuierlich mit fremden Substanzen konfrontiert und müssen unterscheiden, ob diese harmlos oder schädlich sind. Wenn es sich um *Krankheitserreger* handelt, startet bei Menschen eine aufwändige Bekämpfungskaskade. Versagt die Erkennung tödlicher Keime, kann dies zum Tod führen. Wird andererseits gegen *harmlose Substanzen* Fehlalarm ausgelöst, entstehen oft nicht minder gefährliche Allergien, die nach einem anaphylaktischen Schock tödlich enden können.

Das Immunsystem ist schon sehr alt: Immunzellen sind bereits seit 600 Millionen Jahren nachweisbar. Allergien sind erst seit ca. 200 Jahren bekannt und wurden vor etwa 60 Jahren in vier verschiedene Allergietypen unterteilt. Evolutionär gesehen sind es ursprünglich *überlebenswichtige Abwehrstrategien* gegen Krankheitserreger gewesen, die heute aufgrund veränderter Umweltfaktoren Gesundheitsstörungen auslösen:

- Der Abwehrmechanismus vom Typ I galt ursprünglich *Parasiten wie Würmern*, die durch Schleimbildung, Gefäßerweiterung, Flüssigkeitsüberproduktion und verstärkter Darmaktivität von der Ansiedelung im Atmungs- und Verdauungstrakt abgehalten werden sollten. Dies wird über IgE-Antikörper und Histamin-Ausschüttung vermittelt. Heutige Typ-I-Allergien sind Heuschnupfen, Neurodermitis, Asthma, Nesselsucht und Sofortreaktionen auf Nahrungsmittel wie Milch, glutenhaltige Getreide, Ei etc.
- Der Typ-II-Mechanismus ist gegen *Bakterien* oder andere, relativ kleine Partikel wirksam, die in Fresszellen des Immunsystems aufgenommen und darin verdaut werden können. Entsprechende Entzündungsreaktionen finden sich heute zu-

dem in Form allergischer Gefäßentzündungen der Haut, Gelenke, des Darms und der Niere (Vasculitis).

- Die Typ-III-Strategie führt zur Bildung von Komplexen aus Antigen und IgG-Antikörpern, die sich ablagern und Entzündungen auslösen. Die ursprüngliche Abwehr galt vermutlich *Viren*. Heute führen solche Antigen-Antikörper-Komplexe zu verzögerten Nahrungsmittelallergien vom Typ III (vgl. unten).
- Bei einer Typ-IV-Allergie werden körpereigene Gewebe durch Immunzellen angegriffen und zerstört – so wie dies sonst bei *Virusinfektionen* üblich ist.

Feind statt Freund

Das Immunsystem hat also gezielte Strategien, unterschiedliche Krankheitserreger (Würmer, Bakterien, Viren) außer Gefecht zu setzen. Aber warum schlagen lebenswichtige Schutzmechanismen in zerstörerische Allergien um? Dazu gibt es verschiedene Theorien. Allen gemeinsam ist die Annahme, dass zwar genetische Veranlagungen existieren, jedoch Umweltfaktoren die entscheidende Rolle spielen. Zwei Ursachentypen haben sich herauskristallisiert und greifen wahrscheinlich ineinander:

1) Überforderung des Immunsystems durch Umweltbelastung (Umwelt-Hypothese):

Die Klimaveränderung der letzten Zeit sorgt für einen früheren Frühlingsanfang, höhere Frühlingstemperaturen, eine längere Herbstzeit und wärmere, kürzere Winter. Dadurch verlängert sich die Pollenflugsaison und einige Pflanzen bilden wesentlich mehr Pollen aus, z. B. Ambrosia, eine Pflanze deren Pollen zu den stärksten Allergieauslösern zählen. Auch erhöhte Ozonwerte durch Sommersmog steigern die Allergenmengen in Pollen, z. B. bei Roggen, dem wichtigsten Auslöser der Gräserpollenallergie.

Zusätzlich kommen durch erhöhten Straßenverkehr vermehrter Gummiabrieb der Reifen und Rußpartikel (Feinstaub) auf. Verbinden sich Ruß- oder Latexpartikel mit Pollen, so fällt die Immunreaktion stärker aus. Daher haben Kinder, je näher sie an einer stark befahrenen Straße leben, ein umso größeres Risiko für Heuschnupfen, Asthma oder Ekzeme.

Klimawandel in Verbindung mit Luftverschmutzung durch Straßenverkehr führt auf diese Weise zu einer größeren Zahl aggressiver Pollen, die bestehende Allergien wie Heuschnupfen und Asthma verstärken, aber auch Nahrungsmittelallergien auslösen, denn die Pollenallergene sind vielen Nahrungsmittelallergenen sehr ähnlich. In der Folge kann es daher zu sogenannten ‹Kreuzreaktionen› kommen. So reagieren Birkenpollenallergiker häufig auf bestimmte Nüsse (Haselnuss, rohe Mandel, Walnuss) und einige Obstarten (Apfel, Kirsche, Pfirsich, Pflaume, Kiwi) oder Gräserpollenallergiker auf rohe Tomate, Melone und Erdnuss.

2) Unterforderung des Immunsystems durch Mikrobenmangel (Hygiene- oder Alte-Freunde-Hypothese):

Während Asthma und Heuschnupfen europaweit insgesamt zunehmen, findet man eine interessante Ausnahme: Kinder auf Bauernhöfen sind davon kaum betroffen, obwohl dort viele Allergene wie Heu, Pollen oder Tierhaare vorkommen. Zwar gibt es auf Bauernhöfen weniger Luftverschmutzung, die zu aggressiven Pollen führt, aber ein anderer Faktor spielt eine noch bedeutendere Rolle: Der Schutz vor Allergien ist umso größer, wenn die Mutter während der Schwangerschaft bereits auf dem Bauernhof gelebt und das Kind die ersten Lebensjahre dort verbracht hat. Denn Tieren, nichtkeimfreier Milch, Getreide und Heu der Bauernhöfe ist gemeinsam, dass sie Träger von Mikroorganismen sind, deren Bestandteile (z.B. bakterielles Endotoxin, Pilzsporen) das Immunsystem so stimulieren und trainieren, dass es in den ersten Lebensjahren richtig reifen kann und in seiner Reaktion nicht überschießt.

Je größer die Mikroorganismenvielfalt, desto besser ist der Schutz. Wahrscheinlich ist für einen vollständigen Schutz sogar lebenslanger Kontakt notwendig, d.h. ein Dauertraining des Immunsystems.

Je weniger Kinder im Freien spielen und mit Tieren, Erde und anderen Menschen in Kontakt kommen, je weniger pflanzliche

Nahrungsmittel aus dem Garten (und stattdessen aus bakterienfreien Nährlösungen) stammen etc., desto mehr fehlt der Kontakt zu harmlosen Mikroorganismen, die das Immunsystem schulen könnten – und umso größer wird offenbar das Allergierisiko.

Wie kommt es, dass harmlose Bakterien und Pilze so wichtig sind? Der menschliche Körper lernt, fremde Organismen zu erkennen, sie aber nicht zu bekämpfen, wenn sie nützlich sind (z. B. Darmbakterien). Auch anfängliche Abwehrmechanismen gegen Parasiten werden zurückgefahren, wenn die Abwehrbemühungen vergeblich sind – z. B. wenn ein Wurm zu groß ist, um ihn abzukapseln oder aus dem Körper zu entfernen. Dann muss die Immunreaktion gestoppt werden, damit das körpereigene Gewebe nicht durch einen erfolglosen Dauerkampf geschädigt wird. Wahrscheinlich halten diese dämpfenden Mechanismen das Immunsystem üblicherweise in Schach. Fehlt das Training mit harmlosen Mikroorganismen oder Würmern (zur Erinnerung: Typ-I-Allergien sind aus Abwehrmechanismen gegen Würmer entstanden), wächst die Gefahr, dass die evolutionär etablierten Abwehrmechanismen auf andere Strukturen überreagieren. Aber warum richtet sich der Fehlalarm vor allem gegen Allergene wie Pollen und Nahrungsmittel?

Allergene: Die schrecklichen Dreizehn

Derzeit sind knapp 4000 Allergene beschrieben. Viele von ihnen können in Allergenfamilien zusammengefasst werden, da sich ihre jeweiligen Oberflächenstrukturen sehr ähneln. Es wird bereits daran gearbeitet, Vorhersagen über das Allergiepotential von Proteinen erstellen zu können. Dennoch rätseln Allergologen noch, «was ein Allergen zum Allergen macht» – und was der Ursprung bestimmter Allergene ist (Ring et al. 2010, S. 92). Betrachtet man nicht nur die verschiedenen Allergietypen aus evolutionärer Perspektive, sondern auch die Allergengruppen, so lässt sich sehr wohl eine Ableitung erstellen, warum ganz bestimmte Allergene gehäuft auftreten.

Die in Europa dreizehn wichtigsten pflanzlichen und tierischen Allergene sind laut Richtlinie der EU auf Lebensmittelzutatenlisten kennzeichnungspflichtig. Dazu zählen aktuell: glutenhaltige Getreide, Krebstiere, Eier, Fische, Erdnüsse, Sojabohnen, Milch und Milchprodukte, Schalenfrüchte (Nüsse), Sellerie, Senfsamen, Sesamsamen – und seit 2007 auch Lupine und Weichtiere. Diese scheinbar zusammenhanglose Liste lässt sich evolutionsmedizinisch in vier Kategorien gruppieren:

Kategorie	Allergen	Neolithisch	Große Mengen	Speicherproteine	Kreuzreaktion mit Pollen	Kreuzreaktion mit Milben
1	Milch (Casein)	X	X	X		
1	Getreide (Gluten)	X	X	X	(x)	
2	Ei (Ovalbumin)		X	X		
2	Senfsamen		X	X		
2	Fisch		X			
3	Erdnüsse	(x)	X	X		
3	Nüsse/ Schalenfrüchte	(x)	X	X		
3	Sellerie	X	X	X		
3	Sesamsamen	(x)	X			
3	Soja	X	X	(x)		
3	Lupine	X	X	(x)		
4	Weichtiere	X				X
4	Krebstiere	X				X

Kategorie 1: Neolithische Nahrungsmittel, an die eine gute Anpassung fehlt: a) Das Immunsystem ordnet die *evolutionär neuen* Proteine eher als fremd und schädlich ein. b) Milch und glutenhaltige Getreide werden zudem *besonders häufig* gegessen und bestehen c) größtenteils aus allergenen *Speicherproteinen* (vgl. Kategorie 3: Das Casein der Milch ist den Leguminen ähnlich, Getreidekörner enthalten Prolamine).

Kategorie 2: Paläolithische Nahrungsmittel, die in *sehr hohen Mengen* und oft in *verarbeiteten Nahrungsmitteln* aufgenommen werden: Hühnerei wird nicht nur als Ei, sondern auch als Bestandteil vieler Backwaren, Fleischzubereitungen, Fertiggerichte, Panade etc. oft täglich mehrfach gegessen und enthält Ovalbumin als Speicherprotein für das Küken (vgl. Kategorie 3). Senfsamen werden sehr häufig als Gewürz und in der Lebensmittelproduktion für Marinaden, eingelegtes Gemüse, als Emulgator, Farbstabilisator und Konservierungsstoff verwendet und sind ebenfalls voller Speichernährstoffe. Fisch (seltene Reaktion z. B. auf Kabeljau) wird häufig als Tierfutter verwendet, auch Fischölkapseln werden immer beliebter.

Kategorie 3: Paläolithische Nahrungsmittel in Verbindung mit Speicherproteinen und evtl. Pollen-Kreuzallergie: Die meisten Pflanzenallergene stammen aus Speicherorganen der Pflanzen (Nüsse, Samen, Bohnen der Hülsenfrüchte, Knollen) oder dienen, wie Pollen (vgl. Eier), der Fortpflanzung. Dies gibt einen entscheidenden Hinweis darauf, warum sie meist hitze-, pH- und verdauungsresistent sind und allergen wirken: Die *Überdauerungs-, Speicher- und Fortpflanzungsstrukturen* werden von Pflanzen bestmöglich geschützt, um das Überleben der nächsten Generation zu sichern. Andererseits sind die Speicherteile der Pflanzen reich an Nährstoffen, so dass sie für Tiere, Bakterien und Pilze als Nahrungsquelle attraktiv sind. Daher kommt es zu einem Wettkampf zwischen Pflanzen, die einen zu großen Verlust verhindern müssen und Abwehrstrategien gegen Fraß entwickeln (Gifte, Substanzen, die die Verdauung stören etc.), und Tieren, welche diese Abwehrstrategien wieder außer Gefecht setzen, um an die Nährstoffe zu gelangen. Diese Coevolution der Mechanismen kann man beispielsweise zwischen Hülsenfrüchten und Samenkäfern beobachten: Die Speicherproteine der Hülsenfrüchte stören die Verdauung der Käfer. Die Käfer wiederum steigern ihre Proteaseaktivität, um diese Speicherproteine besser spalten zu können.

Verteidigungs- und Speicherproteine gehören drei Gruppen mit jeweils ähnlicher Struktur an:

- *Prolamine:* Dazu zählen die Hauptspeicherproteine der Getreide. Die Prolamine der glutenhaltigen Getreide (Weizen, Gerste, Roggen etc.) scheinen einen anderen evolutionären Ursprung zu haben als nichtglutenhaltige Getreide (Mais, Sorghum, Hirse), denen bestimmte Aminosäuren fehlen und die in der Pflanze anders gelagert werden. Dies könnte erklären, warum Allergien auf glutenhaltige Getreide sehr häufig, auf glutenfreie Getreide sehr selten sind.

- *Cupine:* sehr stabile Speicher- und Abwehrproteine der Hülsenfrüchte, Nüsse und Samen mit zwei Untergruppen: Viciline und Legumine. Zu den Vicilinen zählen auch die Lectine der Hülsenfrüchte. Sie binden an Dünndarmwände, lösen Entzündungen aus und beeinträchtigen den Abbau kohlenhydrathaltiger Nahrungsquellen.
- *Bet v1* (Birkenpollenallergen, auch in Erle und Haselnuss): zählt zur PR-10-Proteinfamilie. Diese Proteine werden zur Abwehr von Mikroben gebildet. Ihre evolutionär äußerst konservierte Struktur kommt bei vielen Organismen vor, z. B. in Früchten und Gemüse wie Apfel, Sellerie, Kirsche, Mohn und Mungobohne. Daher kann es zu Kreuzreaktionen kommen.

Zu Nahrungsmitteln, die solche Speicher- und Abwehrproteine enthalten, zählen:

- Erdnüsse: stark kreuzreaktiv mit Gräserpollen, seltener reaktiv bei Latex; häufig in verarbeiteten Nahrungsmitteln verwendet.
- Nüsse (Schalenfrüchte): stark kreuzreaktiv mit Birkenpollen, etwas seltener kreuzreaktiv mit Beifuß und Gräsern sowie mit Latex.
- Sesamsamen: gelegentliche Kreuzreaktion mit Gräserpollen, zunehmende Verwendung in der europäischen Küche.
- Sojabohne: sehr häufige Verwendung in verarbeiteten Nahrungsmitteln, zunehmend auch als Ersatz für Kuhmilchprodukte; gelegentliche Kreuzreaktion mit Birken- und Gräserpollen sowie mit Latex.
- Lupine: zunehmende Verwendung als Futtermittel, für glutenfreie Backprodukte oder als vegetarisches Nahrungsmittel, gelegentliche Kreuzreaktion mit Gräserpollen.
- Sellerieknolle: häufig Kreuzreaktionen mit Birken- und Beifußpollen, seltener bei Ragweed. Sellerie wird sehr häufig als Würzmittel in verarbeiteten Nahrungsmitteln eingesetzt.

Kategorie 4: Paläolithische Nahrungsmittel in Verbindung mit einer Kreuzreaktion auf Hausstaubmilben. Hausstaubmilben finden sich in Betten, Matratzen und Polstermöbeln. Die zunehmende Feuchtigkeit in Wohnungen, die energiesparend und daher gegen die Außenluft weitgehend abgeschlossen sind, wird als Ursache für die Zunahme der Hausstaubmilbenallergien gesehen. In den Kotbällchen der Milben befindet sich das eigentliche Allergen: ein Verdauungsenzym (Protease), dessen Struktur dem gemeinsamen Allergen der Krebs- und Weichtiere (Tropomyosin, ein Protein, das für die Kontraktion von Muskeln sorgt) sehr ähnlich ist und so zu Kreuzreaktionen führt. Dies ist deshalb von Bedeutung, da die Verzehrsmengen an Krebs- und Weichtieren stark steigen. Allein von 2001 bis 2007 wurde die Fangmenge der Garnele um den Faktor 16 gesteigert. Auch der Genuss von Schnecken und Tintenfisch nimmt in den letzten Jahren stark zu.

Die ‹schrecklichen Dreizehn›, die Allergikern im Wesentlichen Probleme bereiten, lassen sich also evolutionsmedizinisch gut klassifizieren: Es sind entweder a) *neolithische* Nahrungsmittel oder b) *paläolithische* Nahrungsmittel, die *besonders häufig* gegessen werden, *Speicherproteine* enthalten und *mit Pflanzenabwehrstoffen* aus Samen, Knollen und Pollen bzw. mit *Hausstaubmilben* kreuzreagieren. Der Kontakt mit pflanzlichen Allergenen wird zusätzlich über die Massentierhaltung gefördert, denn den dort verwendeten Futterpflanzen (vor allem Mais) fehlen die essentiellen Aminosäuren Lysin, Threonin und Tryptophan, was zu einem Nährstoffmangel der Tiere führt und in Industrienationen mit der Zugabe von Hülsenfrüchten (Soja, Lupine), Fischmehl oder synthetischen Aminosäuren ausgeglichen wird.

Blinder Passagier: Verzögerte Nahrungsmittelallergie

Unsichtbare Auslöser

Sofortallergien vom Typ I werden meist aufgrund der schnellen und heftigen Reaktion gut erkannt. Über Haut- oder Bluttests werden daraufhin die Antikörper nachgewiesen, die gegen spezifische Allergene (z. B. Nahrungsmittel oder Pollen) gerichtet sind, so dass diese Allergene zukünftig gezielt gemieden werden können. Wesentlich schwieriger ist es, den Auslösern einer verzögerten Nahrungsmittelallergie vom Typ III auf die Spur zu kommen, da sie nicht akut und heftig verläuft, sondern schleichend-chronisch. Daher ist dieser Allergietyp auch weniger bekannt, wird lange Zeit kaum bemerkt, und es gibt zur Häufigkeit lediglich Schätzungen, die aber von einer relativ hohen Quote, d. h. von ca. 50 Prozent der Bevölkerung, ausgehen.

Bei Typ-III-Allergien werden IgG-Antikörper gegen Antigene wie Nahrungsmittel gerichtet. Sie bilden im Blut Immunkomplexe, die sich in bestimmten Organen ablagern und dort von Fresszellen des Immunsystems durch Entzündungen zerstört werden. Dies verursacht anfangs keine Symptome, auf Dauer jedoch chronische Beschwerden, da die Entzündungen nicht nur den Immunkomplex zerstören, sondern auch das umliegende Gewebe schädigen. Welche Symptome auftreten, hängt von individuellen Vorerkrankungen bzw. Empfindlichkeiten des Körpers ab. Sie reichen von Magen-Darm-Beschwerden und Morbus Crohn über Kopfschmerz, Migräne, Übergewicht, chronische Müdigkeit, Erschöpfung, Konzentrationsstörungen und Depression bis hin zu Gelenkschmerz und Hauterkrankungen wie Neurodermitis und Schuppenflechte. Der Zusammenhang dieser klinischen Symptome mit der IgG-Antikörperbildung wird von einigen Allergologen bestritten, aber eine wachsende Zahl an Studien bestätigt diese Wechselbeziehung.

Alte Bekannte, neue Eindringlinge

Aus evolutionärer Perspektive sind zwei Fragen interessant: 1) Welche Mechanismen führen dazu, dass sich das Immunsystem gegen harmlose Nahrungsmittel richtet und chronische Beschwerden auslöst? 2) Welche Nahrungsmittel sind betroffen und wie lässt sich dies erklären?

In einem aufwändigen Lernprozess muss das Immunsystem lernen, zwischen nützlichen und schädlichen Proteinen zu unterscheiden. Dies geschieht unter anderem in speziellen Darmzellen. Der

Darm ist die Wiege des Immunsystems: Er stellt eine ca. 400 m² große Grenzfläche zur Außenwelt dar, in der rund 85 Prozent des Immunsystems lokalisiert ist. An dieser Grenze zwischen außen und
innen wird die Aufnahme von Stoffen streng kontrolliert. Das Immunsystem lässt körpereigene Proteine und körperfremde nützliche Proteine wie Nahrungsmittel unbehelligt, denn sie dienen der
Energiegewinnung und als Baustoffe für den Körper. Üblicherweise gibt es zwischen Darmzellen keine Lücken, so dass Moleküle bei
der Aufnahme über die Darmwand gut überwacht werden können.
So entsteht durch vielfältige Überprüfungsvorgänge eine sogenannte ‹orale Toleranz›, eine Art Unbedenklichkeitszertifikat für Nahrungsmittel.

Das Darmsystem kann jedoch durch eine Vielzahl von Faktoren
gestört werden: Chemikalien, Bakterien- und Virusinfektionen,
Störung der Darmflora nach Antibiotikabehandlung, Pilzbefall,
Immunsuppressiva, Schwermetalle, Stress, starke Ernährungsumstellung im Urlaub, entzündliche Darmerkrankungen, Darmkrebs
etc. Durch Darmzellschädigungen entsteht eine Durchlässigkeit
des Darms. Nun können Nahrungsmittelbestandteile in die Blutbahn gelangen, welche nicht kontrolliert wurden. Sie setzen das
Immunsystem durch Bildung von Antikörpern in Alarmbereitschaft. Können diese Antikörper nicht schnell genug abgebaut
werden, da ständig neue Nahrungsmittel mit den Mahlzeiten
aufgenommen werden, entstehen im Blut schließlich Nahrungs-
mittel-Antikörper-Komplexe. Sie führen, wie oben beschrieben,
zu Entzündungsreaktionen und auf Dauer zu chronischen Beschwerden, ganz so, als wären die harmlosen Nahrungsmittelbestandteile eine gefährliche Dauer-Virusinfektion (vgl. Typ-III-Ab-
wehrreaktion).

Interessanterweise findet man einige Nahrungsmittel, gegen die,
statistisch gesehen, besonders viele IgG-Antikörper, und einige
Nahrungsmittel, gegen die kaum IgG-Antikörper gebildet werden.
Die Top-4-Allergene sind: glutenhaltige Getreide (v. a. Weizen),
Milchprodukte, Eier und Hefe (Reinzuchtkulturen für Back- und
Brauwaren). Kaum Reaktionen findet man auf Fisch, Salat, Fleisch,
glutenfreie Getreide, Kräuter, Gewürze, Obst und Gemüse. Dies

ist evolutionsbiologisch gesehen eine stimmige Datenlage: Die immunologisch stärkste Reaktion findet gegen neolithische Nahrungsmittel statt, an die der menschliche Körper offensichtlich noch nicht gut angepasst ist. Sie werden wie virale Krankheitserreger abgewehrt. Gegen paläolithische Nahrungsmittel richtet sich kaum eine immunologische Reaktion, da Menschen daran gut angepasst sind.

Streicht man die Nahrungsmittel, gegen die individuell Antikörper gebildet wurden, über einen gewissen Zeitraum vom Speiseplan, normalisiert sich das Immunsystem und die chronischen Entzündungen werden gestoppt. Danach sind diese Nahrungsmittel meist wieder verträglich.

Viele der Störfaktoren, die die Durchlässigkeit der Darmwand erhöhen, hängen mit dem heutigen Lebensstil und der heutigen Ernährung zusammen und sind beeinflussbar, ebenso die Wiederherstellung einer intakten Darmwand und einer gesunden Darmflora. Wahrscheinlich käme es aber gar nicht erst zu dem heutigen Ausmaß an chronischen Gesundheitsbeschwerden, wenn kaum oder keine neolithischen Nahrungsmittel gegessen würden und stattdessen die Nahrungsquellen der Jäger und Sammler auf dem Speiseplan stünden.

Dies trifft nicht nur auf verzögerte und Sofortallergien zu, sondern auch auf Nahrungsmittelunverträglichkeiten, wie z. B. die Laktose-Intoleranz.

Wenn Milch den Darm stürmt: Laktose-Intoleranz

Milchverträglichkeit: Eine Ausnahme

Die meisten Menschen betrachten eine Milchzuckerunverträglichkeit (Laktose-Intoleranz) als Krankheit. Aber im Gegensatz zu den Zivilisationskrankheiten breitet sich diese Unverträglichkeit nicht als neue Krankheit aus, sondern ist der ursprüngliche Zustand der Jäger und Sammler, der sich bei den meisten Menschen bis heute gehalten hat. Zwei Drittel der Weltbevölkerung können aufgrund von Laktose-Intoleranz keine Milch zu sich nehmen. Wer als Erwachsener Kuhmilch verträgt, ist also global gesehen eine Ausnahme.

Milchzucker gibt es nur in Säugetiermilch. Er ist die wichtigste Kohlenhydratquelle des Säuglings. Daher wird während der Stillzeit das Enzym Laktase gebildet, welches Milchzucker (Laktose) in seine zwei Bestandteile (Glukose und Galaktose) spaltet. Die beiden Einzelzucker werden dann über die Wand des Dünndarms ins Blut aufgenommen und im Stoffwechsel genutzt. Nach Ende der Stillzeit steht Jägern und Sammlern keine Fremdmilch zur Verfügung, da sie keine Nutztiere halten. Daher wird die Produktion der Laktase nach dem Abstillen eingestellt. Jäger und Sammler sind also nach der Stillzeit von Natur aus laktose-intolerant, ebenso die Mehrheit der Weltbevölkerung.

Wer mit dieser genetischen Ausstattung dennoch Milch trinkt, kann Milchzucker im Dünndarm nicht aufspalten. Dieser gelangt daher bis in den Dickdarm, wird dort von Bakterien zu kurzkettigen Fettsäuren und verschiedenen Gasen wie Kohlendioxid und Methan abgebaut und ruft damit Durchfall, Blähungen und Bauchschmerzen hervor. Hippokrates beschrieb vor etwa 2400 Jahren, dass einige Menschen keine Milch vertragen, auch den Römern war dies bekannt. Aber erst im 17. Jahrhundert wurde Laktose in Milch entdeckt und Mitte des 19. Jahrhunderts als Ursache der typischen Symptome einer Laktose-Intoleranz erkannt. Dennoch ging man in Europa von einer lebenslangen Milchverträglichkeit aus – bis man in den 1970er Jahren die Mechanismen und Verbreitung der Laktose-Intoleranz entdeckte. Drei Typen werden unterschieden:

- *Vererbte (hereditäre) Laktose-Intoleranz:* Sie entsteht durch eine Veränderung des Laktasegens, tritt damit schon bei der Geburt auf und ist sehr selten, denn betroffene Säuglinge sind nicht in der Lage, Muttermilch als Energiequelle zu nutzen. Daher sind weltweit nur ein paar Dutzend Fälle dokumentiert.
- *Primäre Laktose-Intoleranz:* weltweit der häufigste und der ursprüngliche Zustand der Menschen. Die Produktion der

Laktase wird ab dem Alter von etwa zwei Jahren allmählich abgestellt oder auf ein Niveau von ca. 10 Prozent reduziert. In letzterem Fall können noch kleine Mengen an Laktose verdaut werden. Wenn von Laktose-Intoleranz gesprochen wird, ist in der Regel diese primäre Form gemeint.

- *Sekundäre Laktose-Intoleranz:* Sie wird als Folge von Magen-Darm-Erkrankungen erworben. Werden Dünndarmzellen geschädigt, geht damit auch die in ihnen gebildete Laktase verloren; haben sich die Dünndarmzellen regeneriert, ist diese Form der Laktose-Intoleranz behoben, d. h., sie ist reversibel. Zunehmende Darmprobleme bei Menschen fortgeschrittenen Alters scheinen für einen Anstieg der sekundären Laktose-Intoleranz zu sorgen.

Eine kleine Veränderung im Erbgut – eine große Veränderung für die Menschheit

Wie kann es sein, dass einerseits Jäger und Sammler zwei Millionen Jahre ohne Tiermilch überlebt haben, die Mehrheit der Weltbevölkerung noch immer keine Milch verträgt, sie aber in westlichen Ländern in großen Mengen konsumiert und als besonders gesund betrachtet wird?

Tiermilch bietet eine Vielzahl an Nährstoffen, die unabhängig von den Jahreszeiten zur Verfügung stehen: Kohlenhydrate, Fette, Proteine, Calcium, Wasser – und Antikörper gegen Krankheitserreger. Die Verträglichkeit von Milch entstand bei Hirten bzw. mit Beginn der Züchtung von Milchvieh vor ca. 8000 bis 10 000 Jahren. Einige wenige, zufällig laktose-tolerante Menschen hatten über das Trinken der Nutztiermilch einen Selektionsvorteil durch zusätzliche Nährstoffzufuhr und geringere Kindersterblichkeit. Dadurch verbreitete sich diese genetische Eigenschaft verhältnismäßig schnell.

Interessant ist die heutige geographische Verteilung: Der höchste Anteil der Milchtoleranten findet sich in Nord- und Mitteleuropa. Woran liegt das? Menschen benötigen für die Reifung des Skeletts und später zur Ausbildung starker Knochen Calcium sowie ein Transportmolekül, welches die Calciumaufnahme sicherstellt. Diese Funktion hat Vitamin D. Jäger und Sammler bezogen Calcium vor allem aus dunkelgrünen Blättern und bildeten Vitamin D aus Cholesterin mit Hilfe des Sonnenlichts.

Mit dem Übergang zu Ackerbau und Viehzucht wurde der Anbau energiereicher, aber calciumarmer Pflanzen wie Getreide bevorzugt. Der Calciummangel konnte teilweise durch die Verwendung calciumreicher Milch ausgeglichen werden. Mit der Verbreitung der neolithischen Bauern in Richtung Norden trat jedoch die Gefahr der Sonnenlichtarmut in nördlichen Regionen auf; sie führt zu einem Vitamin-D-Mangel und reduziert die Aufnahme des Calciums. Bei Calciummangel entsteht Rachitis bzw. Osteomalzie; infolgedessen kommt es zu einer Verkümmerung von Beinen, Brustkasten und Becken, so dass der Geburtskanal unpassierbar wird und sich die Fortpflanzungschancen verringern. Hier kam ein zweiter Faktor zugunsten der Milch ins Spiel: Der Milchzucker ermöglicht, ähnlich wie Vitamin D, den Calciumtransport. Damit lieferte Milch im lichtarmen Norden einen doppelten Selektionsvorteil: Calcium und das Calciumtransportmolekül Laktose.

Das Zusammenspiel dieser beiden Faktoren ist für die heutige Ernährung und Lebensweise noch immer von Bedeutung:

- Milch ist nicht die einzige Calciumquelle und kann gut ersetzt werden. Einem 200 ml Glas Milch mit 240 mg Calcium entsprechen jeweils 250 g frischer Lauch, 400 g frischer Brokkoli, 125 g frischer Grünkohl, 100 g Sojabohnen, 250 g frischer Fenchel oder 200 g Tofu.
- Laktose-Intolerante sollten auf ausreichend Aufenthalt im Sonnenlicht zur Bildung von Vitamin D achten, da ihnen keine Laktose zum Calciumtransport zur Verfügung steht.
- Verarbeitete Milchprodukte wie Joghurt, Quark und Käse verlieren mit zunehmendem Reifegrad Laktose, da sie durch Milchsäuregärung abgebaut wird. Daher enthalten diese Produkte zwar verhältnismäßig viel Calcium, aber keine oder kaum Laktose, die die Calciumaufnahme ermöglicht. Daher bleiben diese Calciumquellen ungenutzt, wenn nicht aus-

reichend Sonnenlicht zur Verfügung steht. Milchprodukte und laktosefreie Milch sind also nicht per se gut verwertbare Calciumquellen, wie dies in Ernährungsempfehlungen gerne unreflektiert behauptet wird.

Auf Basis dieses Wissens erklären sich auch traditionelle Ernährungsgewohnheiten und die unterschiedliche Laktose-Toleranz in verschiedenen Regionen. So verwenden Chinesen viele dunkle Blattgemüse, Kohlsorten, Salat und Sojabohnenprodukte als Calciumquellen. Aufgrund des sonnenreichen Wetters bilden sie ausreichend Vitamin D und benötigen keine Laktose. Chinesen sind daher weitgehend laktose-intolerant und haben oft sogar einen Widerwillen gegen Milch. In Indien stehen ebenfalls traditionell dunkelgrüne Blattgemüse und Hülsenfrüchte als Calciumquellen auf dem Speiseplan. Aber aufgrund der hohen Sonneneinstrahlung ist die Haut der Inder relativ dunkel, so dass verhältnismäßig wenig Vitamin D gebildet werden kann. Daher ist ein nur leicht gesäuerter Joghurt (Lassi), der noch viel Laktose besitzt, beliebt, und die Laktose-Toleranz der Bevölkerung hat ein mittleres Niveau.

Das Fass läuft über: Fruktose-Malabsorption

Durchfall nach Apfelsaft und Honigbrot, Blähungen und Bauchkrämpfe nach Obstsalat und Müsliriegel – was löst bei inzwischen fast 40 Prozent der Menschen solche unangenehmen Magen-Darm-Beschwerden bzw. Reizdarm-Symptomatik aus? Der gemeinsame Inhaltsstoff ist Fruchtzucker (Fruktose), der an sich gut vertragen wird. Wo also liegt das Problem?

Fruktose kommt vor allem in Obst vor. Früchte waren ein wichtiger Bestandteil der Jäger-und-Sammler-Nahrung. Wer Fruchtzucker aufgrund eines Enzymmangels nicht vertrug, war in der Aufnahme von Kohlenhydraten stark eingeschränkt oder reicherte Fruktose in der Leber an, was Leber- und Nierenschäden zur Folge hatte und die Lebenserwartung reduzierte. Daher tritt eine erbliche Fruchtzucker-Unverträglichkeit *(hereditäre Fruktose-Intoleranz)* nur sehr selten auf, etwa bei einer Person von 130 000. Das Problem heute liegt aber nicht in einer erblichen Fruktose-Unverträglichkeit – sondern in der *Fruktosemenge*, der viele Menschen ausgesetzt sind.

Da ‹Fruchtzucker› oder ‹natürliche Fruchtsüße› auf Lebensmitteletiketten gesünder wirkt als ‹Zucker›, wurde in den letzten Jahren in verarbeiteten Produkten oftmals klassischer Zucker durch Fruktose ersetzt. Nicht nur Diabetikerprodukte enthalten Fruktose. Viele Süßigkeiten, Konfitüren, Säfte und vor allem Softdrinks werden so gesüßt. Daher kommen teilweise beträchtliche Fruktosemengen zusammen, die kaum mehr verdaut werden können: Man spricht von einer ‹*Fruktose-Malabsorption*›.

Wie entsteht eine Fruktose-Malabsorption? Fruktose wird im Dünndarm über ein spezifisches Aufnahmemolekül, den GLUT5-Transporter, relativ langsam aus der Nahrung aufgenommen. Zu hohe Fruktosemengen überlasten die Aufnahmekapazität, können nicht vollständig ins Blut transportiert werden, und überschüssige Fruktose gelangt in den Dickdarm. Dickdarmbakterien zersetzen Fruktose in kurzkettige Fettsäuren und Gase, welche zu Durchfällen, Bauchschmerzen und Blähungen führen.

Neben dieser primären Fruktose-Malabsorption mehren sich die Fälle der *sekundären Fruktose-Malabsorption* aufgrund von Darmerkrankungen (Morbus Crohn, Zöliakie) und Darmschäden (Virus- und Bakterieninfektionen, veränderte Zusammensetzung der Darmflora), bei denen die Aufnahmekapazität weiter sinkt.

Fruktose-Malabsorption hat aber nicht nur unangenehme Darmbeschwerden zur Folge. Aufgrund der Durchfälle kann es auch zu Vitamin- und Mineralstoffmangel kommen – und auch zu Depressionen, wenn zu geringe Mengen der Aminosäure Tryptophan aufgenommen werden, des Baustoffs von Serotonin («Glückshormon»). Schnell führt dies zu einem Teufelskreis, denn eine depressive Stimmungslage fördert den Hunger auf Süßes und damit die erneute Aufnahme von fruktosehaltigem Obst oder Süßigkeiten. Beide wiederum verstärken die Fruktose-Malabsorption. Über mehrere Schritte führt Fruktoseüberschuss auch zu Übergewicht, Diabetes Typ 2, Bluthochdruck und Krebs.

Bis vor wenigen Jahren war durch die Aufnahme von Früchten und Honig eine Tagesmenge von ca. 16 bis 24 g Fruktose üblich. Ab 5 g Fruktose beobachtet man bei einzelnen Menschen bereits Aufnahmeprobleme im Dünndarm, bei 25 g kommt es bei jedem Zehnten zu Aufnahmeengpässen. Wird die Fruktosemenge auf 50 g gesteigert, so können dies beinahe 60 Prozent der Gesunden nicht mehr aufnehmen; die Hälfte von ihnen zeigt dann klinische Symptome einer Fruktose-Malabsorption. Heute liegt der Tagesverbrauch an Fruktose bei 8 bis 100 g, in den USA bei durchschnittlich 80 g, d. h. einer Menge, die deutlich über der Aufnahmekapazität des Fruktosetransporters liegt.

Die Fruktose-Aufnahme ist auch abhängig davon, welche anderen Kohlenhydrate über die Darmwand transportiert werden. *Glukose* (Traubenzucker) beschleunigt die Fruktoseaufnahme, *Sorbit* hemmt sie, *Haushaltszucker (Sucrose)* verhält sich neutral, da in ihm Fruktose und Glukose im gleichen Verhältnis vorkommen. Daher tragen sorbitreiche Obstsorten wie Birne, Pflaume und Aprikose, vor allem aber Produkte mit dem Zuckeraustauschstoff Sorbit (E420) zur Fruktose-Malabsorption bei: z. B. ‹zuckerfreie› und zuckerreduzierte Süßigkeiten, Desserts, Eis, Kaugummi, feuchte Nahrungsmittel (Saucen, Senf, Mayonnaise, Biskuit, Pralinenfüllungen – Sorbit dient als Feuchthaltemittel), Zahncreme, Nahrungsergänzungsmittel und Medikamente.

Bislang sind keine Gendefekte für den GLUT5-Transporter bekannt; die Zunahme der Fruktose-Malabsorption verläuft parallel mit der Verwendung steigender Fruktosemengen. Hieran wird deutlich, dass es sich bei der Fruktose-Malabsorption im Wesentlichen um ein aktuelles, dosisabhängiges Phänomen handelt. Auch paläolithisch vorkommende und prinzipiell gut verträgliche Nahrungsmittel können Unverträglichkeiten auslösen, wenn ihre Mengen die natürlichen Aufnahme- oder Verarbeitungskapazitäten übersteigen. Es ist dann zu viel des Guten, und das Fass läuft über.

Aus evolutionsmedizinischer Sicht empfiehlt es sich, vor allem industriell hergestellte Nahrungsmittel mit hohen Fruchtzuckermengen zu vermeiden und Fruktose im Mix mit Glukose aufzunehmen, wie dies natürlicherweise bei Obst, Gemüse und Honig der Fall ist. Zuckeraustauschstoffe (vor allem Sorbit) sollte man meiden – und im Zweifelsfall lieber das Produkt mit dem Originalzucker statt zuckerreduzierter Süßstoffalternativen verwenden. Fruktose-Malabsorption lässt sich mit diesem Vorgehen in den meisten Fällen vermeiden.

Brot, Butterkeks, Bauchschmerz: Zöliakie zerstört den Darm

Fast kein Tag in den Industrienationen, an dem man nicht Getreideprodukte zu sich nimmt, vor allem aus Weizen, Roggen und Hafer – oder auch Gerste, Dinkel, Grünkern, Einkorn, Emmer oder Kamut. Sie sind allesamt glutenhaltig und für immer mehr Menschen Auslöser der Glutenunverträglichkeit (Zöliakie). Gluten, auch ‹Klebereiweiß› genannt, ist ein Gemisch verschiedener Speicherproteine dieser neolithischen Getreidesamen. Die glutenhaltigen Getreide sind vor allem deshalb beliebt, weil Gluten in Verbindung mit Wasser Brot-, Kuchen- und Pizzateig geschmeidig macht.

Zöliakie ist eine chronische Darmentzündung und bleibt oft lange unbemerkt, weil über Jahre hinweg keine deutlichen Symptome auftreten (silente und latente Form) und spätere Symptome wie Durchfall, Bauchschmerzen, starker Gewichtsverlust, Müdigkeit, Appetitlosigkeit, Erbrechen, Zahnschäden, schlechte Laune etc. nicht gut einzuordnen sind.

Ursprünglich wurde Zöliakie als eine Kinderkrankheit betrachtet, die zwischen 9 und 24 Monaten auftritt. Inzwischen werden die meisten Patienten als Erwachsene im Alter zwischen 30 und 50 Jahren diagnostiziert. Die Häufigkeit der Zöliakie hat stark zugenommen: In Finnland hat sie sich in den letzten zwei Jahrzehnten verdoppelt, in den USA in den letzten 50 Jahren vervierfacht. Insgesamt sind derzeit ca. 1 bis 2 Prozent der Menschen der Industrienationen betroffen.

Über die konkreten Einflüsse für die schnelle Zunahme lässt sich zurzeit nur spekulieren. Tatsache ist, dass die glutenhaltigen Getreidesamen von Jägern und Sammlern nur in minimalen Mengen gegessen wurden und erst durch Ackerbau und weitere Zucht zu einem Grundnahrungsmittel wurden. Sie sind in der heutigen Form und Menge für das Immunsystem relativ neu. Diskutiert werden weitere Umwelteinflüsse, z. B. eine Verringerung an infektiösen Kinderkrankheiten, die üblicherweise das Immunsystem herunter-regulieren (‹Hygiene-Hypothese›), eine verkürzte Stilldauer von unter sechs Monaten bzw. eine frühere Einführung glutenhaltiger Nahrungsmittel in die Säuglingsnahrung, Veränderung der Getrei-desorten oder ihrer Verarbeitung.

Interessant ist die Beobachtung, dass Einkorn, eine sehr alte Wei-zensorte, ein relativ geringes Potential hat, Zöliakie auszulösen. Dies gibt einen Hinweis darauf, dass im Lauf der Getreidezüchtung der Glutenanteil so stark erhöht oder die Zusammensetzung so ver-ändert wurde, dass dies immer mehr Menschen Probleme bereitet.

Was geschieht bei der Ausbildung einer Zöliakie? Glutenprote-ine (z. B. Gliadine aus Weizen) lösen zunächst eine allergische Re-aktion aus: Spezifische Bereiche binden an die Oberfläche von Dünndarmzellen (häufig an HLA-DQ8 und -DQ2, deren Gene da-her als wichtigste genetische Risikofaktoren gelten). Die Bindung wird durch ein körpereigenes Enzym vermittelt: die Gewebstrans-glutaminase. Nach der Bindung werden die Glutenproteine von Immunzellen erkannt und über die Produktion von Entzündungs-faktoren und die Bildung von Antikörpern zerstört.

Zusätzlich zu dieser allergischen Reaktion gegen Gluten wer-den Antikörper gegen die Gewebstransglutaminase gebildet – ein Prozess, der einer Autoimmunreaktion entspricht. Beide Mecha-nismen führen dazu, dass die obere Schicht der Dünndarmzel-len (Dünndarmzotten) abstirbt und damit ein sehr großer Teil der Aufnahmefläche des Darms verloren geht. Dadurch kommen Durchfälle, Bauchschmerzen, Nährstoffmangel und Gewichtsver-lust zustande.

Die Behandlung der Zöliakie ist derzeit nur über eine strikt glu-tenfreie Ernährung möglich. Schon geringe Mengen an Gluten (z. B. aus Wurst, Fisch- und Käsezubereitungen, Bindemitteln, Fer-tiggerichten, Gewürzen, Medikamenten, Bier, Säften, Whisky oder an Weizenstärke anhaftende Spuren) können wieder Beschwerden verursachen. Als Getreidealternativen stehen aber Körner, Mehle bzw. Stärke von Reis, Mais, Esskastanien, Buchweizen, Hirse, Kastanien, Soja, Kartoffel, Quinoa oder Amaranth zur Verfügung.

Versteckte Fallen und eingebildete Allergiker

Das Kind hatte einen Fruchtsaft getrunken – und starb Stunden später aufgrund einer allergischen Reaktion gegen Milchprotein. Einen anaphylaktischen Schock aufgrund von Milchprotein erlitten zwei Kinder, die eine neue Wassersorte tranken. Wie kommen Milchbestandteile in Fruchtsäfte und Wasser? Die Lösung ist verhältnismäßig einfach: Viele Produkte werden inzwischen ‹angereichert›, d. h., ihnen werden Inhaltsstoffe zugesetzt, die einen Zusatznutzen bieten sollen. Dies wird als ‹functional food› bezeichnet. Auch wenn auf der Wasserflasche angegeben war, dass Milchprotein enthalten ist, hatten die Eltern der Kinder nicht damit gerechnet, dieses Allergen dort zu finden. Hinzu kam, dass das Wasser nicht nur Spuren von Milchprotein enthielt, sondern mindestens die dreifache Menge dessen, was in Kuhmilch zu finden ist.

Wer Unverträglichkeiten oder eine Allergie hat, kennt das Problem schon seit Jahren: Möchte man bestimmte Inhaltsstoffe gezielt meiden, wird einem dies oft schwer gemacht. Milchprotein wird in Wurst verarbeitet, Milchzucker findet sich nicht nur in Wurst, sondern auch in Brot, Backwaren, Süßigkeiten, Müsliriegeln, Fertiggerichten, Würzmischungen und Medikamenten. In Fischstäbchen werden Hummerabfallprodukte verarbeitet (aber oft nicht deklariert), so dass Hausstauballergiker eine Kreuzallergie auf Fischstäbchen entwickeln können. Wer Zitrusfrüchte meiden muss, findet fast keinen Fruchtsaft und nur wenige Gebäcksorten oder Desserts, die damit nicht ‹aufgefrischt› werden. Es bedarf einiger Kenntnisse, um diesen Fallen zu entgehen, und fast schon eines Lebensmitteltechnologiestudiums, um in der Lage zu sein, die Lebensmitteletiketten nach unerwünschten Substanzen zu durchsuchen.

Und das Meiden von Allergenen wird zunehmend schwieriger, da immer mehr Bestandteile aus einem Nahrungsmittel isoliert und anderen Produkten zugesetzt werden. So sollen etwa die Gene für

‹Frostschutzproteine› aus Winterflundern isoliert und in Kartoffeln übertragen werden, um den Anbau in den Anden zu ermöglichen – für Fischallergiker würden dann auch Kartoffelgerichte gefährlich. Aber auch harmloser wirkende Ansätze können sich als problematisch herausstellen, etwa wenn glutenfreies Brot in seinen Eigenschaften durch Zusatz von Hühnereiprotein vorgeblich verbessert und damit eine unverträgliche Komponente (Gluten) durch ein anderes Allergen (Hühnereiprotein) ersetzt wird.

Wer diese Entwicklungen kennt, auf den wirken die Aussagen einiger Allergologen und Zeitungsberichte, nur sehr wenige Menschen seien tatsächlich von Allergien betroffen, zynisch. Wer einen Cappuccino meidet, muss sich die Bezeichnung ‹Lactose-Hysteriker› gefallen lassen, und wer das Gefühl hat, bestimmte Nahrungsmittel nicht zu vertragen, wird als ‹eingebildeter Allergiker› eingestuft. Es werden Drohkulissen derart aufgebaut, dass die Ratsuchenden einer Mangelernährung zum Opfer fallen und Einbußen an Lebensqualität erleiden, wenn sie sich auf die Suche nach den Auslösern ihrer (angeblich ja nur eingebildeten) Probleme machen. Ganz offensichtlich sind die Autoren solcher Zeilen weder über die Häufigkeiten und Zusammenhänge von Allergien und Unverträglichkeiten ausreichend informiert, noch berücksichtigen sie aktuelle Entwicklungen im Bereich des ‹functional food›. Daher sollte sich niemand von einer solchen Pseudo-Aufklärung abschrecken lassen, den Ursachen gesundheitlicher Probleme selbst auf die Spur zu kommen.

3. Unbeschwerter Genuss

Was sind die wichtigsten Auslöser von Allergien und Unverträglichkeiten? Dazu zählen vor allem *neolithische Nahrungsmittel wie Milch* (mit den kritischen Inhaltsstoffen Milcheiweiß und Milchzucker) sowie *glutenhaltige Getreide*. Der menschliche Stoffwechsel und das Immunsystem sind an diese relativ neuen Nahrungsquellen offensichtlich noch nicht optimal angepasst, so entstehen Unverträglichkeiten, Allergien und AD(H)S (vgl. Kapitel III). Weitere Faktoren aufgrund eines Ernährungsstils, der von Jägern und Sammlern abweicht, sind die Aufnahme *sehr hoher Mengen* bestimmter Inhaltsstoffe, z. B. von Fruktose (Fruchtzucker). Auch *neuartige Produkte* wie Zuckeraustauschstoffe (Sorbit) können problematisch werden. Schließlich lösen Nahrungsmittel, die sehr häufig verzehrt werden und *strukturähnlich sind mit Pflanzenabwehrstoffen*, Unverträglichkeitsreaktionen bzw. Allergien aus.

Ebenfalls eine wichtige Rolle spielt ein veränderter Lebensstil: *Luftverschmutzung* steigert die Aggressivität von Pollen, *fehlender Kontakt zu Mikroorganismen und Parasiten* durch Abschottung von Außenreizen und Störungen des Darmsystems verringern das notwendige Training des Immunsystems. Was lässt sich dagegen tun? Der PaläoPower-Kompass weist auf drei Bereiche hin:

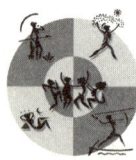

- Ernährung: Zurück zu den Wurzeln
- Dauertraining des Immunsystems
- Regeneration: Lachen und Natur bieten besonderen Schutz

Ernährung: Zurück zu den Wurzeln

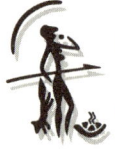

Der beste Schutz gegen unverträgliche Nahrungsbestandteile ist zunächst das Vermeiden verarbeiteter Nahrungsmittel: Wer Fertiggerichte, Würz- und Backmischungen, Fastfood, zuckerreduzierte Süßigkeiten, Snacks und Riegel etc. links liegen lässt und zu *frischen, unverarbeiteten Zutaten* greift, hat schon den ersten wichtigen Schritt getan. Frische Kräuter und Gewürze statt «Hackbällchen-Toscana-Gewürzmischung» sind zudem günstiger.

Nicht für jeden durchgängig erschwinglich und zugänglich, aber extrem hilfreich sind Nahrungsmittel in *Bioqualität, Wildtiere* bzw. frische, unverarbeitete Produkte von *strikten Ökosiegeln* wie Demeter oder Bioland. Und so ungewöhnlich es inzwischen klingen mag: Wir sind nicht ausschließlich auf Supermärkte angewiesen – das *eigene Sammeln in der Natur* ist durchaus möglich: Pilze, Früchte, Beeren und Wildpflanzen sind dort auch heute verfügbar. Außer der meist geringen Investition in ein Pilz- oder Kräuterbestimmungsseminar und evtl. einige Bücher benötigt man nur wenig Zeit, um sich dann die entsprechenden Nahrungsquellen kostenfrei abzuholen – Bewegung und Aufenthalt bei Tageslicht in der Natur gibt es gratis dazu.

Eine schützende Nahrungsquelle ist wahrscheinlich *Muttermilch*, gerade von Müttern, die während der Schwangerschaft potentiellen Allergenen (z. B. Erdnüssen) ausgesetzt waren, entsprechende Antikörper gebildet und über die Muttermilch weitergegeben haben. Vermutlich funktioniert dieser Mechanismus aber nur, wenn ihre Kinder diese Allergene ebenfalls zu sich nehmen und so den Schutz selbst weiter ausbauen und wenn weitere Faktoren das Immunsystem günstig beeinflussen, z. B. die richtigen ‹alten Freunde› in Form von Mikroben aus der Umgebung vorhanden sind. Die Tatsache, dass die Mütter IgE-Antikörper bilden, zeigt aber auch, dass das Immunsystem in Alarmbereitschaft versetzt wird. Daher sollte man Ratschläge wie den, Allergene nicht zu meiden, sondern sich ihnen bewusst auszusetzen, trotz allem mit Vorsicht genießen.

Schließlich zeigt die evolutionsmedizinische Betrachtung, dass es meist guttut, *neolithische Nahrungsmittel* wie glutenhaltige Getreide oder Milch und Milchprodukte *durch paläolithische Nahrungsquellen zu ersetzen*. Der Schreck darüber, nun auf Pasta, Pizza, Käse und Co. verzichten zu sollen bzw. sie zu reduzieren, ist erst mal groß – die schmackhaften Alternativen sind aber zahlreich.

Dauertraining des Immunsystems

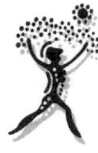 Wer eine Sofortallergie auf Pollen oder Nahrungsmittel hat, kann das Immunsystem meist nur dann in Schach halten, wenn die *Auslöser gemieden* werden. Das heißt, die betreffenden Nahrungsmittel werden vom Speiseplan gestrichen, Umweltverschmutzung (Fein-

staub, Ozon, Straßenverkehr) wird möglichst umgangen und Kleidung, Haare und Haut werden möglichst schnell von Pollen befreit.

Vor allem für Kleinkinder, deren Immunsystem noch reift, aber auch für Erwachsene besteht eine zweite Strategie darin, das *Immunsystem kontinuierlich zu trainieren*. Entsprechend der Alte-Freunde-Hypothese ist es besonders wichtig, mit harmlosen Mikroorganismen in Kontakt zu bleiben. Dafür bietet sich das Spielen im Freien ebenso an wie Gartenarbeit mit Erde, der Umgang mit Haustieren (es kann auch mal der Ferienhund der Nachbarn sein), der Verzehr von Gemüse und Obst aus der Erde statt aus keimfreien Nährlösungen oder auch der Aufenthalt in größeren Menschengruppen (Familienfeiern ebenso wie Krabbelgruppe, Tageseltern mit weiteren Kindern, Kindergarten, Schule etc.).

Wer auf aggressive Haushaltsreiniger verzichtet und bei Erkältungen nicht sofort zu fiebersenkenden Mitteln und Antibiotika greift, lässt den Kontakt mit Keimen zu, die Menschen schon seit Millionen Jahren begleiten (gefährliche Krankheitserreger gehören selbstverständlich behandelt). Auch wenn Schnupfen und Husten unangenehm sind, kann doch der positive Effekt der Neubildung von Immunzellen darüber hinwegtrösten. In den wenigsten Fällen wird eine Behandlung von Allergien mit Wurmeiern Begeisterung hervorrufen – aber dies ist tatsächlich eine Therapieoption, die bei Allergien positive Effekte zeigt. Eine besonders positive Variante der Allergieprophylaxe ist der Austausch von Mikroorganismen über das Küssen.

Das Immunsystem lässt sich über weitere physikalische Reize trainieren: vor allem über *Temperaturwechsel*, die die Durchblutung fördern und damit den Transport von Immunzellen zu den Schleimhäuten unterstützen, an denen die Abwehrreaktionen stattfinden. In Frage kommen Wechsel zwischen Heiß und Kalt durch Saunabesuch, Kneippen, Wechselduschen, Wechselfußbäder oder die Kombination von Wandern und Wellness bzw. Schwimmen und Sauna. Wärme bzw. Hitze bieten Dampfbäder, ansteigendes Fußbad, Badewanne, heiße Getränke und die berühmte heiße Hühnersuppe, die ebenfalls zum Schwitzen anregt. Für bereits abgehärtete Menschen ist Eisschwimmen bei Temperaturen zwischen 0 und 15 Grad eine extreme Form des Körpertrainings über Kältereize.

Für ein tägliches Immunsystemtraining sorgt vor allem die *Bewegung im Freien*: Fahrradfahren, Joggen, Walken, Spazierengehen bei Wind und Wetter sind ein kostengünstiges und äußerst wirkungsvolles Vorgehen. Gerade kühle Luft im Herbst und Winter, sogar Regen und Nebel steigern den Trainingseffekt. Wer dazu noch Sportarten wählt, die im Freien stattfinden, z. B. Inlinern, Skifahren, Reiten, Wandern, Mountainbiken, Strandvolleyball, Fußball etc., verstärkt den Effekt ebenfalls.

Eine Bewegungsform findet heute meist in Innenräumen statt, wurde ursprünglich aber im Freien ausgeübt: das *Tanzen*. Tanzen sorgt für intensive Bewegung und damit für die Steigerung der Durchblutung sowie die Immunzellenaktivierung und hat darüber hinaus noch weitere positive Effekte: Entspannung und eine positive Stimmung. Nicht zufällig sind Tanzfeste eine beliebte Freizeitbeschäftigung der Jäger und Sammler.

Regeneration: Lachen und Natur bieten besonderen Schutz

Alle Faktoren, die die *Stimmung heben* und gute Laune verbreiten, haben auch einen positiven Effekt auf das Immunsystem. Insofern haben die Immunsystemtrainer Küssen und Tanzen sogar doppelte Wirkung. Aber auch Witze, lustige Filme oder Bücher, Comics bzw. Cartoons, die ein herzhaftes Lachen auslösen, zeigen Erfolg – wer gezielter vorgehen möchte, kann sich Lachyoga, dem Zeichnen von Allergie-Karikaturen oder gegenseitigem Kitzeln widmen. Langfristig sind eine optimistisch-fröhliche Lebenseinstellung, Humor und positives Denken sehr förderlich: Lachen und Lächeln sind sogar bei Allergien eine wirkungsvolle Medizin.

Gute Laune stellt sich jedoch selten bei Anspannung und Stress ein. Nicht zufällig entstehen Asthmaanfälle oder Neurodermitisschübe besonders häufig in Phasen der Anspannung. Daher ist eine weitere wichtige Anti-Allergie-Strategie, geeignete Regenerationsmöglichkeiten zu finden. Im Alltag hilft es vor allem, den *Termin-kalender* möglichst zu entzerren, ausreichend und erholsamen *Schlaf* zu finden und beispielsweise mit *Yoga*-Übungen gezielt die Organe zu stimulieren, die das Immunsystem aktivieren. Als Ort zum Entspannen bietet sich für Allergiker ein passendes, sogenann-tes *Allergikerhotel* an, das von den Räumen bis zum Essen gezielt auf die Bedürfnisse der Betroffenen eingeht, mit dem erwünschten Nebeneffekt, dass auch der Stress entfällt, auf mögliche Allergen-quellen achten zu müssen.

Wer mehr die *Allergieprävention* im Blick hat, findet Gelegenheit dazu im Wald oder Klettergarten, beim Camping, Urlaub auf dem Bauernhof, im Heuhotel, beim Hüttenwandern, Kanufahren, Fluss-bett-Trekking, GPS-Geocaching, bei Tai-Chi und Qigong im Frei-en, beim Grillen im Park etc. Entscheidend ist, dass die Aktivitäten möglichst naturnah sind, um das Immunsystem zu schulen. So können gut gemeinte Wünsche wie «Gesundheit!» oder «Lass es dir schmecken!» auch Allergikern wieder Freude bereiten.

V. Begeistert – frustriert – ausgebrannt: Das Burnout-Syndrom

1. Große Lebensziele – große Leere

Der Rennradprofi Jan Ullrich hatte es, der Komponist Rossini litt Jahrzehnte darunter, die jüngste Professorin Deutschlands, Miriam Meckel, schrieb jüngst ihre Autobiographie darüber, Fußballtrainer Ralf Rangnick räumte deswegen seinen Posten – und Krankenkassen ist eine zündende Gegenstrategie ein Preisgeld von 10 000 Euro wert: Burnout, die totale körperliche, geistige und emotionale Erschöpfung.

Immer mehr Menschen sind von Burnout betroffen – aber nicht nur ehrgeizige Jungmanager oder aufopferungsbereite Helferpersönlichkeiten, wie dies bis vor kurzem vermutet wurde. Burnout greift auf alle Berufe und Lebenslagen über. Nach Schätzungen der Betriebskrankenkassen haben derzeit mehr als 10 Prozent der Bevölkerung ein Burnout-Syndrom – mit steigender Tendenz. Individuelles Burnout wirkt sich oft auch auf Dritte aus, beispielsweise durch Behandlungsfehler eines ausgebrannten Arztes, durch Arbeitsausfall oder immer höher steigende Behandlungskosten. Daher ist das Burnout-Syndrom sowohl individuell als auch gesundheitspolitisch eine brisante Thematik.

Burnout: alt, neu oder Tarnung?

Was ist Burnout? Das Gefühl des ‹Ausgebranntseins› wird unterschiedlich beschrieben. In der Fachliteratur gibt es keine einheitliche Definition und auch keine offizielle medizinische Diagnose. Die chronische Erschöpfung wird als Zivilisationskrankheit betrachtet, aber nicht als Krankheit im engeren Sinn, sondern als Anpassungs- bzw. Gesundheitsstörung – manchmal sogar nur als Metapher für ein Lebensgefühl oder als Modediagnose, um eine Depression mit einem

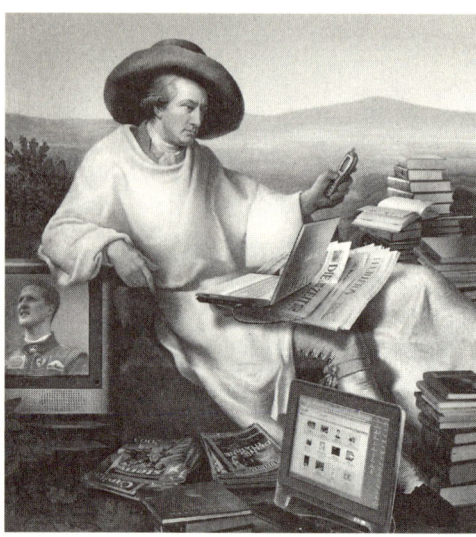

Abb. 10: Goethe war von neuen Medien wie Zeitungen fasziniert – aber auch abgelenkt – und geriet aus verschiedenen Gründen in einen Burnout-Zustand.

gesellschaftsfähigen Mantel zu tarnen. Häufig wird Stress am Arbeitsplatz als Auslöser gesehen, aber auch bestimmte Persönlichkeitsmerkmale werden als Ursache postuliert. Es gibt verschiedene Modelle zum Verlauf der Erkrankung, unterschiedliche Messverfahren, und die Abgrenzung zu anderen Krankheiten wie Depression, Fibromyalgie oder chronischem Müdigkeitssyndrom ist schwierig. Zudem existieren relativ wenige empirische Forschungsergebnisse – entsprechend diffus sind viele Betrachtungsweisen. Das Phänomen ist daher zwar in aller Munde, aber schwer zu fassen.

Exkurs: Was ist ein Syndrom?
Unter einem Syndrom versteht man eine charakteristische Kombination bestimmter Symptome (Krankheitszeichen), deren Zusammenhang angenommen wird, aber deren Entstehung und Entwicklung nicht genau bekannt sind.

Es gibt sehr viele Ansätze, Burnout zu definieren, aber keiner konnte sich bislang durchsetzen. Die Kernelemente lassen sich aber folgendermaßen beschreiben:

Burnout kann man als einen Zustand chronischer körperlicher, emotionaler und geistiger Erschöpfung verstehen, der
- sich als *Prozess* über längere Zeit hinweg entwickelt,
- die *Bewältigung des täglichen Lebens erheblich erschwert*,
- mit der *Entfremdung* vom sozialen Umfeld, einem Gefühl der *Enttäuschung, Ausweg- und Sinnlosigkeit* verbunden ist und
- *Begleiterkrankungen* mit sich bringen kann.

Überengagement und Helfersyndrom?

Im Jahr 1974 verwendete der Psychoanalytiker Herbert Freudenberger den Begriff ‹Burnout› erstmals im Zusammenhang mit Erschöpfungszuständen in helfenden Berufsgruppen. Auch Christina Maslach und Ayala Pines beschrieben ab 1976 das Phänomen in verschiedenen Sozialberufen. Burnout galt daher zunächst als Erkrankung überengagierter, überlasteter Helferpersönlichkeiten. Gerne wird betont, dass für das ‹Ausbrennen› die betroffene Person ursprünglich einmal ‹gebrannt› haben muss, d. h. besonders begeistert und engagiert war. In einem über Monate oder Jahre verlaufenden Prozess entsteht dann aus Begeisterung, Arbeitseifer und/oder Idealismus über verschiedene Phasen hinweg eine chronische Erschöpfung. Sie führt dazu, dass die täglichen Anforderungen nicht mehr bewältigt werden können, und ist oft zusätzlich begleitet von Erkrankungen wie Kopfschmerz, Magen-Darm-Beschwerden oder Schlaflosigkeit. Die Betroffenen fühlen sich wie in einer Falle bzw. einem sinnlosen Dasein gefangen. An die Stelle der ursprünglichen Leistungsfähigkeit und Lebensfreude treten Erschöpfung und in der Endphase Depression bis hin zu Selbstmordgefahr.

Auffällig ist die schnelle Zunahme an Burnout-Fällen in den letzten Jahren in fast allen Lebensbereichen. Zunächst ging man davon aus, dass chronische Erschöpfung vor allem bei Menschen mit sehr hoher Arbeitsbelastung und hohem ideellen Engagement auftritt: (Zahn-)Ärzten, Altenpflegerinnen, Krankenschwestern, Sozialarbeitern, Erzieherinnen etc. Anfang dieses Jahrhunderts litten bereits ein Drittel der deutschen Lehrer, etwa die Hälfte der deutschen Pflegenden und ein Viertel der deutschen Ärzte an Burnout. Burnout wird aber zunehmend auch in anderen Bereichen registriert: bei Anwälten, Professoren, Stewardessen, Polizisten, Journalisten, Psychoanalytikern, Verwaltungsbeamten, Investment-Bankern, Künstlern, Pfarrern, Arbeitslosen, ehrenamtlich Tätigen, Studenten und Leistungssportlern.

Interessant ist aber auch: Burnout ist nicht ganz so neu, wie es zunächst scheinen mag. Menschen mit Lebens- und Schaffenskrisen, die dem heutigen Burnout entsprechen, sind schon länger beschrieben: So geriet *Johann Wolfgang von Goethe* (1749–1832) im Jahr 1786 aus vielschichtigen Gründen in eine Identitätskrise, die in einer nächtlichen Flucht aus seiner Karlsbader Kur gipfelte – und zu einem ‹Ausflug› nach Italien wurde, der anderthalb Jahre dauern sollte. Goethe hatte nicht mehr in Übereinstimmung mit seinen künstlerischen und wissenschaftlichen Interessen gelebt, rieb sich alternativlos in amtlichen Tätigkeiten auf, der Druck zur Veröffentlichung einer Gesamtausgabe seiner Werke, deren acht Bände noch zu füllen waren, lastete auf ihm, sein Verhältnis zu Charlotte von Stein gestaltete sich schwierig – und so geriet er in eine krisenhafte Erschöpfung.

Gioachino Rossini (1792–1868) gab mit 37 Jahren unter typischen Symptomen eines Burnouts das Komponieren von Opern für den Rest seines 76-jährigen Lebens auf. Und auch Wissenschaftler blieben nicht verschont: *Ernst Mayr* (1904–2005), einer der einflussreichsten Evolutionsbiologen des 20. Jahrhunderts, litt 1948 aufgrund von Überlastung in einem großen Museumsprojekt in New York und existentieller privater Sorgen an typischen Burnout-Symptomen. Er benötigte einen Monat völlige Ruhe. Es dauerte fünf weitere Jahre, bis er sich vollständig erholte und dann bis ins hohe Alter von über 100 Jahren weiterarbeiten konnte.

Chronische Erschöpfungszustände sind auch schon lange aus dem Familienalltag bekannt. Ihnen wurde mit Müttererholungsmaßnahmen begegnet, die 1950 unter dem Dach des *Müttergenesungswerks* vereint wurden. Aber schnell war nicht mehr die Not der Nachkriegszeit die vorherrschende Ursache einer Kur, sondern ab Mitte der 1950er Jahre psychosoziale Belastungen bei berufstätigen oder körperbehinderten Müttern, Spätheimkehrerinnen oder Frauen suchtkranker Männer. Heute haben mehr als die Hälfte der Kurteilnehmerinnen Burnout, Angstzustände und Depression.

Darwin beschrieb schon 1872 die Auswirkungen chronischen geistigen Leids, wie man sie heute als Burnout-Symptome in Form von Niedergeschlagenheit, Trostlosigkeit, Depression und Verzweiflung findet: «Prolonged suffering, especially of the mind, passes into low spirits, grief, dejection, and despair» (S. 146).

Burnout-Phänomene sind also an sich nicht neu, ihr gehäuftes Auftreten in den letzten 40 Jahren jedoch schon – mit besonderer Steigerung und berufsübergreifender Tendenz in den vergangenen zehn Jahren. Der bisherige Tunnelblick auf sozial Engagierte und ‹Workaholics› muss daher erweitert werden.

Ursachensuche: Viele spannende Fragen

Die spannende und für den Alltag bedeutsame Frage nach den *Ursachen* für Burnout ist diejenige, die am ausführlichsten diskutiert und zugleich am wenigsten geklärt ist. Die derzeit umfassendste Ursachenanalyse findet man bei Matthias Burisch, der 14 verschiedene Theorien darstellt.

Einige Autoren vertreten den Ansatz, dass bestimmte *Persönlichkeitsmerkmale* Ursache für Burnout sind. Die ‹inneren Antreiber› werden auf den übersteigerten Wunsch zurückgeführt, gemocht und anerkannt zu sein. Aus der Kindheit sollen durch fehlende Anerkennung, fehlende Zuwendung oder soziale Konstellation (Geschwisterreihenfolge, sozialer Status etc.) Defizite bestehen und eine hohe Leistungsorientierung, Überengagement und überhöhte Anforderungen an sich selbst auslösen. Als typische Burnout-Persönlichkeitsmerkmale werden geringes Selbstbewusstsein, emotionale Labilität, Perfektionismus, Opferbereitschaft, Stressanfälligkeit, Unterqualifikation und Berufsorientierung mit hoher physischer bzw. psychischer Belastung gesehen. Dieser Ansatz ist insofern unbefriedigend, als die Ursache von Burnout im Wesentlichen an persönlichen Defiziten festgemacht wird und Umweltfaktoren nur eine untergeordnete Rolle spielen. Damit wird das Phänomen schnell zu einem ausschließlich individuellen Problem, was eine starke Zunahme innerhalb weniger Jahre nicht erklärt.

Inzwischen werden Burnout-Ursachen vor allem an *ungünstige Arbeitsplatzbedingungen* geknüpft:

- *Massive körperliche Belastung:* ständig wechselnde Arbeitszeiten, häufige oder lange Nachtdienste, starker Temperaturwechsel
- *Hohe Arbeitslast:* steigende Quantität, steigender Qualitäts- und Flexibilitätsanspruch (z. B. Überstunden ohne Ausgleich), durch Globalisierung bedingte, weltweit pausenlose Arbeitsaktivität, viele Langstreckenflüge mit Zeitverschiebung etc.
- *Ungünstige Arbeitsplatzbedingungen:* schwierige Klientel, Monotonie, Unterforderung, Überforderung, geringe Aufstiegschancen, Organisationsgröße
- *Psychische Belastung:* schwieriger Einstieg in den Beruf, z. B. durch falsches Berufsbild, eingeschränkte Handlungs- und Entscheidungsmöglichkeiten, Übermaß an Verantwortung, wachsende Komplexität und bürokratische Arbeitsabläufe, Unsicherheit (wechselnde und unklare Aufgaben, häufiger Wechsel von Vorgesetzten), Unberechenbarkeit (ständige Strategiewechsel), Druck von Vorgesetzten, fehlende/r Anerkennung/Erfolg, Karrierestopp, fehlender Teamgeist, schlechtes Betriebsklima, Mobbing, Existenzangst durch drohenden Arbeitsplatzverlust, Ziele, die gegen die eigenen Wertvorstellungen verstoßen.

Auch *private Überlastung* wird als Burnout-Ursache gesehen: Sorge um oder Pflege von kranken oder dementen Angehörigen, ungewollte Kinder, Auseinanderbrechen von Partnerschaft oder Familie, schwaches soziales Umfeld (dadurch Anonymität, Leere), Rollenkonflikte, finanzielle Sorgen oder überforderndes Ehrenamt (viel Verantwortung, hohe Ideale, keine Delegation). Schließlich werden auch *gesellschaftliche Faktoren* genannt, d. h. eine Überlastung aufgrund von Wertewandel und Wertepluralismus bzw. großer kultureller Vielfalt.

Mit solchen Ursachenlisten ist viel, aber eigentlich auch nichts gesagt, denn einen gemeinsamen Nenner findet man kaum, ebenso wenig eine überzeugende Erklärung, die zentrale Burnout-Auslöser erfasst. So ist derzeit das große Rätsel: Wer gerät unter welchen Umständen in einen Burnout-Zustand?

Burisch stellt dazu interessante Fragen, z. B.: Wenn Burnout durch Belastung am Arbeitsplatz entsteht, warum hört es nicht nach Feierabend auf? Wenn Burnout eine Reaktion auf Enttäuschungen ist, warum löst dann ein missratener Urlaub, die trotz liebevoller Pflege verkümmerte Topfpflanze, ein lernunwilliges Kind oder ein nicht bestandener TÜV kein Burnout aus? Stress als Schlüsselphänomen des Burnouts gibt es schon seit Jahrtausenden und in allen Berufen – warum brennen nicht alle aus? Warum ist Burnout erst in den gesättigten und gesicherten 1960er Jahren ein Massenthema geworden und nicht in den unsicheren Kriegs- und Nachkriegsjahren, wenn doch eine unsichere Lebenssituation für Burnout sorgt?

Nähert man sich dem Phänomen von der evolutionspsychologischen Seite, so muss man tiefer gehend fragen: Was bestimmt unser Verhalten und unsere Emotionen? Warum gibt es negative Emotionen? Warum geraten Menschen in einen gesundheitsschädlichen, sogar lebensbedrohlichen Zustand wie Burnout?

Evolutionäre Psychologie:
Die Natur von Emotionen und Handlungen

Lebewesen meiden Negatives und suchen Positives: Bereits Einzeller schwimmen weg, wenn sie in die Nähe einer säurehaltigen Flüssigkeit geraten, die ihnen schaden kann; Pflanzen wachsen in Richtung des Lichts, welches sie zur Photosynthese benötigen; Beutetiere suchen bei Wahrnehmung eines Raubtiers das Weite.

Jeder Organismus trifft ständig Entscheidungen, ob Reize, die er wahrnimmt, schädliche oder nützliche Folgen haben werden – und verhält sich entsprechend. Aber wie fallen solche Entscheidungen? Der Prozess ist, wie körperliche Merkmale, evolutionär entstanden. Wird die richtige Entscheidung getroffen, so hat dies einen Überlebens- oder Fortpflanzungsvorteil: Wer bei Gefahr erfolgreich kämpft oder flüchtet, überlebt besser als jemand, der die Gefahr falsch einschätzt. Lebewesen, die sich im Sinne der biologischen Programme richtig entscheiden, haben bessere Reproduktionschancen und geben diese Fähigkeit an ihre Nachkommen weiter. Auf Dauer entstehen so durch natürliche Selektion genetisch verankerte Verhaltensprogramme, die eine optimierte Reaktion auf Außenbedingungen (Reize) ermöglichen. Je nach Organismus sind die Verhaltensprogramme eher starr (z.B. bei Einzellern) oder flexibel (z.B. bei Menschen, die ein offenes Lernprogramm und eine Vielzahl an Strategien haben).

Reize werden im limbischen System des Gehirns wahrgenommen, mit *Emotionen* verknüpft und mit *Körperfunktionen* verbunden. Dies führt zu spezifischen Reaktionen auf Reize. Das Überleben eines Organismus hängt entscheidend von einer angemessenen Reaktion auf einen Reiz ab – vor allem wenn es sich um eine Bedrohung oder Gefahr handelt. Walter B. Cannon hat 1915 ausführlich dargelegt, welche körperlichen Veränderungen durch negative Emotionen wie Angst und Furcht auftreten. Sie werden heute als typische Stressreaktion angesehen und plakativ mit dem Ausdruck ‹Kampf-oder-Flucht-Reaktion› (fight or flight) bezeichnet. Der Organismus wird dabei auf maximale Reaktions- und Abwehrbereitschaft eingestellt: Die Stresshormone Adrenalin, Noradrenalin und Cortisol werden in den Nebennieren produziert und aktivieren Stoffwechsel, Aufmerksamkeit und Reaktionsbereitschaft z.B. über gut durchblutete Muskulatur, hohen Herzschlag, schnelle Atmung, vergrößerte Pupillen, Energiebereitstellung durch hohen Blutzucker, Aktivierung der Blutgerinnung, Ausschüttung schmerzdämpfender Endorphine. Sie reduzieren auch Funktionen, die in einer akut bedrohlichen Situation hinderlich sind, z.B. Verdauung, Sexualfunktion, Immunsystem, Knochen- und Bindegewebsaufbau. Der Stresshormonspiegel kann auf das mehr als Zehnfache steigen und bei Dauerstress die Funktionsfähigkeit der Nebennieren sogar zerstören.

Eine weitere Anti-Stress-Strategie ist die ‹Tend-and-befriend-Reaktion›. Sie wird vor allem Frauen in Phasen zugeschrieben, in denen sie sich und ihren Nachwuchs schützen müssen und geringere Chancen auf eine erfolgreiche körperliche Auseinandersetzung oder Flucht haben: z. B. wenn sie schwanger sind oder Kleinkinder aufziehen. Wenn bestimmte Spiegel an Östrogen, Oxytocin und Endorphinen vorliegen, kommt die ‹Sich-kümmern-und-Bindungs-Reaktion› zum Tragen, die Ressourcen sicherstellt, für Sicherheit und geringen Stress sorgt (‹tending›) und Sozialkontakte knüpft (‹befriending›). Die beiden Mechanismen der Fight-or-flight- bzw. Tend-and-befriend-Reaktion zeigen, wie vielfältig menschliche Strategien im Umgang mit Stress sind und so jeweils an die Lebensphase und Umweltsituation angepasst werden können.

> Menschen nehmen ihre Reizbewertung in Form positiver oder negativer *Emotionen* wahr. So wird die Einschätzung einer Situation als «Gefahr» über die negative Emotion «Furcht» vermittelt. Entsprechend der Emotionen werden Nerven- und Hormonsystem aktiviert und es kommt zur Auslösung eines angemessenen Verhaltens, z. B. Flucht, Kampf oder Beschwichtigung. Ist das ausgelöste Verhalten erfolgreich, etwa Überleben aufgrund von Flucht, erhöht dies die Fitness, d. h. die Überlebens- und Fortpflanzungschancen, des Organismus. Positive und negative Empfindungen (auch Lust-Unlust-Prinzip genannt) signalisieren klar, was für den Organismus nützlich oder schädlich ist.

Charles Darwin zeigte in seinem Buch *The expression of the emotions in man and animals* anhand vieler Beispiele, wie der Ausdruck von Emotionen evolutionär entstand, z. B. Kontraktion der Augenbrauen bei Leid durch Zusammenziehen der Augen und Augenbrauen als Schutzmaßnahme. Ein anderes Beispiel ist Ärger, der zu erhöhtem Herzschlag, Puls und Erweiterung der Blutgefäße führt, so dass sich die Gesichtshaut rötet.

Aufgrund ihrer evolutionären Herkunft werden Emotionen und die entsprechende Mimik von anderen Gruppenmitgliedern verstanden und sind ein wichtiges Kommunikationsmittel, z. B. zwischen Mutter und Kind oder Erwachsenen. Daher werden auch verdeckte Gesichter (z. B. durch verspiegelte Sonnenbrillen, Masken oder Kopftücher) als nicht einschätzbar und unangenehm empfunden. Neuere ethnologische Studien bestätigen den evolutionären Ursprung der Gesichtsausdrücke: Elementare Emotionen wie Angst, Glück, Scham, Ekel, Zorn werden kulturübergreifend gleich ausgedrückt und verstanden, nur wenige Emotionen zeigen kulturelle Besonderheiten.

Menschen stehen vielfältige Verhaltensstrategien als Reaktion auf positive und negative Emotionen zur Verfügung. Um die richtige Strategie auswählen zu können, wird stets neu kalkuliert, ob der *Aufwand*, ein bestimmtes *Ziel* zu erreichen, angemessen ist und wie das wahrscheinliche *Ergebnis* sein wird: So wird abgeschätzt, ob Vollgas, Vollbremsung oder Ausweichmanöver in einer gefährlichen Situation auf der Autobahn am besten sein wird. Der verliebte Jugendliche muss sich entscheiden, ob und wie er seine große Liebe für sich gewinnen will, wenn ein ebenfalls interessierter Konkurrent bereits erste Avancen macht. Und wer einen Marathon laufen möchte, weiß vorab, dass ein hartes Training notwendig ist, dass der Lauf erschöpft, Schmerzen bereitet und möglicherweise trotz aller Anstrengung das Ziel gar nicht erreicht wird. Je nach persönlicher Einschätzung fällt dann die Entscheidung, das Training zu starten und den Marathon zu laufen – oder von vornherein darauf zu verzichten.

Der Entscheidungsprozess läuft stets nach dem gleichen Schema ab:

1. Für ein bestimmtes *Ziel* wird
2. der *Aufwand* im Verhältnis zum wahrscheinlichen Ergebnis abgeschätzt, entsprechend gehandelt und
3. je nach tatsächlichem *Ergebnis* und seiner Bewertung (Emotion)
4. die passende *Reaktion* ausgelöst: Abhängig davon, ob das Ziel erreicht wurde oder nicht, wird es beibehalten oder ersetzt, die bislang gewählte Strategie weiterverfolgt oder verändert, der Aufwand angepasst etc., bis das Ergebnis positiv ist.

Kommen wir zur Burnout-Situation zurück. Die meisten Burnout-Theorien sprechen von einem Ungleichgewicht zwischen der Energie, die in ein Ziel gesteckt wird, und der Energie, die daraus resultiert. Das bedeutet, dass die Anforderungen und der Energieverbrauch (z. B. Arbeitszeit) größer sind als die Ressourcen oder der Erfolg. Auf die daraus resultierende Enttäuschung reagieren Burnout-Gefährdete mit einer Verstärkung der Anstrengung, um das ursprüngliche Ziel doch zu erreichen, d. h., es kommt zu einem noch größeren Energieverbrauch (z. B. gesteigertem Arbeitseinsatz) – so lange, bis dieser sich ständig wiederholende Prozess zur vollständigen Erschöpfung führt.

Damit ist aber noch nicht klar, warum eine liebevoll gepflegte, aber letztlich verkümmerte Topfpflanze, ein missratener Urlaub und ein unwilliges Kind auch in der Summe der Ereignisse kein Burnout auslösen – obwohl jeweils viel Zeit, Mühe und Liebe investiert wurden und die Enttäuschung über ein nicht erreichtes Ziel am Ende steht. Was also macht den Unterschied in den Zielen, dem Aufwand und den Reaktionen aus, die zu einem Burnout führen?

Lebensziele im Hamsterrad

Versetzen wir uns dazu in die Lage der Jäger und Sammler, z. B. in die der !Kung, die in der Kalahari leben. In Dürrezeiten müssen sie sich gut überlegen, ob sie ihren Lagerplatz wechseln: In großer Hitze zu wandern ist ein Risiko, denn es gibt kaum Wasserstellen, viele essbare Pflanzen sind in dieser Zeit nicht verfügbar, ob unterwegs Honig gefunden wird, ist ungewiss. Die !Kung nehmen nur dann diese Anstrengung auf sich, wenn die Erfolgsaussicht auf einen besseren Lagerplatz größer als die Gefahr ist, unterwegs zu verdursten, extrem geschwächt zu werden, oder wenn am bisherigen Lagerplatz noch größere Gefahren herrschen (z. B. großer Nahrungsmangel) als auf der anstehenden Reise. Ähnliches gilt für die Jagd, die oft gefährlich ist, aber dringend benötigtes Fleisch liefert. Die !Kung sind mutig, suchen die Gefahr bei der Jagd aber nicht um jeden Preis. Es gilt als klug, nicht als feige, unnötigen Risiken bewusst aus dem Weg zu gehen.

Bestimmte Fähigkeiten erhöhen bei Jägern und Sammlern die Überlebenschance: Risikobereitschaft (aber nicht um jeden Preis), Ausdauer, Leistungsbereitschaft (‹Engagement›), Hilfsbereitschaft in der Gruppe, Einsatz eigener Fähigkeiten für Andere (z. B. Heilkräfte), Interesse an Neuem, Lernen durch Beobachtung und eigene Erfahrung. Diese und ähnliche Fähigkeiten wurden über zwei Millionen Jahre benötigt und die Anlagen dazu genetisch verankert. Daher finden sich diese Verhaltensmuster noch heute bei uns und sind entsprechend hoch geschätzt. Warum können sie zu Auslösern für Burnout werden?

Vom akuten in den Dauerstress

Zu Beginn des Burnout-Prozesses ist der in ein Ziel investierte Aufwand (Leistung, Engagement, Verantwortung, Hilfe, Risikobereitschaft, Zeit etc.) größer als das Ergebnis (Anerkennung, Einfluss, Gestaltungsmöglichkeit, Existenzsicherung, Weiterentwicklung etc.). Daraufhin löst das Gehirn folgerichtig negative Emotionen und Stressreaktionen aus. Es sind also nicht primär die Eigenschaften der Betroffenen, sondern das negative Ergebnis im Verhältnis zum Aufwand, das einen Burnout-Prozess ins Rollen bringt, oder ein trotz Zielerreichung zu hoher Aufwand.

Wenn akuter Stress *(Phase der Aktivierung)* nicht erfolgreich bewältigt wird, geht er in eine Dauerstress-Situation über. In der darauffolgenden *Widerstandsphase* signalisiert der Körper seine Grenzen: z. B. mit Schlafstörungen, Erschöpfbarkeit, Atembeschwerden, Schwindel, Menstruationsbeschwerden, Potenzstörungen, Antipathie, zunehmender Aggression und Kritik gegenüber Anderen, gehemmtem Arbeitsverhalten. Werden die biologischen Signale weiterhin übergangen, kommt es schließlich zur *Erschöpfungsphase:* Zusammenbruch der Infektabwehr, Herzprobleme, Magen-Darm-Beschwerden, Geschwüre, Infarkt, Verzweiflung, Depression, Arbeitsunfähigkeit, Selbstmordgefahr.

Auf Dauer wird der Körper in seinen biologischen Funktionen und Fähigkeiten gestört, langfristig sogar zerstört, da es keine angemessene Reaktion auf eine Stresssituation gibt (Ziel nicht oder unter zu großem Aufwand erreicht). Das Notfallprogramm der Stressreaktion bleibt dauerhaft aktiviert: Trotz eindeutiger Stoppsignale wird die bisherige Strategie weiterverfolgt und meist die Anstrengung sogar noch erhöht. Wie kann es zu solchen selbstzerstörerischen Verhaltensweisen kommen? Warum werden die biologischen Stoppsignale übergangen?

Im Hamsterrad gefangen

Analysiert man Burnout-Fallbeispiele, so zeigt sich: Burnout-Situationen liegen langfristige, biologische Ziele zugrunde, d. h., es sind *bedeutsame, lebensentscheidende Ziele* wie Existenzsicherung, Einbringen individueller Talente in die Gruppe (Beruf), Fortbestand der Familie, Zugehörigkeit und Anerkennung in einer sozialen Gruppe. Die Bedeutsamkeit der biologischen Ziele erklärt auch, warum es so schwer ist, von diesen Lebensplänen abzuweichen: Einen Beruf bzw. die Berufung wechselt man nicht so schnell, die Familienplanung bzw. Sorge um Familienmitglieder ist ein biologisches Dauerthema, Leistungswille und der Wunsch nach Anerkennung sind in jedem Menschen verankert. Solche Ziele sind auch nur langfristig zu erreichen – nicht mit einer einmaligen Handlung. Daher legen die meisten Menschen große Zähigkeit an den Tag, um sie erfolgreich umzusetzen: Erfolg im Beruf, ein glückliches Sexual- und Familienleben und ein verlässlicher Freundes- und Bekanntenkreis gehören zu den Faktoren, die die Zufriedenheit der Menschen ausmachen – dies ist heute nicht anders als bei Jägern und Sammlern.

Entscheidend ist auch, dass die Ziele individuell immer wieder verschiedenen Lebensphasen angepasst werden müssen, z. B. dem Übergang von der Schule ins Berufsleben und von dort ins Rentnerdasein, von der Fürsorge für kleine Kinder über das Loslassen der erwachsen gewordenen Jugendlichen bis zum Akzeptieren der

Großelternrolle, vom Erreichen des beruflichen Zenits zum rechtzeitigen Wechsel zu neuen, begeisternden Lebensaufgaben oder vom Hinterfragen des Kinderglaubens über den Verlust des Glaubens zu einer erfüllten, humanistischen Überzeugung. Wer diesen Wechsel nicht leistet und auch den damit einhergehenden Abschied von Erfolgen bzw. die Enttäuschung und Trauer über unerledigte Lebensaufgaben nicht verarbeitet, bleibt überholten Lebenszielen verhaftet und damit in irreführenden Verhaltensweisen verstrickt. Daher stürzt uns auch eine Vielzahl verkümmerter Zimmerpflanzen, der nicht bestandene TÜV oder der erfolglose Kleiderkauf nicht in einen Burnout-Prozess. Die Nichterfüllung biologisch wichtiger Ziele bzw. die fehlende Anpassung von Zielen an neue Lebensphasen hat jedoch ein hohes Burnout-Risiko. Dies schildert im Übrigen Graham Greene auf eindringliche Weise in seiner Erzählung *A burnt-out case*.

Der zweite entscheidende Burnout-Faktor ist die *Art des Aufwands*, der zur Zielerreichung gewählt wird. Biologische Ziele sind üblicherweise nur über einen längeren Zeitraum und mit einem hohen körperlichen, emotionalen oder geistigen Aufwand zu erreichen – manchmal auch nur, wenn man bis an die Belastungsgrenze geht. Jagen und Sammeln waren ebenso begeisternd und anstrengend, wie es heutige Berufe sind – und Erfolge müssen ständig neu errungen werden. Eine glückliche Partnerschaft ist kein Selbstläufer, sondern bedarf jahrelanger emotionaler und geistiger Investition. Kinder großzuziehen ist eine körperliche, emotionale und geistige Meisterleistung. Körperliche Fitness zu erhalten bedeutet eine lebenslange körperliche Betätigung. Die Pflege eines Freundeskreises bedarf eines hohen zeitlichen und emotionalen Aufwands. Anerkennung und Prestige in einer sozialen Gruppe müssen über Jahre mit Leistung und Engagement erarbeitet und verteidigt werden. Im Vergleich damit ist die Anstrengung für die Urlaubsplanung oder die Gartengestaltung gering – und hat entsprechend wenig Potential, bei Erfolglosigkeit zu einem Burnout-Prozess zu führen.

Als dritter Burnout-Aspekt kommt die *realistische Einschätzung der biologischen Ziele und der erreichten Ergebnisse* ins Spiel. Die realistische Bewertung, ob ein Ziel in geplanter Weise überhaupt erreicht werden kann und in welchem Ausmaß es erreicht wurde, beeinflusst die zukünftigen Handlungsmuster. Wer als unerfahrener Jäger allein ein Mammut erlegen will, wird die unrealistisch geplante Jagd wahrscheinlich nicht überleben. Analog wird jemand, der sich wegen unrealistischer Ziele beruflich übernimmt, schneller in einen Burnout-Modus rutschen (nicht alle können trotz guter Qualifikation Bundeskanzlerin oder Vorstand eines Weltunternehmens werden). Wer seinen Erfolg bei der Kindererziehung oder familiären Krankenpflege als nicht ausreichend einschätzt, obwohl alles Machbare erreicht ist, wird ebenfalls zukünftig zu viele Ressourcen investieren.

Schließlich ist die *angemessene Reaktion* auf das erzielte Ergebnis entscheidend dafür, ob eine Person in einen Burnout-Prozess gerät oder nicht. War das Ergebnis aller Anstrengung negativ, z. B. weil der geplante Marathonlauf aufgrund von Schmerzen nicht beendet werden konnte, so stellt sich die Frage, wie zukünftig verfahren werden soll: War die bisherige Strategie des harten Trainings richtig und lediglich die Tagesform nicht ausreichend? Dann ließe sich mit der *bisherigen Strategie,* jedoch einem besseren Trainingsplan das ursprüngliche Ziel im zweiten Anlauf erreichen. Vielleicht wird der Körper aber auch trotz bestem Trainingsplan niemals in der Lage sein, einen Marathonlauf zu bestehen. Dann wäre es besser, eine *andere Strategie* zu wählen, um körperliche Fitness zu erreichen, z. B. indem man zur Disziplin des Tauchens oder Bergsteigens wechselt. Andernfalls besteht die Gefahr, durch dauerhaft erschöpfendes körperliches Training bei nie zu erreichendem Erfolg in einen Burnout-Modus zu geraten. Dies gilt auch für Situationen, in denen ein Ziel, z. B. ein Hausbau oder ein Karriereschritt, mit großem Aufwand erreicht wurde und sofort oder überlappend vom nächsten Großprojekt abgelöst wird.

Fasst man die evolutionsmedizinischen Erkenntnisse zusammen, so lässt sich eine Ursachenkette formulieren, die mit sehr hoher Wahrscheinlichkeit zu einem Burnout-Syndrom führt:

Burnout entsteht vor allem dann,

- wenn ein *biologisches* und damit *bedeutsames und existenzielles Ziel* verfolgt wird (Existenzsicherung, Fortpflanzung, Anerkennung in der Gruppe),
- bei dessen Erreichung ein körperlicher, geistiger oder emotionaler Aufwand gewählt wird, der bis an oder über die *biologische Grenze* geht und dabei *biologische Stoppsignale* (z.B. Schmerz, Müdigkeit etc.) dauerhaft ignoriert werden,
- trotzdem das gewünschte Ergebnis nicht oder unter zu hohem Aufwand erreicht wird und
- die betreffende Person weiter an *überholten Zielen* oder der *bisherigen Handlungsstrategie festhält bzw. sie noch weiter verstärkt*, anstatt nach einer Handlungsalternative zu suchen.

Alles veloziferisch – die unendliche Beschleunigung

Offen ist nun aber noch, warum sich Burnout in den letzten Jahrzehnten immer weiter und schneller ausbreitet. Da sehr wenige empirische Daten verfügbar sind, muss die Analyse der Gründe spekulativ bleiben. Allerdings gibt es deutliche Indizien, dass die Zahl der Burnout-Fälle mit der Geschwindigkeit der Produktionsprozesse und des Alltags zusammenhängt.

Erste Hinweise darauf, dass die Beschleunigung beruflicher und privater Lebensbereiche problematisch sein kann, tauchen seit der Verbreitung der Dampfmaschinen auf. So beobachtete Goethe, der die herzogliche Berg- und Straßenbaukommission in Weimar leitete, die Auswirkungen der Industrialisierung und schrieb 1821 (S. 293):

Für das größte Unheil unserer Zeit, die nichts reif werden läßt, muß ich halten, daß man im nächsten Augenblick den vorhergehenden verspeist [...]; und so springt's von Haus zu Haus, von Stadt zu Stadt, von Reich zu Reich und zuletzt von Weltteil zu Weltteil, alles veloziferisch. So wenig nun die Dampfmaschinen zu dämpfen sind, so wenig ist dies auch im Sittlichen möglich; die Lebhaftigkeit des Handels, das Durchrauschen des Papiergelds, das Anschwellen der Schulden, um Schulden zu bezahlen, das alles sind die ungeheu-

Abb. 11: Zeitdruck: Die Beschleunigung von Arbeits- und Informationsprozessen treibt heutige Menschen immer schneller in den Burnout – vor allem wenn das individuelle Wohlergehen hinter andere Zwecke zurückgestellt wird.

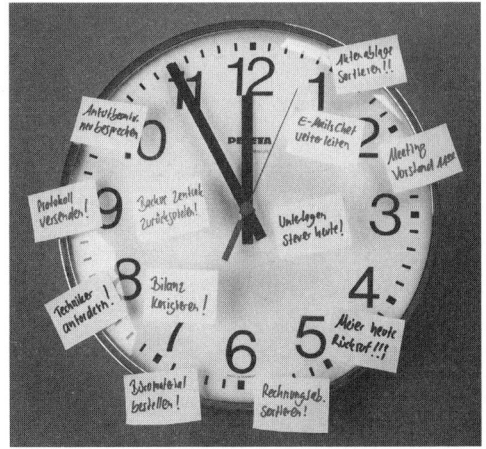

ern Elemente, auf die gegenwärtig ein junger Mann gesetzt ist. Wohl ihm, wenn er von der Natur mit mäßigem, ruhigem Sinn begabt ist, um weder unverhältnismäßige Forderungen an die Welt zu machen noch auch von ihr sich bestimmen zu lassen.

«Veloziferisch» – mit diabolischer Geschwindigkeit – können Maschinen seit Beginn der Industrialisierung arbeiten und haben die Produktionsprozesse revolutioniert. Auch die Informationsweiterleitung hat sich beschleunigt: Eilwagen (Velocifere) brachten Eilpost ab Anfang des 19. Jahrhunderts – heute heißt das E-Mail. Das «E» steht für «elektronisch», aber genauso gut für «express». Je leistungsfähiger die Maschinen und Medien, desto schneller schreiten die produktions- und informationstechnischen Entwicklungen voran. Maschinen sind auf maximale Leistung in geringer Zeit ausgelegt, sie arbeiten pausenlos, unabhängig von Tages- und Jahreszeiten, sie sind meist günstig in der Anschaffung und leicht austauschbar. Diese Art des Ressourceneinsatzes überträgt sich auch auf den Einsatz von Menschen im Arbeitsprozess. Es ist vermutlich kein Zufall, dass man mit Beginn der Massentierhaltung seit den 1960er Jahren auch von ‹human ressources› – Humankapital – spricht und der Begriff ‹Burnout› für chronisch erschöpfte Menschen zeitgleich aufkommt. Goethe war wahrscheinlich eines der frühen Opfer dieser immer schneller werdenden Taktung des Lebens, bei hoher Arbeitslast und jahrelanger Zurückstellung eigener Bedürfnisse. Je schneller sich das Produktions-, Aktivitäts- und Informationsrad dreht, je weniger Regenerationsmöglichkeiten zur Verfügung stehen, desto weniger Menschen werden Kapazitäten haben, um in dieser Schnelltaktung bestehen zu können – mit umso mehr Burnout-Fällen ist also zu rechnen. Nietzsche bemerkte 1878 zur modernen Unruhe (S. 232):

> Nach dem Westen zu wird die moderne Bewegtheit immer grösser, so dass den Amerikanern die Bewohner Europa's insgesamt sich als ruheliebende und geniessende Wesen darstellen, während diese doch selbst wie Bienen und Wespen durcheinander fliegen. Diese Bewegtheit wird so gross, dass die höhere Cultur ihre Früchte nicht mehr zeitigen kann; es ist, als ob die Jahreszeiten zu rasch auf einander folgten. Aus Mangel an Ruhe läuft unsere Civilisation in eine neue Barbarei aus. Zu keiner Zeit haben die Thätigen, das heisst die Ruhelosen, mehr gegolten. Es gehört deshalb zu den nothwendigen Correcturen, welche man am Charakter der Menschheit vornehmen muss, das beschauliche Element in grossem Maasse zu verstärken.

2. Im Treibsand der Effizienz

Häufig versprechen sich Menschen in Stresssituationen eine Erleichterung, wenn sie ihre Arbeitstechniken optimieren, Zeitmanagement betreiben oder andere Formen der ‹Zeiteinsparung› wählen. Mit Hilfe verstärkter Anstrengung oder effizienter Tricks soll die Leistungsfähigkeit erhöht werden. Die Ratgeberliteratur ist voller Vorschläge, wie Manager oder Familienmenschen ihr Leben besser in den Griff bekommen, um so den Stress zu reduzieren und wieder mehr Zeit zu haben. Sind diese Methoden erfolgreich?

Trostspender statt Glücksnahrung

«Essen und Trinken hält Leib und Seele zusammen» – so sagt der Volksmund, und das wachsende Interesse an ‹Moodfood›, ‹Brainfood› oder ‹Stressfood› zeigt, dass der Einfluss der Ernährung auf Stimmung, Leistungsfähigkeit und Stressbewältigung zunehmend genutzt wird. Andererseits schlagen Stress und schlechte Laune ‹auf den Magen› und auch ‹Frustfressen› ist bekannt. Was passiert mit der Ernährung bei Stress?

In brisanten Situationen (z. B. Angst vor einer Präsentation oder Besprechung) schaltet der Körper mittels Stressreaktion auf maximale Reaktions- und Abwehrbereitschaft. Die Stressreaktion wird durch Stresshormone ausgelöst, die Verdauungsaktivität und Appetit herunterfahren. Auch bei Infektionskrankheiten, die bei Burnout zunehmen, reagiert der Körper mit verringerter Nahrungsaufnahme, denn dadurch werden Krankheitserregern Nährstoffe entzogen – ein wichtiger Abwehrmechanismus. Sind der akute Stress oder die Krankheit vorüber, greifen die Betroffenen in der Regel wieder herzhaft zu und füllen ihre Energie- und Nährstoffspeicher mit energiereichen Nahrungsmitteln (Fett) und schnellen Energiequellen (Kohlenhydraten) ebenso auf wie mit mineralstoffreichem (salzigem) Essen.

Glücksnahrung

Die Burnout-Situation bedeutet aber Dauerstress und kann zu Nährstoffmangel führen, wenn insgesamt zu wenig oder nicht ausreichend von den benötigten Nährstoffen aufgenommen wird:

- *Proteine* liefern die Bausteine für Stresshormone, das ‹Glückshormon› Serotonin und körpereigene, schmerzstillende Opiate, die Endorphine.
- *Fette*, insbesondere Omega-3-Fettsäuren, sind die Grundsubstanz des Gehirns.

- Spezifische *Vitamine* und *Mineralstoffe* sind an der Herstellung von Hormonen, Neurotransmittern und der Energiegewinnung beteiligt, wirken als Schutz gegen aggressive Substanzen und sichern die Sauerstoffzufuhr in Gehirn und Muskeln.
- *Kohlenhydrate* dienen der Energiegewinnung.
- Ausreichend *Flüssigkeit* ist für den Transport der Nährstoffe bis in die feinen Blutgefäße von Muskeln und Gehirn wichtig.

Als Anti-Stress-Essen eignen sich aufgrund ihrer Zusammensetzung insbesondere (vgl. Kapitel III): frisches Obst und Gemüse, Biofisch, Biofleisch, Wildfleisch, Innereien, Nüsse, Samen, Hülsenfrüchte, Krusten- und Schalentiere, Kräuter, glutenfreie Getreidealternativen und eine ausreichende Menge an Wasser bzw. anderen geeigneten Getränken. Aber genau diese Lebensmittel fehlen bei Dauergestressten auf dem Speiseplan oder sind nur in geringen Mengen zu finden. Stattdessen stehen Fastfood, Fertiggerichte und Snacks hoch im Kurs, um Zeit für Einkauf, Kochen und Essen zu sparen, Energiereserven einzulagern und schnelle Befriedigung sicherzustellen.

Trostpflaster mit Nebenwirkung

Emotionen beeinflussen die Wahl bestimmter Nahrungsmittel. Vor allem bei negativen Gefühlen wie Angst oder Traurigkeit werden häufig Nahrungsquellen mit hohem Fett- und Zuckergehalt bevorzugt, z. B. Fastfood, Eiscreme oder Schokolade. Sie liefern sehr viel und schnell verfügbare Energie für die Bewältigung von Stresssituationen. Zusätzlich enthalten diese Nahrungsmittel oft weitere hilfreiche Substanzen, z. B. findet sich in Schokolade die Aminosäure Tryptophan, der Vorläufer des Glückshormons Serotonin. Aber auch Geschmack, Geruch und Mundgefühl spielen eine wichtige Rolle für die beruhigende Wirkung.

Landläufig wird das Verlangen z. B. nach Schokolade in Stresssituationen als ‹Trostplaster› verharmlost oder als ‹Frustfressen› abgewertet. Im Grunde ist es jedoch eine wichtige Erste-Hilfe-

Maßnahme in einer emotional belastenden Situation. Problematisch wird es, wenn aus Schokolade und Fastfood als Notfallmaßnahme eine Dauerstrategie wird, statt nach einer Auflösung der belastenden Lage zu suchen. Denn durch hochkalorische Nahrung und den in Dauerstresssituationen typischen Bewegungs- und Regenerationsmangel kommt es schnell zu Übergewicht, erhöhtem Blutzuckerspiegel – und damit später zu Diabetes und Herz-Kreislauf-Erkrankungen (vgl. Kapitel II).

Aber auch Fertiggerichte wie Tütensuppen, Tiefkühlpizza etc. versprechen mehr, als sie halten: Wie wir bereits gesehen haben, sind darin kaum Nährstoffe enthalten – vor allem nicht jene, die in Stresssituationen besonders benötigt werden. So rutscht der Körper durch die Zeitersparnis bei der Ernährung und die ungünstige Auswahl der Nahrungsmittel allmählich in einen Mangelzustand, der den Burnout-Prozess weiter verstärkt.

Berichte von Medizinern, die bei Burnout-Betroffenen häufig eine sehr schlechte Ernährungssituation feststellen, zeigen, wie wichtig es ist, hilfreiche Nahrungsmittel wieder zu entdecken, die den erschöpften Körper mit den benötigten Substanzen versorgen.

Doch kein Sport? – Burnout bei Profisportlern

Auch Leistungssportler brennen aus

Wie Pilze schießen Burnout-Nachrichten im Sportteil der Zeitungen aus dem Boden: Radsportprofi Jan Ullrich zieht sich 2010 wegen Burnout aus der Öffentlichkeit zurück; Tennisprofi Florian Mayer hat 2008 wegen Burnout ein halbes Jahr mit dem Tennisspiel pausiert; Skispringer Sven Hannawald beendete deshalb seine Karriere; Fußballer Mike Wunderlich wird nach einer hervorragenden Vorjahressaison im April 2011 krankgeschrieben. Dies sind keine Einzelfälle, sondern ein zunehmendes Phänomen im Profisport. Schützt Sport nun doch nicht, wie sonst immer betont, vor Burnout?

Leistungssport heute: Die Terminkalender werden immer voller und treiben die Sportler von Turnier zu Turnier – eine kontinuierliche körperliche und emotionale Hochleistung. Lässt die Leistung nach, was ein völlig normaler Prozess bei Dauerbelastungen ist, sind viele Leistungssportler frustriert und erhöhen die Trainingsanstrengung. Dies bringt oft nicht den gewünschten Erfolg und führt daher in immer größere körperliche und emotionale Anstrengung.

Gleichzeitig herrscht ein großer Konkurrenzdruck: Es gibt nur einen Gewinner, aber viele Verlierer – und nicht die individuelle Leistung zählt, sondern das Resultat im Vergleich mit der Konkurrenz. Zusätzlich erwarten im außersportlichen Umfeld Sponsoren eine Gegenleistung für ihre Zahlungen, Massenmedien bauen hohe Erfolgserwartungen auf und das öffentliche Interesse, auch an privaten Details, ist enorm, so dass Negativberichterstattung forciert und damit der Druck weiter erhöht wird.

Für Profisportler ist Sport die Haupterwerbstätigkeit, d. h., sie sichern ihre Existenz mit sportlicher Höchstleistung. In Sportarten mit besonders hoher Leistungsdichte, hoher Konkurrenz und hohen Gehältern bzw. Einkaufssummen und Sponsoringverträgen entsteht so ein starker Druck; das betrifft vor allem Fußball, Tennis, Golf, Radsport, Leichtathletik, Boxen, Eishockey, Skifahren, Skispringen und Motorsport. Hinzu kommt, dass viele Profisportler eine Berufsausbildung zugunsten ihrer sportlichen Karriere zurückstellen. Seit Ende der 1980er Jahre finden sie nach dem Ende ihrer Profizeit zunehmend weniger Arbeitsplätze als Trainer oder in Unternehmen und haben schlechte Zukunftsperspektiven.

Profisportler kombinieren hartes körperliches Training und Leistungswillen, um den (stets bedrohten) Sieg zu erreichen, der ihre Existenzsicherung darstellt. Die unsichere Karriereplanung im Anschluss an die aktive Sportlerzeit, Entwurzelung aus dem früheren sozialen Umfeld, schwelende Partnerschaftskonflikte etc. führen bei Leistungsabfall rasch in Selbstwertkrisen, in offene und verdeckte Existenzängste, Angst vor Stigmatisierung oder davor, Schwäche zu signalisieren. Damit beginnt bei vielen der Burnout-Prozess. Tatsächlich macht also nicht der Sport selbst krank, sondern die derzeitigen Lebens- und Arbeitsbedingungen im Leistungssport.

Vom Stress überrannt

Für Jäger und Sammler sind hohe körperliche Belastungen an der Tagesordnung. Aber sie haben über das Jahr gesehen ausreichend Regenerationszeit, und zur Existenzsicherung trägt die gesamte Gruppe bei – so dass das körperliche Training die Fitness erhöht, statt sie zu reduzieren. An diese Jäger-und-Sammler-Situation kann heute jeder anknüpfen, sein Nerven- und Hormonsystem über körperliches Training stärken und Stresssituationen entschärfen. Aufgrund des empfundenen Zeitmangels wird in Stresssituationen jedoch zumeist auf Bewegung verzichtet. So gehen Bewegung und Tageslicht oft als Ausgleichsquelle verloren. Das Nichterreichen eines bedeutsamen Ziels oder eine bedrohliche Situation setzen Stresshormone frei, die bei Jägern und Sammlern über die starke Bewegungsaktivität wieder normalisiert bzw. in Kampfsituationen abgebaut wurden. Diese Möglichkeit fehlt heute häufig. Daher steigen die Spiegel der Stresshormone und Neurotransmitter immer weiter an und führen teilweise zu einem Versagen der hormonbildenden Organe wie Nebennieren und Bauchspeicheldrüse.

Andauernde körperliche Bewegung wiederum setzt Endorphine frei, die eine positive Stimmung auslösen. Bekannt ist das Phänomen als «Runner's High», das euphorische Gefühl nach einem längeren Dauerlauf. Weitere Effekte sind die Reduzierung von Angstzuständen, geringeres Schmerzempfinden und Stressreduktion. Fehlende körperliche Bewegung enthält dem Körper also die bei Burnout wichtige Stimmungssteigerung vor. Bewegung im Freien trainiert das Immunsystem und stabilisiert die Schlafhormonproduktion. Burnout-Betroffene wiederum sind anfällig für Infektionskrankheiten und Schlafstörungen – die sich mit mehr Aktivität im Freien wieder verringern ließen.

Wenn Bewegung nicht an Hochleistungsziele gekoppelt ist, sondern dem Stressabbau, der Stimmungssteigerung, dem erholsamen

Schlaf und einem aktiven Immunsystem zugute kommt, kann sie den Burnout-Prozess aufbrechen. Wer aus Zeitmangel bei Stress auf Bewegung im Freien verzichtet, beschleunigt hingegen den Burnout-Prozess.

Keine ruhige Minute

Heutige technologische und mediale Einflüsse waren Jägern und Sammlern unbekannt: Lärmquellen wie starker Straßenverkehr, Presslufthämmer, Kreissägen oder Discos; künstliches Licht und damit die Möglichkeit, auch nachts zu arbeiten; Zeitreisen über Kontinente hinweg innerhalb nur weniger Stunden; Fernseher, Computer, Internet und Ähnliches mehr. Aber nicht unbedingt die einzelnen Faktoren für sich, sondern vor allem ihre Dauerwirkung auf den Körper lösen Stress aus, der zu Burnout führen kann.

Krach macht krank und bei Licht schaltet keiner ab

Ein wenig skurril wirkt es schon: Kaum wird die Lärmbelastung durch Motorengeräusche mit Hilfe von Elektro- und Hybridautos geringer, entwickeln die ersten Autozulieferer bereits Geräuschgeneratoren, damit die leisen Autos von Fußgängern, Fahrradfahrern oder Blinden wieder gehört und Unfälle vermieden werden.

Noch sind aber Dauerlärm und besonders laute Geräusche wichtigere Stressquellen. Die Beschallung mit Musik zu Hause, unterwegs, in Einkaufszentren und am Arbeitsplatz verursacht ein beständiges Grundrauschen. Laute Unterhaltungen und die Zimmergeräusche von Computern, Druckern, Telefonen etc. liegen zum Teil an der Lautstärkegrenze, die Gesundheitsbeeinträchtigungen hervorrufen kann. Starker Straßenlärm, Baustellenlärm und Staubsaugergeräusche belasten stark, die Lautstärke eines Föhns liegt in einem Bereich, ab dem am Arbeitsplatz ein Gehörschutz getragen werden müsste.

Wer einmal einen ruhigen Tag beim Wandern verbracht hat und dann abends in die Geräuschkulisse einer Großstadt eingetaucht ist, merkt spätestens nach einer halben Stunde, dass der Erholungseffekt durch Straßenlärm zunichtegemacht wird und der innere Aggressivitätslevel steigt. Ein solcher Kontrast macht deutlich, welcher Belastung die meisten Menschen heute kontinuierlich ausgesetzt sind – ohne dies in der Regel bewusst wahrzunehmen. Untersuchungen zeigen, dass der Geräuschpegel auf Intensivstationen mit dem Burnout-Vorkommen der Krankenschwestern korreliert.

Aber nicht nur Dauerlärm, sondern auch die Verwendung künstlicher Lichtquellen setzt uns neuen Stressfaktoren aus. Menschen sind, biologisch gesehen, tagaktive Lebewesen, d. h., die Körperfunktionen sind darauf abgestimmt, bei Tageslicht Aktivität zu entfalten und bei Dunkelheit in die Erholungsphase überzugehen. Deshalb können auch helle Straßenbeleuchtungen den Erholungsschlaf stören, wenn keine Verdunkelung des Schlafzimmers möglich ist.

Künstliche Lichtquellen haben das Arbeitsleben revolutioniert: Damit sind Nacht- und Schichtarbeit möglich geworden. Der ständige Schlaf-Wach-Wechsel zu verschiedenen Tageszeiten bringt die innere Uhr des Körpers jedoch aus dem Takt, ähnlich wie bei Langstreckenflügen mit Zeitverschiebung. Nacht- und Schichtarbeiter, Stewardessen, Piloten und Geschäftsreisende fühlen sich häufig von einem gestörten Tag-Nacht-Wechsel beeinträchtigt – und zeigen nach einiger Zeit auch deutliche Gesundheitsbeschwerden. Wer solchen Umweltfaktoren ausgesetzt ist, hat ein erhöhtes Risiko für Burnout.

Im Alltag vieler Menschen ist die Tag-Nacht-Rhythmik verschoben – wenn auch nicht so extrem wie in den oben genannten Berufen: Heutige Produktionsbedingungen und künstliche Lichtquellen sorgen dafür, dass Arbeitszeiten bis in die Nachtstunden ausgedehnt werden können. So wird bis tief in die Abendstunden Büroarbeit geleistet. Und während Einkaufsmöglichkeiten bis 24 Uhr oder gar durchgängige Öffnungszeiten für die einen den Alltagsstress reduzieren, bedeutet dies für die Angestellten Arbeitszeiten, die dem inneren Tag-Nacht-Rhythmus entgegenlaufen.

Auch jahreszeitliche Rhythmen, in denen Anstrengungsphasen und Erholungsphasen wechseln, werden immer schwächer. Typische Situationen sind das bereits im September zum Kauf angebotene Weihnachtsgebäck oder Projektplanungen, die auf sommerliche Höchsttemperaturen und Urlaubszeiten immer weniger Rücksicht nehmen.

Viele dieser Umweltfaktoren lassen sich nicht mehr ausschalten und nur teilweise reduzieren. Wer Einflussmöglichkeiten hat, sollte jedoch versuchen, zumindest in seinem persönlichen Umfeld für bessere Ruhe- und Regenerationsmöglichkeiten zu sorgen.

Mythos Multitasking

70 000 Jahre vor heute: Jäger in Südafrika haben gerade eine komplexe Aufgabe zu bewältigen. Früher haben sie Baumharz zum Verkleben einzelner Waffenbestandteile verwendet. Aber wenn diese Speere auf ein Beutetier treffen, zersplittern sie gelegentlich zwischen Schaft und eingesetzter Spitze, denn bei Feuchtigkeit löst sich das Baumharz. Die Jäger haben herausgefunden, dass die Zugabe der Erdfarbe Ocker einen Komponentenklebstoff ermöglicht, der die Waffen stabiler macht. Allerdings ist die Herstellung aufwändig, benötigt viel Aufmerksamkeit, um die Feuertemperatur an die stets unterschiedlichen Harz- und Ockereigenschaften anzupassen, die physikalischen Veränderungen der Klebstoffkomponenten zu beobachten und den richtigen Zeitpunkt und die beste Position für das Einfügen der Steinspitzen in den Schaft zu ermitteln. Abstraktes, komplexes Denken und gute Aufmerksamkeit sind für diesen Mehrschrittprozess gefragt – und bei unseren Vorfahren offenkundig vorhanden, wie die entsprechenden Funde aus Südafrika zeigen.

Zeitsprung ins 21. Jahrhundert: Die Vielzahl komplexer Aufgaben und Konkurrenzdruck verleiten viele der Nachkommen der damaligen Jäger dazu, ihre Gehirnfunktionen maximal ausschöpfen und ‹Multitasking› betreiben zu wollen. Die Hoffnung ist, mit gleichzeitigem Gebrauch vieler Medien und Handlungen (z. B. Internet, SMS, TV und E-Mail) oder gleichzeitigem Durchführen von Handlungen (wie Telefonieren beim Autofahren) die gestiegenen Anforderungen lösen zu können.

Die Erkenntnisse der Hirnforschung sind allerdings ernüchternd: Schon beim Versuch, zwei Aufgaben gleichzeitig bewältigen zu wollen, sinken Aufmerksamkeit, Leistungsfähigkeit und Qualität. In einem Experiment waren lediglich 2,5 Prozent der Versuchspersonen in der Lage, gleichzeitig beim Autofahren telefonieren zu können, ohne dass eine Beeinträchtigung beider Aufgaben festzustellen war. Möglicherweise sind diese ‹Dual-Tasker› durch ein gewisses Training in der Lage, die Geschwindigkeit der Informationsverarbeitung im Gehirn zu erhöhen und so trotz Doppelbelastung keine wahrnehmbaren Qualitätsverluste bei der Umsetzung beider Handlungen zu erleiden. Für alle Anderen, d. h. 97,5 Prozent der Menschen, gilt: Multitasking ist bereits bei zwei komplexen Aufgaben eine Illusion, die mehr Zeit und Aufmerksamkeit kostet, als dass sie eine Zeitersparnis bringt – und die Qualität des Ergebnisses ist ebenfalls geringer.

Woran liegt das? Wird nur eine Aufgabe erledigt, sind beide Stirnlappen des Gehirns aktiv. Sind zwei komplexe Aufgaben zu lösen, übernimmt jede Hälfte des Gehirns eine Aufgabe. Dies führt bei den meisten Menschen bereits zu Verlusten in der Qualität der Verarbeitung. Mehr als zwei Aufgaben können aber im Gehirn nicht mehr weiter aufgeteilt werden, denn mehr als zwei Gehirnhälften gibt es nicht – und damit setzt die Symmetrie des Gehirns dem Multitasking ein Ende. Je stärker das Pseudo-Multitasking ist, desto mehr werden die betreffenden Personen von unwichtigen Umweltreizen abgelenkt und speichern irrelevante Informationen. Dies mag in Brainstorming-Sitzungen für interessante Beiträge sorgen, aber im üblichen Arbeitsablauf ist der Versuch des Multitaskings kontraproduktiv. Daher gibt es bereits Softwareprogramme, die konzentriertes Arbeiten am Computer erleichtern sollen, weil Ablenkungen durch Internet, Chats, eingehende E-Mails und soziale Netzwerke damit geblockt werden können.

Wer versucht, die Grenzen der Biologie zu umgehen, kommt mit Multitasking nicht weit und leistet lediglich der Beschleunigung eines Burnout-Prozesses Vorschub. Es wäre ein echtes Zeichen von Effektivität, wenn nicht acht offene Fenster gleichzeitig auf dem Monitor blinken, während der Telefonanruf entgegengenommen und zugleich noch eine E-Mail beantwortet wird, sondern maximal zwei dieser Aufgaben bearbeitet werden. Es gilt immer noch: «Gut Ding will Weile haben» und «In der Ruhe liegt die Kraft».

Selbststrafe Schlafentzug

Neben der Multitasking-Illusion gibt es noch einen weiteren Zeitsparversuch: maximale Arbeitszeit durch minimale Schlafenszeit. Die Schlafdauer ist in den letzten Jahrzehnten drastisch gesunken: Bei Erwachsenen von etwa 8,5 Stunden (1960) auf 6,7 Stunden während der Werktage (2008). Das bedeutet einen Rückgang von über 20 Prozent – und das jede Nacht. Wenn man bedenkt, dass *Schlafentzug* als Foltermaßnahme eingesetzt wird und damit angeblich im alten China und im antiken Rom auch die Todesstrafe vollzogen wurde, wird deutlich, unter welch großem Druck moderne Menschen stehen, wenn sie sich selbst auf Schlafentzug setzen. Aber ähnlich wie die Hoffnung, mit Multitasking die Gehirnkapazität vergrößern zu können, ist der Versuch, mit möglichst wenig Schlaf auskommen zu wollen, zum Scheitern verurteilt. Denn chronischer Schlafmangel führt unter anderem zu Müdigkeit, labiler Stimmungslage und geringer Belastbarkeit.

Im Burnout-Prozess treten relativ schnell zusätzliche *Schlafstörungen* auf: Wer sich vor dem Einschlafen Gedanken um eine schwierige Situation macht, schüttet weitere Stresshormone aus, Blutdruck und Herzschlag erhöhen sich. Damit fällt das Ein- und Durchschlafen schwer und durch frühzeitiges Aufwachen wird die Schlaflänge weiter reduziert. Im Stresszustand findet eine Aktivierung des Körpers statt, die mit dem Herunterfahren körperlicher Prozesse während des Schlafs nicht vereinbar ist. Dies führt an den folgenden Tagen zu Müdigkeit, verringerter Gedächtnisleistung und negativer Stimmungslage bis hin zur Depression. So beginnt ein Teufelskreis, der zu weiteren Schlafstörungen führt, die den Burnout-Zustand verstärken. Mit anderen Worten: Wer länger schläft, leistet mehr.

Dies zeigt sich vor allem in wichtigen Entscheidungssituationen. ‹Ausgeschlafene› Menschen vermeiden in riskanten Momenten drohende Verluste. Nicht so Menschen, deren Schlaf gestört ist: Schon eine Nacht ohne Schlaf führt zu einer Wahrnehmungsverschiebung, so dass ein möglicher Gewinn deutlich attraktiver erscheint, als eine drohende Gefahr abzuwenden. In der gleichen Entscheidungssituation wählen Übermüdete häufiger die riskante, scheinbar eher Gewinn versprechende Handlung, schätzen die Situation aber unrealistisch ein und riskieren einen höheren Verlust. Vermutlich verändert Schlafmangel die Übertragung des Gehirnbotenstoffs Dopamin und führt so zu den falsch-positiven Einschätzungen. Aufgrund dieses Wissens müssten z. B. alle Aktieninhaber auf einen Mittagsschlaf bei gestressten Investmentbankern bestehen.

Aber Schlaf hat in den Industrienationen einen eher schlechten Ruf. Er gilt als ‹Bruder des Todes›, lediglich als Notwendigkeit für Kranke und Schwache – und ein entspannter Mittagsschlaf während der Arbeitszeit ist immer noch eine Provokation. Dieses Negativimage des Schlafs spielt dem Burnout-Prozess in die Hand, denn wer die Erholung durch Schlaf als Schwäche und Zeitverschwendung ansieht, riskiert erhebliche Gesundheitsprobleme – und Fehlentscheidungen, die beträchtliche Folgen haben können. Manchmal inspiriert der Blick in die jüngere Vergangenheit: Beispielsweise galt im alten China der Schlaf-Wach-Rhythmus als Ausdruck von Yin (Schlafen) und Yang (Wachen), als erholsam, angenehm und natürlich. Ein buchstäblich entspanntes Verhältnis zum Schlaf täte nicht nur Menschen mit Burnout-Syndrom gut. Dies gilt auch für ein entspanntes Verhältnis zu Freizeit und Urlaub, die ein ähnlich negatives Image im heutigen Arbeitsleben haben wie der Schlaf.

Zu Spannung und Anspannung gehören auch Entspannung und Regeneration als Gegenpol, das Wiederherstellen verbrauchter Kraft benötigt ihre Zeit. Wer sich diese Zeit nicht nimmt oder nicht nehmen darf, braucht zum Ausheilen eines Burnouts wesentlich länger.

Kidnapper der eigenen Ziele

Ernährung, Bewegung und Regeneration geraten bei Burnout oft aus dem Lot. Ihre Vernachlässigung soll Zeit sparen, verstärkt das Problem jedoch, statt eine Erleichterung zu bringen. Wie sieht es mit den Zielen aus? Unterliegen sie ähnlichen Mechanismen? Ziele werden stark von der Interaktion innerhalb der Gruppe beeinflusst, denn Gruppeninteressen und individuelle Interessen müssen gegeneinander abgewogen werden. Im Vergleich zu Jäger-und-Sammler-Gruppen gibt es heute zwei entscheidende Unterschiede: 1) Die *Gruppengröße* hat neue Dimensionen erreicht. Statt 20 bis 200 Kontakten, die zur sozialen Gruppe gehören, sind es nun mehrere Hundert bis einige Tausend. 2) Anstatt als gleichgestellte Mitglieder einer Gruppe leben heutige Menschen in der Regel in *hierarchisch* strukturierten Gruppen, in denen große Interessenskonflikte herrschen.

7 Milliarden Freunde: Wer will schon unerreichbar sein?

Wie viele Freunde kann man haben: 7, 70, 7000 oder sieben Milliarden? Die meisten Menschen hätten bis vor Kurzem eher die ersten beiden Antworten gewählt. Wer sich heute in sozialen Netzwerken zu Hause fühlt, findet die letzten beiden Optionen nicht ungewöhnlich. Über das Internet kann praktischer jeder mit jedem als ‹Kontakt› oder ‹Freund› vernetzt werden. Und es ist nicht selten, dass auf einer Plattform Gruppen gegründet werden, in denen man nur dann Mitglied werden darf, wenn man bereits mindestens 1000 Kontakte hat. Da fehlt nicht viel bis zum Ziel, mit jedem der sieben Milliarden Menschen auf diesem Planeten verbunden zu sein.

Noch sind dies futuristisch anmutende Entwicklungen. Aber Globalisierung, Foren, Internet-Partnerbörsen, E-Mails und Mobiltelefone haben am Arbeitsplatz und im Privaten bereits neue Dimensionen der sozialen Interaktion eröffnet. In einer international ausgerichteten Firma können schnell mehrere hundert Kontakte aus aller Welt zusammenkommen. Über lokale bis hin zu internationalen Foren und soziale Netzwerke lassen sich ebenfalls viele Verbindungen mit unbekannten Menschen knüpfen. Und wer einen neuen Partner oder eine neue Partnerin sucht, ist nicht mehr auf den lokalen Verein, den Arbeitsplatz oder Freundeskreis angewiesen, sondern kann online überall nach dem Menschen seines Herzens suchen.

Diese neuen Möglichkeiten sind begeisternd und schaffen viele wertvolle Kontakte, die ohne Internet und globales Agieren niemals möglich wären. Zugleich tun sich Menschen mit den fast unendlichen Optionen auch schwer: Da werden die ‹Freunde› schnell ärgerlich, wenn man auf eine der vielen einkommenden Anfragen nicht schnell genug reagiert – oder gar einige Personen wieder von der ‹Freundschaftsliste› streicht. Und wer die Wahl hat, hat auch die Qual zu entscheiden, sich auf den vorgeschlagenen neuen Partner einzulassen oder auf neue, noch bessere Vorschläge der Kontaktbörse zu warten. Aber zu lange auf den perfekten Partner zu warten kann auch bedeuten, dass man allein bleibt.

Hinzu kommen die einprasselnden Anfragen, Hinweise, Links etc. über E-Mail, SMS, Mobiltelefon und Co. Da es kaum noch entlegene Winkel gibt, in denen man tatsächlich unerreichbar ist, wird eine Art Standleitung erwartet. Es ist fast undenkbar geworden, einen zweiwöchigen Urlaub ohne E-Mail-Kontrolle und Telefonkontakt durchführen zu wollen. Denn wer will schon unerreichbar sein, wenn doch der Rest der Welt weiter Nachrichten austauscht und miteinander in Verbindung steht – sei es beruflich oder privat?

Damit werden aus den sieben Milliarden potentieller Kontakte aber auch schnell gefühlte sieben Milliarden Aktionsmöglichkeiten oder Aufgaben, die zu erledigen sind. So fühlen sich viele Menschen, als wären sie innerlich ‹permanent online›, in einem Dauerzustand einprasselnder Reize, möglicher Aktivitäten oder des Aufgabenerledigens, ohne Pause, ohne Erholung. Sie stehen zunehmend vor einem Aufgabenberg, der in der zur Verfügung stehenden Zeit nicht mehr zu bewältigen ist. Es ist nicht überraschend, dass dabei Konzentrationsprobleme auftauchen oder das Gefühl entsteht, viele Aktivitäten anzufangen, aber nicht zu Ende führen zu können, keine Prioritäten in der Aufgabenmasse mehr zu setzen.

Ähnlich wie die zum Scheitern verurteilten Versuche des Multitaskings und der Schlafverknappung hilft bei der Pflege der Kontakte und der Bearbeitung von Aufgaben nicht die Effizienzsteigerung, um eine noch größere Quantität zu bewältigen, sondern nur das Fokussieren auf die wesentlichen Menschen und Aufgaben. Jäger-und-Sammler-Gruppen haben eine Größe von 20 bis 200 Personen, mit denen ein enger Kontakt gehalten wird. So wie das Gehirn mit seiner Symmetrie maximal zwei Aufgaben zugleich ohne Qualitätsverlust bearbeiten kann, scheinen auch soziale Kontakte ohne Qualitätsverlust auf eine bestimmte Größenordnung optimiert zu sein. Vielleicht helfen zwei Aspekte dabei, sich an der persönlichen optimalen Gruppengröße zu orientieren: Die Frage danach, ob man für Kontakte, die *vielleicht* einmal nützlich sein werden, die *derzeit wirklich* hilfreichen Menschen vernachlässigen will – und das praktische Experiment, gezielt die eigene soziale Gruppe aufzuwerten, indem man wählerisch wird und auch einmal Kontaktanfragen ablehnt, d. h. nicht jedem Zutritt gewährt, sondern auf Qualität statt Quantität setzt.

Hierarchien und die Unvereinbarkeit von Zielen

Mit der Sesshaftwerdung vor ca. 10 000 Jahren gingen die egalitären Jäger-und-Sammler-Gruppen zu Dorfstrukturen über, die später in Städten, Staaten und Staatsverbünden organisiert wurden. Damit verbunden war auch die Ausbildung hierarchischer Strukturen, die seitdem das Leben der Menschen prägen. So stehen Schüler unter Lehrern, Lehrer unter Schulräten; Angestellte ordnen sich Chefs unter, die den Weisungen des Vorstands folgen; Rekruten gehorchen Feldwebeln, die auf das Kommando von Generälen hören;

Ministranten dienen Pfarrern, Pfarrer ordnen sich Bischöfen unter etc. Hierarchische Strukturen bringen es mit sich, dass ein ständiger Kampf um die Stellung in diesem System stattfindet.

Verbunden mit den immer größer werdenden Gruppen, steigt die Konkurrenz: Arbeitnehmer werden austauschbar, da weltweit passender Ersatz gefunden werden kann; Sportler, die einen neuen Rekord anstreben, haben immer mehr bestens trainierte Konkurrenten – aber nach wie vor kann nur einer den Weltmeistertitel gewinnen. Die Zahl derer, die nicht an eine Spitzenposition gelangen, wächst ständig – umso größer wird der Kampf um die bestmögliche Position. So entsteht aus der Zunahme der Quantität der Menschen in Verbindung mit einem hierarchischen System eine neue Qualität im Umgang der Gruppenmitglieder untereinander: Die Ziele bzw. Wünsche der Einzelnen und die der Gruppe(nspitze) sind oft nicht mehr kompatibel.

Konkret bedeutet dies an heutigen Arbeitsplätzen, dass aufgrund der empfundenen oder realen Austauschbarkeit der Personen ein zunehmender Druck herrscht. Individuelle Bedürfnisse werden dem Funktionieren von Firmen und Organisationen untergeordnet. Auf wenige Schultern werden große Arbeitsmengen geladen, in einigen Firmen die Mitarbeiter sogar bespitzelt, um mögliche Unproduktivität aufzudecken. In einer solchen Unternehmenskultur bleibt die Loyalität der Mitarbeiter auf der Strecke: Wer multifunktional und maximal belastbar sein muss, andererseits damit bedroht wird, bei Leistungsabfall ausgetauscht zu werden, und auch Pausen und Freiheiten, die zum Leistungserhalt beitragen könnten, nicht zugestanden bekommt, identifiziert sich nicht mit den Zielen der Gruppenmitglieder an der Spitze. Aus ursprünglicher Begeisterung für eine vermeintlich gemeinsame Sache wird eine folgenreiche Enttäuschung aufgrund der Missachtung eigener Ziele und Wünsche.

Häufig wird auch das Bedürfnis nach einer höheren Position innerhalb der Hierarchie ausgenutzt – unter Vortäuschung scheinbar gleicher Ziele. Gerade Berufseinsteigern werden Karrierechancen ausgemalt, die nicht erreichbar sind. Aber die junge Juristin, der aufstrebende Produktmanager oder der Einsteiger in der Unternehmensberatung erkennen erst spät, dass ihr eigenes Interesse, d. h. der biologisch begründete Wunsch nach einem Aufstieg in der Gruppe (Karriere), mit falschen Versprechungen angetrieben wird, um Fremdinteressen (maximale Ausnutzung der Arbeitskraft) zu dienen. Die Chancen, tatsächlich Partnerin in der Rechtsanwaltssozietät, internationaler Vertriebsleiter etc. zu werden, sind oftmals deutlich geringer, als es den neuen Mitgliedern dargestellt wird.

Sowohl die Drohung, austauschbar zu sein, als auch das eigene oder fremde Anstacheln des Erfolgsstrebens führen oft zu dem Zwang oder Wunsch ‹zu funktionieren›. Damit sind jedoch eigene Krankheit, die Verarbeitung des Todes nahestehender Menschen, Versagen, Fehlentscheidungen, Unzulänglichkeiten, Angst etc. nicht kompatibel. Sie werden so lange wie möglich verdrängt. Wer dies nicht zugeben kann oder darf, um die Leistungsfähigkeit nach außen nicht zu gefährden, blendet elementare Lebens- und Lernerfahrungen aus. Diese ‹pflegeleichte› Verhaltensweise dient vor allem Fremdinteressen. Aber negative Erfahrungen verschwinden nicht durch ihre Missachtung, und Verdrängung kostet mindestens so viel Kraft wie Bewältigung.

Daher gelangen auch Mütter, die sich für die Familie aufopfern und ihre eigenen Bedürfnisse zurückstellen, ans Ende ihrer Kräfte. Die Mehrzahl der heutigen Müttergenesungskuren erfolgt aufgrund psychischer Belastung und Burnout. Aktuelle Umfragen zeigen, dass über 60 Prozent der Bevölkerung in Deutschland davon ausgehen, dass Familie und Beruf nicht gut vereinbar sind. Obwohl Frauen mehr als die Hälfte der Abiturienten und Hochschulabsolventen stellen, sind sie kaum voll erwerbstätig, wenn sie Kinder haben. Die Reduzierung ihrer Berufstätigkeit geht jedoch über das Maß hinaus, dass sich die Mütter wünschen: Viele würden gerne berufstätig sein oder ihre Arbeitszeit ausweiten. Fehlende Krabbel-, Kindergarten- und Betreuungsmöglichkeiten nach der Schule etc. halten sie aber ebenso davon ab wie das Mutterbild, das vor allem noch in Westdeutschland herrscht und davon ausgeht, dass die Berufstätigkeit der Mutter und eine Fremdbetreuung den Kindern schadet.

Für die Frauen unter den Jägern und Sammlern war die Vereinbarkeit von Beruf und Familie kein Problem: Da beides im gleichen sozialen Verbund stattfand, die Frauen selbstbestimmt zum Sammeln oder zur Jagd gingen und Kinderbetreuung auch durch andere Jugendliche und Erwachsene geleistet wurde, gab es kaum Einschränkungen. Heute sind Berufs- und Familienwelt meistens voneinander getrennt – und so kommt es oftmals zu schwer auflösbaren Interessenskonflikten.

Die heutigen hierarchischen Strukturen beschränken die Verwirklichung vieler Lebensziele. So unangenehm dies ist, so wichtig ist es, sich beim Setzen realistischer Ziele darüber im Klaren zu sein.

3. Der Sinn des Lebens und eine neue Sinnlichkeit

Die evolutionsmedizinische Betrachtung zeigt, dass die Kombination ganz bestimmter Faktoren mit hoher Wahrscheinlichkeit in einen Burnout-Prozess führt: Wenn es um biologische und damit bedeutsame bzw. existentielle Ziele geht, wird in der Regel ein hoher körperlicher, geistiger und emotionaler Aufwand über längere Zeit betrieben, der teilweise bis an oder über die biologischen Grenzen geht. Wird aber das angestrebte Ziel nicht, nur teilweise oder unter zu hohem Aufwand erreicht und hält die betroffene Person dennoch an den bisherigen Zielen und Handlungsstrategien fest, verstärkt sie sogar die Anstrengung zur Zielerreichung und ignoriert die dabei auftretenden biologischen Stoppsignale (Müdigkeit, Erschöpfung, Schmerz, Krankheiten, Lustlosigkeit etc.) dauerhaft, dann kommt es zum Burnout-Syndrom.

Wahrscheinlich begann mit der Industrialisierung der Übergang von akuten Stresssituationen in Dauerstresszustände, die in den letzten Jahrzehnten durch Massenproduktion, neue Technologien und Medien immer häufiger werden. Zugleich sinkt die Möglichkeit zur Regeneration. Dadurch steigt die Anzahl der Menschen, welche keine ausreichenden Kapazitäten zur Stressbewältigung haben, und daher auch die Zahl der Burnout-Fälle.

Die Situation gleicht dem 24-Stunden-Rennen von Le Mans, dem Langstreckenrennen für Sportwagen, bei dem die Eigenschaften und Zuverlässigkeit der Fahrzeuge unter Beweis gestellt werden sollen. Ziel ist es, möglichst viele Runden in 24 Stunden zurückzulegen. Wer dabei auf der Rennstrecke liegen bleibt, muss Reparaturen selbst durchführen oder scheidet aus. Im Lauf der Jahre wurden die Fahrzeuge immer schneller, so dass die Strecke inzwischen mehrfach verändert und durch Schikanen verlangsamt wurde. Ähnlich ist es auch im modernen Leben: ein pausenloses 365-Tage-Rennen, das immer schneller wird und bei dem immer mehr Menschen mit Burnout auf der Strecke bleiben. Mit Hilfe der evolutionsbiologischen Kenntnisse lassen sich aber Streckenveränderungen vornehmen, so dass doch möglichst viele sicher ins Ziel kommen. Der PaläoPower-Kompass zeigt die dabei hilfreichen Schritte:

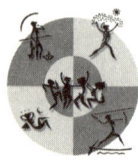

- Genuss mit allen Sinnen
- Muskelspiel für ein lebendiges Körpergefühl
- Tief durchatmen: Neue Energie durch Regeneration
- Talente nutzen: Selbstbewusstsein und Kreativität entfesseln
- Eigen oder Fremd? – Das entscheidende Wechselspiel der Interessen

Aber Achtung! Wer nun meint, die folgenden Punkte parallel und in möglichst kurzer Zeit umsetzen zu wollen, wird ein neues 24-Stunden-Rennen starten, in einer Hetzjagd zwischen Tagesanforderung, Einkaufsoptimierung, neuem Bewegungsprogramm und ausgedehnten Regenerationsversuchen. Dies kann weder zeitlich gelingen noch sollte mit einzelnen Komponenten versucht werden, eine weitere Leistungssteigerung zu erreichen, die wahrscheinlich lediglich den Burnout-Prozess weiter anheizt. Vielmehr geht es darum, mit Hilfe der ersten vier vorgeschlagenen Strategien Kräfte für den entscheidenden, den fünften Schritt zu sammeln: die eigenen und fremden Ziele zu hinterfragen und effektiv zu verändern.

Genuss mit allen Sinnen

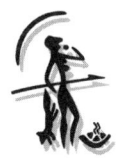Unter Stress und in einem Burnout-Prozess verspürt man am wenigsten Lust und Zeit, selbst zu kochen, in Ruhe und mit Genuss zu essen und zu trinken. Das ist einerseits nachvollziehbar, andererseits bleibt damit eine wichtige Quelle für Kreativität, Ruhe und sinnliches Erleben von Körper, Geist und Emotionen ungenutzt.

Wie wir gesehen haben, signalisiert der Körper seinen Nährstoffbedarf – und die richtige Wahl des Essens und der Getränke wird mit Lustgefühlen aufgrund höherer Stresstoleranz oder gar Stressreduktion belohnt. Wer seinem Nährstoffbedarf entsprechend isst, erreicht mehr Ausgeglichenheit, Aufmerksamkeit, gute Laune, Leistungsfähigkeit und einen erholsamen Schlaf-Wach-Rhythmus, also die für das Vermeiden oder Durchbrechen des Burnout-Teufelskreises notwendige Energie.

Genießen Sie wie ein Steinzeit-Gourmet: Die Auswahl des passenden «Anti-Stress-Essens» entspricht dem paläolithischen Speiseplan:

- Biofleisch, Wildtiere, Biokaltwasserfische (Lachs, Thunfisch, Makrele, Sardelle, Hering), Innereien
- frisches Obst und farbenfrohes Gemüse (Him-, Brom-, Erd- und Johannisbeeren, Holunder, Aronia, blaue Trauben; Grapefruit, roter Paprika, Spinat, Möhre, Kohl)
- Nüsse, Samen
- Hülsenfrüchte
- Krusten- und Schalentiere
- mediterrane Kräuter
- glutenfreie Getreide wie Hirse, Buchweizen, Wildreis, Quinoa und Amaranth
- Als Getränke sollten reichlich Leitungs- und/oder Mineralwasser fließen, aber auch Kräutertees (erfrischend wirkt Zitronenverbene, beruhigend ist Honigbusch) und nicht mit Aromastoffen versetzte Früchtetees, Obst- und Gemüsesäfte,

Kakao aus Pflanzenmilch (Soja-, Cashew-, Reis-, Mandelmilch etc.), grüner oder weißer Tee.

Nehmen Sie – wörtlich genommen – ‹Mahlzeiten› zu sich: Sie sind das Gegenteil von Fastfood, denn eine Mahlzeit besteht aus einem ‹Mahl› (d. h. einem hochwertigen Essen) und der dazugehörigen ‹Zeit› (um das Mahl zu genießen). Sattheit beginnt etwa eine Viertelstunde nach Essensbeginn – und ist durch Stress beeinflussbar, d. h., sie wird bei hektischem Essen oftmals nicht wahrgenommen. Da ein Mahl auch vorbereitet sein will, kann schon das Selbstkochen der Entspannung dienen: Die Kombination von hochwertigen Zutaten, einem wohltuenden oder prickelnden Getränk, dem Geruch des Essens und einer Lieblingsmusik spricht die Sinne schon beim Kochen an, macht automatisch kreativ und geht nahtlos in den Genuss des Essens und Trinkens über.

Experimentieren Sie mit der Wirkung ‹kleiner Helfer›, denen spezifische Eigenschaften nachgesagt werden:

- Die scharfen Inhaltsstoffe von Chili, Cayenne, Ingwer, Senf und Meerrettich lösen Schmerzempfinden und damit die Ausschüttung körpereigener Endorphine aus: Sie heben die Laune («pepper-high-Effekt»).
- Kardamom wirkt verdauungsfördernd und stimmungssteigernd – und findet sich oft in Glühwein und Punsch, als Kräuterteebestandteil (z. B. mit Zimt, Pfeffer, Ingwer, Nelken aufgekocht und mit Cashewmilch und Honig serviert) und im Orient im Kaffee.
- Kakao und Schokoladenprodukte (aus Bitterschokolade) wirken stimmungsaufhellend. Ob dies an der besonderen Zusammensetzung der Inhaltsstoffe liegt (Tryptophan, Kalium, Magnesium, Vitamin E etc.), an den berauschenden Effekten von Theobromin, Koffein und Cannabis-ähnlichen Substanzen, am Mundgefühl und Geruch, die Geborgenheit der Säuglingszeit vermitteln, oder an der Kombination aller Faktoren, ist beim jetzigen Forschungsstand noch offen.
- Als Snacks bieten getrocknete Feigen, Datteln und reife Bananen ebenso wie Nüsse, Studentenfutter und frisches Obst die entscheidenden Inhaltsstoffe für natürliches Gehirndoping.

Dies wird inzwischen sogar in Büros geliefert, oft sogar in Bioqualität.

- Vorsicht bei Koffein: Als kurzfristiger Muntermacher im Café beliebt und wirkungsvoll, setzt es bei regelmäßigem und hohem Gebrauch die Mechanismen außer Kraft, die ein erschöpftes Gehirn vor Übermüdung schützt. Im Gegensatz dazu bietet grüner Tee unter anderem die Aminosäure Threonin (einen Gegenspieler des Koffeins) mit beruhigendem und angstlösendem Effekt.
- Klassiker der Hausmittel mit beruhigendem Effekt (z. B. als Tee) sind Baldrian, Melisse, Hopfen und Kamille.
- Johanniskrautöl wirkt, wenn es über mehrere Wochen als Kur genommen wird, als natürliches Antidepressivum bei leichter bis mittelschwerer Depression.

Nutzen Sie sinnliche Sofortmaßnahmen: den Einsatz aller Sinne bei allem, was Sie essen oder trinken. Konzentrieren Sie sich wie bei einer Schokoladen- oder Weinverkostung auf die Eigenschaften der Nahrung: Wie sieht das Obststück aus (runzlig, glatt, farbig, symmetrisch etc.)? Wie schmeckt es? An was erinnert der Geruch? Wie klingt das Abbrechen des Stücks Schokolade? Wie fühlt es sich im Mund an – und an den Händen? Wie heiß oder kalt ist der Tee? Wie fühlt sich die Teetasse an? Welche Farbnuance hat der Wein?

Das Auseinandersetzen mit den Eigenschaften der Nahrungsmittel schafft automatisch Zeit und Genuss – und ein sinnliches Erlebnis, das bedenkenlos auch mit ‹ungesunden Dingen› wie Schokolade oder Ähnlichem genossen werden kann.

Muskelspiel für ein lebendiges Körpergefühl

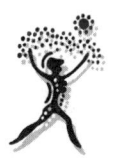 Während nährstoffreiche Snacks am Arbeitsplatz akzeptiert sind – fast jeder kann am Schreibtisch sitzend essen, um sich mit neuer Energie zu versorgen –, ist es beinahe unmöglich, sich während der Büroarbeitszeit zu einem zehnminütigen Spaziergang aufmachen zu wollen. Es wird als ‹Schwänzen› betrachtet – obwohl Bewegung im Freien

wirkungsvoll ist, um Stress abzubauen und neue Energie zu gewinnen. Wenn Arbeitsplatz, Familientrubel, Müdigkeit oder Erschöpfung die Bewegungsaktivität erschweren, hilft:

Der Trick der kleinen Schritte: Auch die kleinste – aber bewusste – körperliche Bewegung zählt; sei es die Füße, Beine, Hände, Finger kreisen zu lassen, mit den Augen zu rollen, mit den Schultern zu zucken etc. Ein bewusstes Muskelspiel ist selbst am Schreibtisch sitzend möglich, braucht kaum Zeit, schafft aber ein verändertes Körperbewusstsein. Muskeln und Sehnen werden gedehnt, erwärmt, die Beweglichkeit erhöht sich, Konzentration und Wachheit werden gefördert. Im nächsten Schritt kann man die Bewegungsaktivität steigern (Schrittzähler sind dabei sehr motivierend), z. B. durch bewusst weitere oder häufiger zurückgelegte Wege (Aufstehen, persönlicher Kontakt statt Telefonat zwischen Büroräumen, eine Bushaltestelle früher aussteigen und zu Fuß gehen, abends noch ein kurzer Spaziergang etc.).

Bewegung durch Ortswechsel: Wechseln Sie Räume, Wege, Plätze etc., die mit Stress oder negativen Erlebnissen verbunden sind. Wählen Sie eine andere Besprechungssituation (statt im üblichen Konferenzraum in einem anderen Büro oder, noch besser: extern bei einem Mittagessen oder in einem Café). Nutzen Sie andere Unterrichtsmöglichkeiten in anderer Umgebung, am besten im Freien. Wechseln Sie Zimmer oder Schreibtisch, wenn Ihre Gedanken blockiert sind. Wählen Sie andere Fahrtstrecken, auf denen weniger aggressive Zeitgenossen unterwegs sind. Der Fantasie sind keine Grenzen gesetzt: Strategiewechsel bringen buchstäblich Bewegung in eingefahrene Prozesse. Der Zusatznutzen: Durch Ortswechsel und körperliche Aktivität wird der Kopf wieder frei für neue, zündende Ideen.

Training der Sinne: Stellen Sie nicht die Bewegung in den Vordergrund des körperlichen Trainings, sondern die *Wahrnehmung einzelner Körperteile und die Empfindungen* während der Bewegung. Erleben Sie bewusst während des Spaziergangs oder Joggens den Geruch der Luft, die Wärme der Sonne oder die Kälte des Herbsttags, den Regen auf der Gesichtshaut. Spüren Sie dem Wechselspiel der Muskeln in verschiedenen Körperteilen nach. Was sehen Sie unterwegs? Wie verändert sich die Landschaft im Lauf der Jahreszeiten? Wer auf diese Weise mehrmals pro Woche für einige Minuten bis zu einer Stunde unterwegs ist, erlebt Bewegung nicht als «Muss», sondern als Bereicherung und Entspannung bis hin zur Quelle für glückliche Gefühle und befreiende Gedanken. Wer dann Lust an regelmäßiger und noch ausgiebigerer Bewegung bekommen hat und nicht mehr darauf verzichten will, ist, vom Trick der kleinen Schritte ausgehend, einen großen Schritt vorangekommen, auf dem Weg heraus aus dem Burnout-Prozess.

Tief durchatmen: Neue Energie durch Regeneration

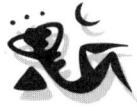 Wer erschöpft ist, braucht Erholung. Nach einer einmaligen, auch längeren Anstrengungsphase füllen ein verlängertes Wochenende oder ein wohlverdienter Urlaub die Energiereserven wieder auf. Nicht so bei Burnout. Hier genügen ein paar Tage oder Wochen nicht – Monate bis Jahre sind oft notwendig, um wieder aktiv sein zu können. Dennoch gibt es wirksame Mechanismen, die sich an der paläolithischen Lebensweise orientieren, bald erste Effekte zeigen und auch langfristig zum Schutz vor Burnout beitragen.

Nutzen Sie die Wirkung der Natur. Der Aufenthalt in einer möglichst ruhigen und vor allem naturnahen Umgebung wirkt sich positiv auf Konzentrationsfähigkeit, Gedächtnis, Schlaf und das Wiederherstellen körperlicher und geistiger Kraft aus (vgl. Kapitel III). Sich mindestens eine halbe Stunde pro Tag in der Umgebung von Bäumen, Wasser, Wiese, Wald, Feld etc. aufzuhalten, ist hilfreich. Wichtig ist die Wahrnehmung dieser natürlichen Elemente. Falls dies aufgrund von Geschäftsreisen, Konferenzen oder Ähnlichem nicht möglich ist, kann zu einem Notfallprogramm gegriffen werden: dem Blick aus dem Fenster auf die Landschaft, dem Betrachten von Naturfotos auf dem Bildschirm etc. Ein Ersatz für die natürliche Umgebung ist dies jedoch nicht – lediglich eine Überbrückung oder Ergänzung.

Atmen Sie tief durch: Die Atmung gehört zu den Grundfunktionen des Körpers. Über die Atmung wird Sauerstoff aus der Luft aufgenommen und zu Körperzellen transportiert, die dadurch Energie gewinnen. Die Freisetzung der Energie erfolgt über die sogenannte ‹Atmungskette› in den Mitochondrien der Zellen. Die Atemfrequenz spiegelt den körperlichen und geistigen Zustand wider: Wer erholt ist oder tief schläft, hat eine tiefe, gleichmäßige Atmung. Wer hektisch, panisch, gestresst ist, atmet schnell und flach. Daher heißt es auch, dass man bei nachlassender Belastung ‹aufatmet› oder ‹tief durchatmet›, wenn man neue Energie benötigt oder gerade Blockaden beseitigt hat.

Eine intensive Atmung war bei Jägern und Sammlern aufgrund der hohen Bewegungsaktivität üblich. Seit knapp 3000 Jahren werden Atemübungen im *Yoga* genutzt, um einen Zugang zu neuer Energie zu gewinnen. Modernere Ansätze nennen sich Atemtherapie und nutzen die gleichen Mechanismen. Erfahrungsgemäß wirken sich bereits zehn Minuten Tiefatmung täglich auf das Nervensystem entspannend aus. Bekannt ist z. B. die ‹wechselseitige Nasenatmung›, die nur mit Hilfe der Finger an jedem Ort und zu jeder Zeit durchgeführt werden kann. Sie beruhigt, entspannt, fördert die Verdauung und den Schlaf, lindert Kopfschmerzen, Ängste und Depressionen. An die Zusammenführung von Körper, entspanntem geistigen Zustand und Atem knüpfen auch *Qigong, Tai-Chi, Lachyoga* und *Autogenes Training* an.

Nutzen Sie natürliche Rhythmen von Anstrengung und Entspannung: Muskeln werden bei Jägern und Sammlern auf unterschiedliche Weise täglich trainiert, aber auch in den Erholungsphasen wieder entspannt. Daher ist regelmäßige Bewegung in der Natur mit nachfolgender Erholung und Ruhe die ideale Kombination. Wenn dies im Tageslicht erfolgt, sorgt das Lichtspektrum der Sonne (auch an wolkenverhangenen Tagen) für die Produktion stimmungsaufhellender Hormone bzw. Neurotransmitter. Die ‹Abkürzungsvarianten› sind *Massagen, Schütteln* von Gliedmaßen und *progressive Muskelentspannungsübungen* zur Lockerung der Muskeln, *Lichttherapie* mit Speziallampen, um die Wirkung des Sonnenlichts zu imitieren, und *Aromatherapie* mit Kräuter- und Blütenessenzen aus

Bitterorangen, Basilikum, Melisse, Lavendel oder Yiang-Yiang in Wannenbad oder Duftlampe, um so die Wirkung der Kräuter und Blüten in der Natur zu ersetzen. Individuelle Präferenzen bestimmen, welche Entspannungs- und Regenerationsform am besten passt. Die größte Übereinstimmung mit der paläolithischen Lebensweise und die meisten positiven Einflüsse erreicht man über den Aufenthalt und die Bewegung in der Natur und ihre sinnliche Wahrnehmung.

Nach der Tagesaktivität erreichen Menschen die größte äußere Ruhe und die beste Regeneration von Gedächtnisleistung und Konzentration durch *Schlaf*. Erholsamer Schlaf ist unentbehrlich und kein Zeichen von Schwäche. Im Gegenteil: Wie wir gesehen haben, sind Menschen mit ausreichend Schlaf die leistungsfähigeren und entspannten Zeitgenossen. Die Zeit ist also auch reif für einen Einstellungswandel gegenüber der Energiequelle Schlaf.

Talente nutzen: Selbstbewusstsein und Kreativität entfesseln

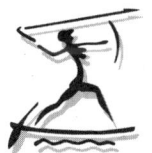 Oft wird betont, dass Burnout aufgrund von Überengagement und übertriebener Hilfsbereitschaft entstehe. Ähnlich wie bei AD(H)S geraten unter dieser Sichtweise wertvolle Talente in Misskredit. Wir haben gesehen, dass dies Eigenschaften sind, die das Phänomen verstärken können, aber nicht die eigentliche Ursache sind. Vielmehr gilt es, diese Talente bewusst wahrzunehmen, wertzuschätzen und ein entsprechendes Selbst-Bewusstsein zu entwickeln. Wie kann dies gelingen?

Entdecken Sie Ihre Talente: Nehmen Sie sich ein wenig Zeit und überlegen Sie sich, welche Eigenschaften zu Ihren besonderen Talenten zählen: Was konnten/können Sie gut? Wofür wurden/werden Sie besonders geschätzt? Wenn Ihnen auf Anhieb nichts einfällt: Versuchen Sie Raum und Zeit zu wechseln. Stellen Sie sich vor, Sie wären Mitglied einer Jäger-und-Sammler-Gruppe. Welche Position würden Sie dort einnehmen? Versierte Jägerin, erfolgreicher Sammler, geschickter Waffenexperte, gefeierte Höhlenmalerin, wirkungsvoller Heiler, mitreißende Geschichtenerzählerin … Lassen Sie einen Tag der Gruppe vor Ihrem inneren Auge ablaufen – und entdecken Sie Ihre Talente. Springen Sie wieder in die Gegenwart: Welche Eigenschaften werden kritisiert oder sehen Sie an sich selbst kritisch? In jeder solcher Eigenheit steckt auch eine Talentseite: Wer ‹überengagiert› ist, ist zugleich mitreißend, ‹Perfektionisten› sorgen für hohe Qualität bei der Umsetzung etc. Ergänzen Sie Ihre Talentliste mit diesen Eigenschaften. In diesem Prozess unterscheiden Sie auch bald zwischen eigenen Zielen, die Ihre Talente unterstützen, und fremden Zielen, die Ihre Talente missbrauchen. Damit ist der nächste Schritt nicht weit:

Entdecken Sie Ihre inneren Bedürfnisse: Einige Menschen nutzen den sinnlichen Zugang über Essen, Hautgefühl, Bewegung, Farben, Gerüche, Musikhören, Gesang, Musizieren etc., um wieder ein Gespür für ihre Bedürfnisse zu entwickeln. Andere wählen dafür Meditation oder Fantasie. Auch hier hilft gelegentlich die gedankliche Zeitreise zu unseren Vorfahren: Was müsste erfüllt sein, damit Sie sich in einer Jäger-und-Sammler-Gruppe wohlfühlen würden? Entscheidend ist die Erkenntnis: Jeder Mensch hat eine individuelle Wertung elementarer Bedürfnisse, eine eigene Rangfolge. Wie sieht Ihre Hitliste aus – Freiheit, Schutz, Existenzsicherung, Risiko ausleben, Gefühlsbetontheit, Ruhe? An welchen Körpersignalen können Sie festmachen, dass Ihre Bedürfnisse nicht erfüllt werden?

Entfesseln Sie Ihre Kreativität: Leben Sie Ihre Talente und Bedürfnisse. Jäger und Sammler sind Meister in der Bewältigung von Herausforderungen. Heutige Menschen sind ihre Nachkommen – mit den gleichen Voraussetzungen und ähnlichen Bedürfnissen. Was liegt näher als die Frage: «Wie würden es Jäger und Sammler machen?», wenn es darum geht, die eigenen Talente und Bedürfnisse zur Geltung zu bringen. Lassen Sie sich davon inspirieren und gehen Sie ungewohnte Wege – gedanklich und real.

Eigen oder fremd?
– Das entscheidende Wechselspiel der Interessen

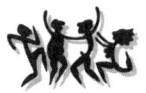 Wenn die Flut der Außenreize weniger Zugriff auf Ihre Persönlichkeit hat, weil Konzentration und Sinne auf die eigenen Talente und Bedürfnisse ausgerichtet sind, wenn neue Energie durch optimierte Ernährung, Muskelspiel und Regeneration entstanden ist, dann werden Blick und Kraft frei, um den Burnout-Prozess zu durchbrechen.

Eine der größten Schwierigkeit ist dabei, sich von vertrauten Handlungsmustern oder Zielen ablaufender Lebensphasen zu lösen und neue Wege zu wagen. Entscheidend ist daher die Frage: «Sind die angestrebten Ziele realistisch, zur Lebensphase passend und selbstbestimmt oder sind es fremde Ziele, die den eigenen Interessen entgegenstehen?»

Diese Frage ist überlebenswichtig – wie das Beispiel des Immunsystems zeigt: Fremde, schädliche Einflüsse werden von ihm erkannt und bekämpft. War die Abwehrreaktion erfolgreich, bleibt der Körper gesund. Wird der fremde Eindringling nicht erkannt oder stehen zu wenige Abwehrkräfte zur Verfügung, erkrankt der Organismus und läuft Gefahr, an der Infektion zugrunde zu gehen. Aber auch eine andere Art der Krankheit kann auftreten: die autoaggressive oder allergische, wenn durch eine Fehleinschätzung der eigene Körper bekämpft oder beschädigt wird. Analog kann Burnout durch beides entstehen: 1) durch Selbstzerstörung aufgrund von Fehleinschätzungen bzw. Zurückstellen des individuellen Wohlergehens hinter andere Ziele und 2) infolge von Fremdzerstörung durch Einflüsse, die nicht erkannt oder nicht ausreichend abgewehrt werden.

Der Sinn des Lebens – oder: Haben Tiere und Pflanzen Burnout?

Burnout-Betroffene empfinden ihr Leben oft als sinnlos. Aber was ist der Sinn des Lebens? Darüber haben sich schon viele kluge Menschen den Kopf zerbrochen. An dieser Stelle sei – da es sich um das Leben und damit um das ureigene Gebiet der Lebenswissenschaften, also der Biologie, handelt – eine biologische Erklärung formuliert.

Unter ‹Sinn› versteht man üblicherweise die Bedeutung eines sprachlichen oder anderen Symbols (z. B. eines Wortes) oder den Zweck einer Tätigkeit. Mit ‹Sinn des Lebens› ist der Zweck der Lebensprozesse gemeint, die Lebewesen ausmachen. Haben Pflanzen, Tiere und Menschen einen solchen Zweck? Charles Darwin hat diese Frage eindeutig beantwortet: Ja – es ist die *Fortpflanzung* des Organismus, d. h. *die bestmögliche Verbreitung der eigenen Gene*. Somit hat jedes Lebewesen als Sinn seines Lebens die Fortpflanzung, die allerdings nicht nur direkt, sondern auch indirekt stattfinden kann. Es gibt eine Vielzahl an Strategien, wie die Verbreitung der Gene erreicht wird, z. B. vegetative Vermehrung (Ausläufer einer Erdbeerpflanze), möglichst viele Nachkommen (Laich der Fische), wenige Sprösslinge, die besonders gut gehegt werden, und Sicherstellen zusätzlicher Ressourcen über Großeltern und/oder (kinderlose) Geschwister, wie dies bei Menschen vorkommt. Folglich haben alle Bakterien, Pilze, Pflanzen, Tiere (inklusive Mensch) einen Sinn des Lebens.

Intuitiv fehlt uns bei dieser Erklärung noch eine Komponente, wenn es um ein ‹gelungenes Leben› geht, denn die wenigsten fühlen sich als reine Genverbreitungsmaschinen. Und dieses Gefühl trügt nicht: Denn die optimale Fortpflanzung gelingt nur, wenn der Organismus keine reine Existenzsicherung (‹Dahinvegetieren›) betreibt, sondern das *individuelle Wohlergehen* sicherstellt. Die Aufzucht der Kinder und eine gelungene Partnerwahl erfordern einen Ressourcenüberschuss, der über das reine Überleben hinausgeht. Bei Menschen umfasst das individuelle Wohlergehen auch geistige Genüsse und gelungene soziale Interaktionen.

Es gibt jedoch andere Fortpflanzungsstrategien, die dem Individuum wenig Raum für Wohlergehen lassen. Agaven überleben als Pflanzen in trockenen Gebieten zwischen 4 und 100 Jahren und bilden, sobald günstige Bedingungen vorherrschen, einen mehrere Meter hohen Blütenstand zur maximalen Verbreitung der Samen aus. Sie sterben nach der Fruchtbildung sofort ab, d. h., alle Energie der Pflanze geht sofort in die Fortpflanzung, sobald es die Umweltbedingungen erlauben. Lachse verfolgen eine vergleichbare Strategie: Nach einer kurzen Lebensphase von wenigen Jahren wandern sie aus dem Meer zurück in die Quellgebiete von Flüssen, überwinden dabei Hindernisse mit oft meterhohen Sprüngen und sterben nach dem Ablaichen fast alle ab, da die Energiereserven aufgebraucht sind. Auch einjährige Pflanzen und Eintagsfliegen sind Beispiele für eine Energiemaximierung auf Fortpflanzung in kurzer Zeit, die zur Erschöpfung der Energiereserven und dem schnellen Tod des Organismus führt. Tiere und Pflanzen, die einer solchen Strategie folgen, kommen damit einem Burnout sehr nahe: Das individuelle Wohlergehen wird hinter den Zweck der Fortpflanzung zurückgestellt und nach Erreichung des Zwecks sind die Energiereserven so erschöpft, dass sich der Organismus davon nicht mehr erholt und stirbt.

> Burnout entsteht, wenn das individuelle Wohlergehen hinter einen anderen Zweck zurücktritt. Dies kann durch die betroffene Person selbst geschehen oder, da Menschen in sozialen Gruppen leben, auch durch Fremdinteressen gesteuert werden.

Die Kunst der Interaktion

Für Menschen hat sich das Leben in sozialen Gruppen als sehr erfolgreich erwiesen. So kann gemeinsames Jagen mehr Nahrung zur Verfügung stellen als das Jagdglück Einzelner. Das Aufteilen der Kinderbetreuung innerhalb der Erwachsenen- und Jugendlichengruppe verhilft ebenfalls zu größeren Ressourcen. Eine Gruppe, die gemeinsam gegen Tiere oder andere Menschengruppen kämpft, ist erfolgreicher als Individuen, wenn sie auf sich allein gestellt sind. Menschen sind also in der Lage, sehr gut zu kooperieren und sich damit einen Überlebensvorteil zu verschaffen. Die sehr aufwändige Betreuung und Erziehung ihrer Kinder bedingt zusätzlich, dass sich zwei Partner finden müssen, die diese Aufgabe gemeinsam über lange Zeit bewältigen – daher ist die Paarbindung bei Menschen sehr groß.

Aber diese soziale Struktur hat auch Nachteile: Innerhalb der Gruppe kommt Konkurrenz auf, wenn es um die Wahl des passenden Partners geht. Trotz aller Paarbindung kann es zu Affären kommen, daher nimmt Eifersucht bei Menschen einen großen Raum ein. Auch Eltern-Kind-Interessen sind häufig nicht identisch und trotz aller Vorteile des gemeinsamen Jagens und Sammelns kann es unterschiedliche Ansichten geben, die zu Auseinandersetzungen führen. So findet man bei Menschen nicht nur eine ausgeprägte Kooperationsfähigkeit, sondern auch die Bereitschaft zur – notfalls auch aggressiven – Auseinandersetzung. Beide Strategien sind geeignet, Eigeninteressen zu sichern. Ähnliches findet man bei unseren nächsten Verwandten im Tierreich, den Schimpansen und Bonobos. Beide Gruppen zeigen Kooperation, etwa Schimpansenmännchen, die ihr Gebiet gemeinsam gegen Nachbarmänner abschotten, oder Bonoboweibchen, die sich gemeinsam erfolgreich gegen Bonobomännchen durchsetzen. Dies gelingt den untereinander nichtverwandten Bonoboweibchen nur, weil aufgrund eines üppigen Lebensraums keine Nahrungskonkurrenz herrscht und gleichgeschlechtlicher Sex als Beschwichtigungsstrategie bei aufkommender Aggression eingesetzt wird. Schimpansen und Bonobos sind aber auch zu gnadenlosem Kampf fähig, z. B. durch die Verwendung von Knüppeln und Steinen (Schimpansenmänner) bis hin zum Töten von Säuglingen nicht verwandter Gruppengenossinnen oder zum Kampf gegen gruppeneigene Männchen (Bonoboweibchen). Welche Strategie gewählt wird, hängt von den Umweltfaktoren ab.

Auch bei heutigen Jägern und Sammlern fällt auf, dass sie sowohl kooperieren als auch ihre Aggression bei Konflikten deutlich formulieren und auch ausagieren. So werden einerseits !Kung-Kinder bei Konflikten beschimpft und bedroht, andererseits wird ihnen viel Freiraum zugestanden, und dennoch werden sie liebevoll umhegt. Erwachsene wie Kinder wählen eine deutliche Sprache bei gegenseitigen Beschimpfungen, werden teilweise auch handgreiflich – und sind doch immer wieder bemüht, Gemeinsamkeit herzustellen. Entscheidend ist, dass Jäger und Sammler in nahezu egalitären Gruppen leben, jedes Mitglied eine wichtige Position einnimmt, Tod und Krankheit Einzelner existenzbedrohend für die ganze Gruppe werden können und daher neben dem aktiven Ausleben der aufkommenden Aggressionen auch ein großes Maß an Vermittlung und gegenseitiger Hilfestellung geleistet wird. Es wäre daher heute wichtig, wieder eine Form und Sprache für Aggression und Interessenkonflikte zu entwickeln, die einerseits ein Ausagieren der Aggression und andererseits Kooperation ermöglicht.

Evolutionär gesehen hat sich an diesem Gleichgewicht der Kräfte Erhebliches geändert. Zum einen der *Quantität* nach: Die heutigen Gruppen sind deutlich größer geworden – und die Weltbevölkerung wächst täglich schneller. Zudem ist die *Qualität* der Gruppen im Vergleich zu Jäger-und-Sammler-Zeiten eine andere geworden: Anstelle von egalitären Verhältnissen leben moderne Menschen fast ausschließlich in hierarchischen Systemen. Dadurch ist es schwieriger geworden, das individuelle Wohlergehen sicherzustellen. Umso bedeutsamer ist es, auf die Signale zu achten, die darauf hinweisen, dass das Wohlergehen nicht ausreichend berücksichtigt wird.

Biologische Signale: Helfer in der Not

Der ‹Knackpunkt› im Burnout-Prozess sind die biologischen Warnsignale: Sie werden von den Betroffenen so lange wie möglich verdrängt oder sogar geleugnet (dies gilt sogar für einige der behandelnden Therapeuten, die behaupten, dass es keine «Warnleuchten» gibt). Dadurch kommt es zur Anstrengung bis über die biologischen Grenzen hinaus und damit letztlich zum körperlichen, geistigen und emotionalen Zusammenbruch. Der Verleugnung eigener Bedürfnisse liegen zwei verhängnisvolle Irrtümer zugrunde:

1. Die inneren Warnsignale werden als Feinde interpretiert: Die innere Stimme wird als Hemmnis gesehen, die verhindert, worauf man Lust hat. Warnsignale werden daher mit Willenskraft und Hilfsmitteln (wie Alkohol oder Medikamenten) niedergekämpft. Tatsächlich sind die biologischen Warnsignale jedoch die Repräsentanten eigener Bedürfnisse. Burnout ist letztlich der Aufschrei des Wohlergehen-Programms gegen die maßlose Missachtung der eigenen Bedürfnisse bzw. den Sinn des Lebens.

2. Das Ändern bisheriger Handlungsstrategien und Ziele wird als Schwäche, gar als Feigheit und Flucht gefürchtet und soll auf jeden Fall verhindert werden. Stattdessen ist der Wechsel von einer erfolglosen quantitativen Leistungssteigerungsstrategie auf eine erfolgreiche qualitative Lösungsstrategie die größere Leistung – und gelegentlich nur mit einem klugen Rückzug aus selbstzerstörerischem Verhalten zu erreichen. ‹Flucht› bzw. ‹Feigheit› bedeutet die Sicherstellung des (Über-)Lebensinteresses vor anderen Zielen und ist im Tierreich unverzichtbar und bewährt. Treffend bemerkt dazu der Evolutionsbiologe Franz M. Wuketits: «Wenn man sich vor Augen führt, wie viele Menschen schon ihr Leben wegen irgendwelcher dubioser Ziele verloren haben, Ziele, die noch dazu nicht sie selbst bestimmt haben, sondern die ihnen von Anderen aufgezwungen werden, dann ist es wirklich allerhöchste Zeit, Feigheit zu einer Tugend zu erheben» (Wuketits 2008, S. 154).

Das Ergebnis der evolutionsmedizinischen Betrachtung ist: Den Burnout-Prozess durchbricht nur, wer die biologischen Warnsignale bei Dauerstress wahrnimmt und seine Ziele und den dafür investierten Aufwand hinterfragt: Entsprechen sie tatsächlich den eigenen Bedürfnissen, führen sie zur Übereinstimmung von eigener Biologie und Biographie? Die Lebensweise und Einstellung eines ‹Lebenskünstlers› mag dazu inspirieren, über sinnliche Erfahrungen bei Ernährung, körperlichem Training, Regeneration und Interaktion die persönlichen Bedürfnisse wieder zu entdecken. Aber letztlich entscheidend bleibt: Nur wer realistische, eigene Ziele verfolgt, die im Einklang mit dem individuellen Wohlergehen stehen und der jeweiligen Lebensphase angepasst sind, kann ein Leben mit Lebenslust und Lebensqualität führen.

Goethe und dem Evolutionsbiologen Ernst Mayr ist dies nach ihren Erschöpfungsphasen gelungen. Auch Rossini verschaffte sich wieder einen Zugang zur Komposition – mit anderen und wahrscheinlich zu seiner zweiten Lebenshälfte besser passenden Stücken als heitere Opern. Der individuelle Weg aus der Burnout-Irrfahrt heraus mag jeweils verschieden und anstrengender geworden sein. Doch warum sollte er mit Hilfe des biologischen Wissens nicht auch heute glücken?

VI. Das PaläoPower-Prinzip

1. Der innere Kompass

«Unsere Wünsche sind Vorgefühle der Fähigkeiten, die in uns liegen, Vorboten desjenigen, was wir zu leisten imstande sein werden.»

So formulierte der Dichter und Naturforscher Goethe die Funktion unserer Wünsche (Goethe 1812, S. 430–431). Intuitiv folgen Menschen seit zwei Millionen Jahren ihren Wünschen, Vorlieben und Bedürfnissen. Heute wissen wir, dass genetische Programme die Basis dieses inneren Kompasses sind: *Gene* sind die Voraussetzungen und Vorboten dessen, was Menschen körperlich und geistig leisten können.

Sind Gene unser Schicksal?

Gene sind die Erfolgsprogramme der Vergangenheit, die in jeder unserer Zellen gespeichert sind. Sie steuern Körperbau, Stoffwechsel und Verhalten und setzen die äußeren Grenzen dessen, was ein Organismus kann bzw. verträgt (z. B. langsame oder schnelle Fettaufnahme).

Ihre Bewährungsprobe über zwei Millionen Jahre ist ein Garant für ihre Verlässlichkeit – unabhängig von aktuellen Trends, dem Wirrwarr an Ratschlägen und Interessen Dritter. Umweltbedingungen bestimmen die konkrete Ausprägung der genetischen Merkmale (z. B. über den Grad der körperlichen Bewegung das Gewicht). Gene sind daher genauso viel oder genauso wenig unser Schicksal wie die Umweltfaktoren, denen wir uns aussetzen.

Alle heutigen Menschen haben eine sehr ähnliche Genausstattung. Wann und wie kam es dazu? Fossile Belege zeigen, dass Menschen etwa zwei Millionen Jahre in Afrika als Jäger-und-Sammler-Gruppen lebten. Vor etwa 200 000 Jahren entstanden aus einer dieser afrikanischen Gruppen anatomisch moderne Menschen *(Homo sapiens)*, die sich vor ca. 80 000 Jahren von Afrika aus weltweit verbreiteten – die dritte globale Ausbreitungswelle nach *Homo erectus* und *Homo heidelbergensis*. Immer wieder kam es dabei zu genetischen ‹Flaschenhälsen›, d. h., die Populationen wurden so stark reduziert, dass die Zahl der Genvarianten sehr eingeschränkt wurde – daher sind Menschen heute genetisch äußerst ähnlich ausgestattet, auch wenn dies auf den ersten Blick nicht immer so aussieht.

Diese genetische Grundausstattung der Menschen ist so gut eingespielt, dass größere Veränderungen seit dieser Zeit kaum auftraten. Die schnellste bislang bekannte genetische Veränderung betrifft das *EPAS1*-Gen, welches sich in weniger als 3000 Jahren bei knapp 90 Prozent der Tibeter verbreitet hat, die in großer Höhe leben. Als Anpassung an die dortige Sauerstoffarmut erhöht EPAS1 die Anzahl der roten Blutkörperchen für den Sauerstofftransport. Üblicherweise brauchen genetische Anpassungen mehrere zehntausend Jahre – abhängig davon, wie groß ihr Vorteil in Bezug auf eine bestimmte Eigenschaft ist bzw. ihr Nachteil für andere körperliche Merkmale oder Verhaltensweisen. Demnach sind wir heute mit fast den gleichen Genen ausgestattet wie die Jäger und Sammler vor 50 000 bis 200 000 Jahren, d. h., wir tragen fast ausschließlich altsteinzeitliche (paläolithische) Gene in uns.

Rezepte der Altsteinzeit für das moderne Leben

Geraten etablierte genetische Programme und neue, stark veränderte Umweltbedingungen ins Ungleichgewicht, entstehen Krankheiten. Mit evolutionsbiologischem Blick erkennt man diese Fehlanpassungen – und neue Lösungswege. Inzwischen gibt es einige interessante Forschungsarbeiten und etablierte Fachliteratur zum Leben der Altsteinzeit-Menschen, zur Evolutionären Medizin und zu daraus ableitbaren Empfehlungen für das moderne Leben, speziell zu Ernährung und Bewegung. Einige Aspekte wurden dabei aber bislang nur gestreift oder noch gar nicht betrachtet: Das

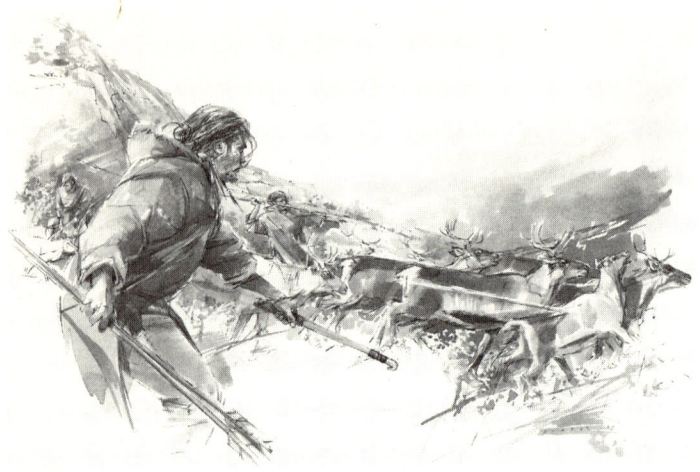

Abb. 12: «Mit der Speerschleuder auf Rentierjagd» – Alltagsszene aus der Altsteinzeit
vor ca. 20 000 Jahren von Benoît Clarys

menschliche Leben umfasst mehr als nur Ernährung und Bewegung. Hinzu gehören auch Regeneration, der Einsatz geistiger Talente und die Interaktionen in einer sozialen Gruppe, also die Lebensweise der Jäger und Sammler insgesamt. Die tatsächliche Fülle der Steinzeitkraft, die in Menschen genetisch verankert ist, kommt erst zum Tragen, wenn alle zentralen Lebensbereiche zusammen betrachtet werden.

Dies ist das PaläoPower-Prinzip: das optimale Zusammenspiel von Ressourcen, Training, Regeneration, Talenten und Interaktion nach Vorbild der Jäger und Sammler – für Gesundheit, Genuss und Wohlbefinden im modernen Leben.

Das PaläoPower-Prinzip betrachtet diese Lebensbereiche der Jäger und Sammler erstmalig umfassend und alltagsorientiert in Zusammenhang mit Gesundheit und Krankheit, in einer wissenschaftlich fundierten Verbindung zwischen Altsteinzeit und Moderne. Es geht dabei nicht um Steinzeitromantik und auch nicht um Showeffekte (wie bei Rohfleischessern und Baumstammwerfern in den

USA), sondern um einen *genussvollen und dennoch radikalen Wandel in unserer Einstellung zu Gesundheit und Qualität* – und um den *Mut, dem inneren (genetischen) Kompass zu vertrauen* und sich von äußeren Störfaktoren möglichst unabhängig zu machen.

Wie die nach aktuellem Stand des Wissens optimale Kombination menschlicher Gene und einer dazu passenden und förderlichen Umwelt aussehen könnte, zeigen die folgenden Unterkapitel ebenso wie die Erkenntnisse aus den Kapiteln II bis V. Wer sich daran orientiert, hält einen verlässlichen Kompass für alle Lebensphasen in der Hand.

2. Steinzeitkraft: Genussvolles Leben und Fitness

Gourmet-Menü statt Massenware

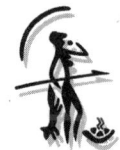 Welches sind die ursprünglichen menschlichen Nahrungsquellen, an die der Körper optimal angepasst ist? Die nächsten noch lebenden Verwandten der Menschen sind Schimpansen und Bonobos. Sie sind im Wesentlichen Frugivore, d. h. Fruchtfresser, jagen und fressen aber auch Tiere. Vor etwa sieben Millionen Jahren trennte sich die Abstammungslinie der Schimpansen und Menschen, als – bedingt durch eine Klimaveränderung – die Regenwälder durch offene Waldlandschaften und Grasland ersetzt wurden. Die Anpassung an die neue ökologische Nische hatte vielfältige Auswirkungen, z. B. die Entstehung des aufrechten Gangs und die Entwicklung neuer Ernährungsstrategien.

Bei unseren aufrecht laufenden Vorfahren aus der Zeit vor gut vier Millionen Jahren, den Australopithecinen («Südaffen»), findet man bereits eine gemischte Nahrung aus Früchten, harten Pflanzenteilen (Blättern, Samen), stärkehaltigen Speicherwurzeln und Speicherknollen sowie kleineren Tieren wie Muscheln, Krebsen und Insekten. Es bedeutet, dass die Abstammungslinie moderner Menschen auf den Verzehr pflanzlicher *und* tierischer Nahrungsquellen ausgerichtet ist (Allesfresser = Omnivore). Menschen gewinnen alle benötigten Nährstoffe über eine große Vielfalt an Nahrungsmitteln, d. h., sie verfolgen ein *Nährstoffoptimierungsprogramm*, das sowohl Pflanzen als auch Tiere nutzt. Rein pflanzliche Ernährungsstrategien haben sich bei Menschen evolutionär nicht durchgesetzt.

Seit etwa 2,5 Millionen Jahren wird *Fleisch* von Menschen und ihren Vorfahren als Nahrungsquelle genutzt (das systematische Essen von Aas ist aufgrund des empfundenen Ekels, der unverträglich hohen Histaminmengen und bakterieller Toxine sehr unwahrscheinlich). Der älteste Nachweis des Schlachtens und Ausweidens von Land- wie Wassertieren stammt aus der Zeit von vor 1,95 Millionen Jahren. Dies war die Basis für die Gehirnentwicklung unserer Vorfahren, denn Fleisch liefert Protein und Fett – jene beiden Substanzen, aus denen das menschliche Gehirn zu etwa 90 Prozent besteht, wenn man vom Wasseranteil absieht.

Der ungefähr gleichzeitige zweite entscheidende Schritt war die Erfindung des *Kochens*. Beides machte den Übergang zur Gattung *Homo*, den echten Menschen, vor etwa zwei Millionen Jahren möglich. *Homo erectus* als einziger ‹kochender Affe› war nun in der Lage, sich neue und energiereichere Nahrungsquellen zu erschließen, denn Kochen zerstört Gifte, macht in rohem Zustand ungenießbare Pflanzen genießbar, schützt vor dem Verderben der Nahrungsmittel und erhöht die Energiezufuhr. Im Lauf der menschlichen Evolution nahmen das Gehirnvolumen und die Vernetzung bestimmter Gehirnbereiche zu – verbunden mit einem sehr hohen Energiebedarf. Menschen waren daher darauf angewiesen, energiereiche Nahrungsquellen zu finden (vor allem Fett aus Fleisch, Fisch und Nüssen) und Nahrung, die schnell Energie zur Verfügung stellt (vor allem einfache Kohlenhydrate aus Früchten). Sie haben daher im Lauf der Evolution nicht nur ein Nährstoff-Optimierungsprogramm, sondern auch ein *Energiemaximierungsprogramm* verankert und Geschmacksvorlieben für Süßes, Fettreiches, Gekochtes und Fleisch entwickelt.

Die Gourmet-Speisekarte der Jäger und Sammler

Was stand auf dem Speiseplan unserer Vorfahren? Die Frage ist deshalb von Bedeutung, da unser Stoffwechsel noch immer auf diese Nahrungsmittel programmiert ist. Es gibt eine Vielzahl archäologisch belegter Nahrungsquellen der Altsteinzeit, deren Nutzung abhängig von Region, Jahreszeit bzw. Großklima war (vgl. Kapitel I): *Früchte:* z. B. Beeren, Wildapfel, Dattel, Kirsche, Traube; *Blätter, Stängel und Blüten* (als Gemüse, Salat oder Kräutertee): z. B. Lattich (Vorform des Gartensalats), Lauch, Löwenzahn, Sauerampfer, Wildkohl; *Nüsse:* z. B. Haselnuss; *Samen:* z. B. Lein, Senf, Erbse, Kichererbse; *Kräuter; Wurzeln und Speicherknollen:* z. B. Rettich, Radieschen, Schwarzwurzeln, Wiesen-Knöterich («Eskimo potato»); *Gräser:* z. B. Hirse, Reis; *Fleisch:* z. B. Pferd, Rind, Mammut, Hase, Gans, Ente, Schildkröte, Krokodil (Muskelfleisch, Innereien, Mark und Gehirn); *Fisch:* z. B. Lachs, Wels, Saibling, Forelle; *Weichtiere:* z. B. Weinbergschnecke; *Meeresfrüchte:* z. B. Auster, Venusmuschel; *Vogeleier (nur im Frühjahr!):* z. B. vom Auerhuhn; *Süßmittel:* Honig; *Getränke:* vor allem Wasser und ‹Kräuter-/Früchtetees›, selten Honigwein (Met), Beerenwein.

Sogar über die Zusammensetzung der Makronährstoffe lässt sich aufgrund verschiedener Untersuchungen bei heute noch lebenden Jägern und Sammlern eine ungefähre Aussage machen. Zwar findet sich eine große Schwankungsbreite, je nach Region und Klima, dennoch lässt sich ein Durchschnitt angeben, der der Region und dem Klima der afrikanischen Jäger und Sammler vor etwa 150000 Jahren entspricht (ganz analog zu Durchschnittsangaben, die heute für Ernährungsgewohnheiten für z. B. westliche Industrienationen gemacht werden – auch wenn sich die Zusammensetzungen regionsspezifisch unterscheiden und individuell völlig anders aussehen können). Aus der derzeit zur Verfügung stehenden Literatur ergibt sich folgendes Bild: Etwa die Hälfte (oder etwas mehr) der Nahrungsquellen war *tierischen* Ursprungs als wichtige Protein- und Fettressource für das Gehirn. Die andere Hälfte bestand aus *pflanzlichen* Quellen als Lieferanten für Mineralstoffe, Vita-

mine, sekundäre Pflanzenstoffe und Kohlenhydrate. Je ca. ein *Drit-*
tel der Energie stammten aus Kohlenhydraten, Fett und Proteinen.
Dies steht im deutlichen Kontrast zur aktuellen Ernährungsweise,
wie sie in der nationalen Verzehrsstudie II im Jahr 2008 erhoben
wurde bzw. von der Deutschen Gesellschaft für Ernährung (DGE)
empfohlen wird:

	Kohlenhydrate	Protein	Fett
Altsteinzeit	ca. 33%	ca. 33%	ca. 33%
Deutschland 2008	46%	14%	36%
Empfehlung der DGE	55–60%	10–15%	30%

In der Summe entspricht die Speisekarte unserer Vorfahren also einem ausgewogenen Gourmet-Menü: Ganz anders als landläufig
angenommen wird, bestand sie nicht aus Insekten und Moos, sondern aus einer abwechslungsreichen, hochwertigen Feinschmecker-
küche.

Neolithische Revolution: Massenhaft Milch, Brot und Not

Mit dem Ende der letzten Eiszeit vor ca. 10 000 Jahren setzte eine
gewaltige Veränderung ein, die sowohl den Lebensstil als auch die
Ernährung der Menschen radikal änderte: Die halbnomadischen
Jäger und Sammler wurden sesshaft und stellten als Ackerbauern
und Viehzüchter ihre Ernährung auf Nahrungsmittel um, die bis
dahin gar nicht oder nur in minimalen Mengen aufgenommen worden waren. Dies waren glutenhaltige Getreide (Weizen, Gerste,
Emmer, Einkorn, Roggen, Hafer, Dinkel) sowie Milch und Milchprodukte (Joghurt, Butter, Sahne, Käse). Vor etwa 8000 Jahren wurde die Gewinnung von Salz möglich, vor ungefähr 7500 Jahren
gelang die Domestikation von Mais, seit ca. 5000 bis 6000 Jahren
werden Pflanzenöle gepresst und kristalliner Zucker wird seit
2500 Jahren als Süßquelle genutzt.
    Diese entscheidende Änderung in der Lebens- und Ernährungs-
weise wird als ‹Neolithische Revolution› bezeichnet (neo-lithisch

= jung-steinzeitlich, im Gegensatz zu paläo-lithisch = alt-steinzeitlich). Die neuen, besonders energiereichen Nahrungsquellen ermöglichten ein starkes Bevölkerungswachstum, und lange Zeit nahm man an, dass Ackerbau und Viehzucht auch ein Schritt in Richtung verbesserter Gesundheit waren. Entsprechend überraschend waren die Forschungsergebnisse von Paläopathologen, nach denen sich Jäger und Sammler einer deutlich besseren Gesundheit erfreuten als Ackerbauern und Viehzüchter. Nach Einführung von Ackerbau und Viehzucht findet man an Skeletten und Zähnen der Menschen deutliche Zeichen einer Gesundheitsverschlechterung und Abnahme der Lebensqualität.

Ackerbauern und Viehzüchter haben im Vergleich mit Jägern und Sammlern eine geringere Körpergröße, ein weniger robustes Skelett, poröse Schädeldecken und Augenhöhlen, Ausdünnung der Röhrenknochen, Veränderungen an Schädelbasis und Beckeneingang, Zahnschäden, starke Belastung durch Krankheitserreger und eine geringere Lebenserwartung. Dies ist im Wesentlichen auf Mangelernährung, größere Hungerperioden, geringere körperliche Aktivität und eine erhöhte Zahl an Infektionskrankheiten aufgrund der höheren Bevölkerungsdichte zurückzuführen. Die einzige sichtbare Entlastung für die Körper der Bauern war eine geringere *maximale* Kraftanstrengung, die sie zu leisten hatten – was jedoch nicht bedeutet, dass sie insgesamt weniger gearbeitet hätten. Im Gegenteil, der Vergleich mit heutigen Jägern und Sammlern zeigt, dass Bauern weniger freie Zeit zur Verfügung haben.

Heute sind chronische, ernährungsbedingte Erkrankungen die Haupttodesursache. Demgegenüber findet man bei heute lebenden Jägern und Sammlern und bei frei lebenden Säugetieren keine Anzeichen für Gefäßverengung, Schlaganfall und Herzinfarkt. Sie können aber bei Tieren experimentell über eine nicht artgerechte Ernährung erzeugt werden – und bei Menschen werden sie parallel zur Urbanisierung beobachtet.

Gefäßverengung ist keine moderne Erscheinung, sondern schon bei den ersten auf Landwirtschaft beruhenden Hochkulturen zu finden. Dies belegen computertomographische Analysen altägyptischer Mumien: Mehr als die Hälfte der untersuchten Mumien zeigte Atherosklerose, bei den über 45-Jährigen sogar fast 90 Prozent. Da es sich bei allen Mumien um ehemalige Mitglieder des Pharaonenhofes oder Priester/innen handelt, kann man davon ausgehen, dass ihnen die beste Nahrung zur Verfügung stand – und dennoch waren diese neolithischen Nahrungsquellen vor 3500 Jahren bereits ein Risikofaktor für Herzinfarkt und Schlaganfall.

Weitere Gesundheitsprobleme durch heutige Ernährung sind Allergien, Nahrungsmittelunverträglichkeiten und AD(H)S. Zu deren Hauptauslösern zählen neolithische Nahrungsmittel wie glutenhaltiges Getreide und Milch bzw. eine Überlastung mit viel zu großen Mengen paläolithischer Nahrungsquellen (Hühnerei, Fruchtzucker). Demgegenüber findet man so gut wie keine Unverträglichkeitsreaktion auf typische Jäger-und-Sammler-Nahrungsmittel: Fleisch- oder Salatallergien sind extrem selten.

Nicht jede altägyptische Mumie zeigt Gefäßverengung, nicht alle Menschen leiden unter Durchfällen oder Allergien, wenn sie Milch- oder Getreideprodukte zu sich nehmen. Aber für viele Menschen können die neolithischen Nahrungsmittel problematisch sein. Es geht also nicht darum, grundsätzlich auf die neuen Nahrungsmittel zu verzichten, sondern sie aufgrund des evolutionsmedizinischen Wissens individuell genau zu prüfen: Milch, glutenhaltige Getreide und alle typischerweise in großen Mengen verzehrten Nahrungsquellen (z. B. Hühnerei, Mais) sollten mit Vorsicht und nur in individuell auf Verträglichkeit getesteten Mengen genossen werden. Die üblichen Ernährungsempfehlungen zu möglichst umfassendem Verzehr von ‹gesunder Milch› und ‹vielen, ballaststoffreichen Getreideprodukten› sind, wie wir gesehen haben, für viele Menschen schädliche Ratschläge. Sie grenzen sogar an mutwillige Körperverletzung, denn die Problematik der verschiedenen Unverträglichkeiten und Allergien auf Milch und bestimmte Getreidesorten ist in Fachkreisen längst bekannt.

Worin liegt das Interesse, solche Nahrungsmittel trotzdem zu forcieren? Kulturgeschichtlich interessant ist, dass mit der Sesshaftigkeit auch ein starkes Bevölkerungswachstum einsetzte und sich hierarchische Gesellschaften ausbildeten. Parallel dazu beobachtet man einen deutlichen Unterschied in der Nahrungsmittelauswahl für Ober- und Unterschichten: Während sich die oberen Schichten bis in die Moderne hinein mit hochwertigeren Nahrungsmitteln wie (Wild-)Fleisch, frischem Obst und Gemüse der Saison und exklusiven Gewürzen versorgten, wurden die Massen hauptsächlich mit günstigem Brot und Getreidebrei abgespeist. Schon im antiken Rom nutzte man dies für die Speisung der mehrere hunderttausend Personen umfassenden Stadtbevölkerung über ‹Brot und Spiele›. Im Mittelalter lebten die Unter- und Mittelschichten von Brot, etwas Gemüse und Früchten – Brombeeren, Senf, Wein etc. waren hingegen an die Klöster abzuliefern, in denen auch die Schweine gehalten wurden, während das Gros der Bevölkerung vegetarisch lebte. Auch bei den europäischen Fabrikarbeitern Mitte des 19. Jahrhunderts lebte die untere Schicht von Brot, Hafermehlbrei und Kartoffeln – die etwas besser Bezahlten konnten sich Speck, Käse und in besonderen Fällen auch einmal Fleisch leisten.

Bis heute werden Subventionen für Getreideanbau und Milchproduktion gezahlt oder es wird der Schulmilchabsatz durch Aktionsprogramme von Landwirtschaftsministerien aktiv gefördert – zur Existenzsicherung der Landwirte, verbunden mit dem Hinweis auf eine angeblich gesunde Pausenernährung. Ob der dennoch schleppende Milchverkauf in Schulen wirklich nur an fehlenden Hausmeistern, unattraktiven Einwegverpackungen und beliebteren Cola-Getränken liegt und nicht doch auch am zunehmenden Bewusstsein, dass nicht jede/r ‹gesunde Milch› verträgt, bleibt vorerst offen. Tatsache ist: Die neolithischen Nahrungsmittel sind für viele Menschen problematisch.

Die Industrielle Revolution frisst ihre Kinder

Saturn, der römische Gott des Ackerbaus, fraß aus Angst vor seiner Entmachtung die eigenen Kinder. Diese Sage inspirierte einen der führenden Köpfe der Französischen Revolution, Pierre Vergniaud, kurz vor seiner Hinrichtung angeblich zu dem Ausspruch: «Die Revolution ist wie Saturn, sie frisst ihre eigenen Kinder.» Ähnliche Folgen zeigt auch die Industrielle Revolution, die im 19. Jahrhundert begann, kulturgeschichtlich als ein ähnlicher Umbruch wie die Neolithische Revolution bewertet wird und vor allem in den letzten 60 Jahren zu einer stark beschleunigten Entwicklung der industriellen Nahrungsmittelproduktion führte.

Dazu zählt auch der Zugang zu großen Mengen an Salz, kristallinem Zucker und Pflanzenölen. So werden heute im Jahresdurchschnitt jährlich 70 kg Zucker pro Person gegessen – eine hohe Menge im Vergleich zu den Honigmengen der Jäger und Sammler –, die Aborigenes in Australien verzehren davon 2 kg pro Jahr. Durch Aufbereitungsverfahren wie Ausmahlen von Mehl und Raffinieren von Öl und Zucker werden viele Nährstoffe entfernt, die früher Bestandteil der Nahrung waren, oder es entstehen Substanzen, die natürlicherweise nicht vorkommen (z. B. Transfettsäuren).

Im frühen 20. Jahrhundert begann die Massentierhaltung. Die Entdeckung, dass man große Tiermengen sehr günstig auch in geschlossenen Räumen halten kann, wenn man mit Futtermittelzusätzen, Antibiotika und billig zur Verfügung stehendem Getreide statt Gras von der Weide arbeitet, ermöglichte die industrielle Erzeugung von günstigem Fleisch und Hühnereiern. Weitere Züchtungen führten seit den 1980er Jahren zu Masthennen und Mastschweinen, deren Muskeln (Fleisch) schneller wachsen als das Skelett, was zu Deformationen und Krankheiten bei der großen Mehrheit der Tiere führt. Es geht um möglichst kostengünstige Produktion – und dies ist auch mit kranken und nicht artgerecht gehaltenen Tieren möglich, deren Nährstoffgehalt nicht mehr mit den Wildtieren der Altsteinzeit vergleichbar ist und deren Fleisch daher nachträglich mit Geschmacksverstärkern aufgepeppt werden muss. Ähnliches gilt auch für den industriellen Fischfang. Hinzu kommt, dass es nur noch wenige Fisch- und sehr wenige Fleischsorten gibt, die als Nahrungsquelle genutzt werden, da die ursprüngliche Vielfalt extrem reduziert wurde.

Aber wer sich als Vegetarier oder Veganer auf der sicheren Seite wähnt, irrt. Auch bei den Zuchtpflanzen hat eine starke genetische Verarmung stattgefunden. Von geschätzten 350 000 Pflanzenarten sind etwa 80 000 essbar, aber es werden nur 150 Arten aktiv kultiviert – und gerade mal 30 Pflanzenarten machen 95 Prozent der

Ernährung der Weltbevölkerung aus. Dabei handelt es sich um Hochleistungssorten, die schnell wachsen, Resistenzgene gegen ‹Pflanzenschutzmittel› tragen, einfach zu verarbeiten und zu lagern sind und so eine hohe Produktivität ermöglichen. Zudem ist der Nährstoffgehalt der Industriepflanzen wesentlich geringer als der der Wildpflanzen (vgl. Kapitel II).

Die Weltbevölkerung lebt seit 10 000 Jahren nicht mehr von Blatt- und Wurzelgemüse, Früchten, Samen, Fleisch und Fisch, sondern bezieht im Wesentlichen ihre Energie aus Zucker, Getreide, stärkehaltigen Nahrungsmitteln und Milchprodukten. Nach aktuellen FAO-Daten für 2008 führen die folgenden Nahrungsmittel die Hitliste der Produktionsmengen an: Zuckerrohr, Mais, Reis, Weizen, Kuhmilch. Die stärkehaltigen Produkte Mais, Weizen und Reis stellen zusammen über 70 Prozent der weltweiten Gesamtproduktion. Damit steigt die Abhängigkeit von sehr wenigen Nahrungsquellen – und das Risiko von Hungersnöten. Bei Jägern und Sammlern besteht eine solche Abhängigkeit nicht – wie das Beispiel der !Kung zeigt, die sich von 85 essbaren Wildpflanzen ernähren und kaum Ernährungsengpässe kennen, während von 1845 bis 1850 etwa eine Million Iren aufgrund von Kartoffelmissernten verhungerten.

In den 1950er Jahren kamen Selbstbedienungs-Supermärkte auf, mit einem Komplettangebot an Nahrungsmitteln in Form von fertig abgepackter Ware. Die Einführung elektrischer Haushaltsgeräte in den 1960er Jahren und eine neue Vorratshaltung durch Kühlschränke und Tiefkühler führten zu einer großflächigen Verbreitung von Fertiggerichten und Tiefkühlkost für den Hausgebrauch. Ab den 1970er Jahren kamen entsprechende Außer-Haus-Angebote durch Fastfood-Ketten auf – verbunden mit der Vereinheitlichung des Geschmacks. Die Industrienahrung enthält als wesentliche Bestandteile Hilfsstoffe für die Produktion und Zusatzstoffe zur Verbesserung von Aussehen, Geschmack und Lagerfähigkeit. Wie wir in Kapitel II gesehen haben, kommt es in Verbindung mit übernormalen Reizen zu einem systematischen Betrug der menschlichen Sinne und zu einer Fehleinschätzung, welche Nährstoffe und Zusatzstoffe aufgenommen werden oder fehlen, d. h. letztlich zu

einer Mangelernährung, die auch nicht mit Medikamentenbeimi-
schung (‹Pharmafood›) repariert werden kann.

Nahrungsmitteldesign und Käse- oder Fleischimitate schaffen
maximale Distanz zwischen ursprünglichen Lebensmitteln, an die
der Körper der Jäger und Sammler angepasst ist, und heutigen
Nahrungskunstprodukten. So ist es kein Wunder, dass viele Menschen Lust und Genuss beim Essen verloren haben. Zusätzlich
sorgen Nahrungsmittelskandale dafür, dass Lebensmittel verekelt
werden: Maden im Fisch, Rinderwahnsinn, Gammelfleisch und
von EHEC-Bakterien befallene Sprossen strapazieren neben den
ganz ‹normalen› Billigprodukten aus Massentierzucht und Pflan-
zenzuchtindustrie das Qualitätsbedürfnis, Wohlbefinden und die
Gesundheit.

Die Lösung kann aber nicht darin liegen, die Geruchs- und Ge-
schmackssinne «weniger [zu] trainieren, da uns die Prüfung der
Nahrung auf Verträglichkeit in der Regel von staatlichen Stellen abgenommen wird», wie Michael Madeja meint (S. 71–72). Abgesehen
davon, dass eine solche Haltung nicht vor Krankheiten schützt und
auch keine Qualität garantiert, leistet Delegation von Verantwortung an staatliche Stellen nur dem unreflektierten Gebrauch von
Tütensuppen und ähnlichen Fertigprodukten Vorschub. Auch ändert die Beschränkung auf bestimmte Nahrungsmittelgruppen, wie
sie von Vegetariern, Veganern und Frutanern praktiziert wird, nur
wenig an der industriellen Nahrungsproduktion.

Die derzeitige Ernährung hat deutlich negative Auswirkungen auf den menschlichen Stoffwechsel und die Funktion einzelner Organe. Die Konsequenz ist eine besonders hohe Anfälligkeit
für chronische Erkrankungen, Allergien und Unverträglichkeiten, Krebs, Zuckerkrankheit – und daher seit dem Jahr 2000 auch
ein Trend zu einer sinkenden Lebenserwartung bei den unter
54-Jährigen in den USA.

So, wie die Menschen- und Bürgerrechte als Errungenschaften
der Französischen Revolution erhalten und verteidigt werden, so
sollten auch die Vorteile der Moderne für die Ernährung bewahrt
werden – allerdings nicht um den Preis der Zerstörung der Gesundheit und des Lebensraums. Eine Rückkehr zur Lebensform der Jä-

ger und Sammler ist nicht gewollt und auch nicht möglich, wohl aber eine Besinnung auf die natürlichen Bedürfnisse der Menschen und eine am modernen Alltag angepasste Umsetzung mit bestmöglicher Qualität.

PaläoPower auf den Tisch: Verführungen zu genussvoller Fitness

Lässt sich aus den bisherigen evolutionsbiologischen Erkenntnissen eine konkrete Ernährungsempfehlung ableiten, die den natürlichen Bedürfnissen der Menschen entspricht und zugleich fitness- und gesundheitsförderlich ist? Dies wird von einigen Ernährungswissenschaftlern bestritten: «Mit Ausnahme der Fokussierung auf eine energetisch hochwertige, nährstoffreiche Kost lässt sich keine Spezialisierung auf bestimmte Lebensmittel, ein charakteristisches Pflanzen-Tier-Verhältnis oder eine definierte Makronährstoffverteilung erkennen. Entsprechend ist keine empirisch begründete Aussage dazu möglich, wie die vielfach als ‹artgerecht› propagierte ‹Steinzeiternährung› im Detail beschaffen war», behauptet etwa Alexander Ströhle (2009).

Natürlich finden sich Schwankungen bezüglich der Kohlenhydrat-, Fett- und Eiweißaufnahme bzw. des Anteils an tierischer und pflanzlicher Nahrung, wenn man sich die Daten zu Jägern und Sammlern im Verlauf von über 200000 Jahren und rund um den Globus ansieht. Dies ist nicht verwunderlich, sondern zu erwarten. Auch individuell schwankt der Nährstoffbedarf, je nach Alter, Geschlecht und besonderen Lebenslagen wie Schwangerschaft oder besonderer körperlicher Anstrengung. Diese natürlichen Variationen sollten aber nicht dazu verleiten, vorzeitig aufzugeben, da es durchaus möglich ist, sich auf einen bestimmten Zeitraum oder eine bestimmte Region zu beziehen – so wie wir auch heute eine ‹typische Ernährung der Industrienationen› definieren, selbst wenn sie regional und individuell sehr unterschiedlich sein kann. Nach bisheriger Datenlage lassen sich durchaus sehr genaue, grundsätzliche Muster einer paläolithischen Ernährungsweise nachweisen: Jäger und Sammler

- haben sich *omnivor* ernährt: ein Minimum von 3 bis 6 Prozent tierischem Anteil an der Nahrung ist immer nachzuweisen, in der Regel war der Anteil deutlich höher (50 bis 67 Prozent), in Extremfällen lag er sogar bei 100 Prozent;
- *erhitzten* ihre Nahrung, d. h., sie waren keine Rohkostesser, sondern Köche und Grillmeister;
- nahmen *mehr Energie* und eine höhere Nahrungsmenge auf als heutige Menschen – und waren aufgrund der hohen Bewegungsaktivität dennoch schlank und muskulös;
- besaßen eine *sehr große Vielfalt* an Nahrungsquellen aus natürlichem Umfeld, keine schnell gemästeten oder hochgezüchteten Sorten;
- kannten *keine Milch* als Nahrungsquelle nach dem Abstillen;
- verwendeten *minimale Mengen an glutenhaltigen Gräsern, keine der heutigen Getreidesorten;*
- hatten *nur saisonal* und in begrenzten Mengen Zugang zu *Eiern verschiedener Vögel*, während heute ganzjährig große Mengen an Hühnerei in einer Vielzahl an Produkten gegessen werden;
- nahmen *deutlich weniger Kohlenhydrate* auf, vorwiegend aus *mikronährstoff- und ballaststoffreichen* Blättern, Stängeln, Wurzeln, Früchten (kein Getreide);
- hatten einen *deutlich höheren Proteinanteil* in ihrer Nahrung;
- nahmen ähnliche Fettmengen wie heutige Menschen zu sich, aber mit einer *antientzündlichen Fettsäurezusammensetzung*, keine entzündlichen Fettsäuren oder künstlich hergestellten Fette (Transfette);
- hatten eine *hohe Aufnahme an schützenden Pflanzenstoffen*, da eine vielfältige, ursprüngliche Pflanzenwelt zur Verfügung stand;
- nutzen *Honig* als Süßungsmittel, keinen raffinierten Zucker;
- hatten eine *geringere Salzaufnahme* (heute wird vielfach Salz als Geschmacksverstärker in Fertig- und Billigprodukten zugesetzt);
- kannten *begrenzte Alkoholmengen* in Form von Honigwein (Met) und Fruchtweinen, jedoch *keine destillierten Spirituosen* (Schnaps etc.);

- waren *keinen verarbeiteten Produkten und keinem Betrug der Sinne* ausgesetzt, keinen Hilfs- und Farbstoffen, Geschmacksverstärkern, Konservierungsmitteln etc. aus industrieller Produktion.

Allein diese qualitativen Unterschiede zeigen bereits, wie groß der Unterschied zwischen altsteinzeitlicher und heutiger Nahrung ist. Ein fachwissenschaftlicher Streit um einzelne Prozentpunkte bei der Kohlenhydrat- oder Eiweißverteilung geht an der eigentlichen Problematik vorbei. Denn man sollte schon die Diskussion führen, ob Menschen als ‹Allesfresser› tatsächlich alles essen können – und müssen. Drei Beispiele mögen dies illustrieren. ‹Allesfresser› bedeutet nicht, dass grundsätzlich alle Art der Nahrung in Frage kommt: Menschen können kein Gras verwerten, weil ihnen die dazu notwendigen Darmbakterien fehlen – und Menschenbabys haben kein Interesse an Mist als Nahrungsquelle, im Gegensatz etwa zu den Larven der Mistkäfer. Bekanntermaßen ist auch der Versuch gescheitert, mit Tiermehl (aus Kadavern verendeter oder kranker Tiere) vegetarisch lebende Rinder zu mästen. Dies ist weder den Rindern bekommen – sie litten daraufhin an ‹Rinderwahnsinn› – noch den Menschen, die höchstwahrscheinlich durch Verzehr dieses Fleischs die neue Variante der Creutzfeld-Jakob-Erkrankung entwickeln, eine tödlich verlaufende Degeneration des Gehirns.

Tatsache ist: Es gibt eine natürliche und *artgerechte Ernährung für jeden Organismus*: z. B. Gras (statt Tiermehl, Soja oder Mais) für Rinder; Eicheln, Pilze, Insekten und Bucheckern (statt Getreidekraftfutter mit Süßstoffen) für Schweine – und die paläolithische Ernährungsweise (statt Industrieprodukten mit Hilfs- und Ersatzinhalten) für Menschen.

Natürlich wird unter Extrembedingungen wie Wüsten, Polarregionen oder großen Höhen die Ernährung auf bestimmte Nährstoffe spezialisiert oder reduziert. Damit kann man überleben, aber nicht unbedingt die bestmögliche Gesundheit erhalten. Schließlich bedeutet eine artgerechte Ernährung auch nicht, dass man Menschen generell mit dem gerade noch Lebensnotwendigen ernähren sollte (z. B. ‹Wasser und Brot› für Gefangene oder Getreidemast statt Gemüse, Obst und hochwertiger Proteinquellen). Wenn man dauerhaft den Optimalbereich verlässt oder gar über die biologischen Grenzen hinausgeht, kommt es zu gesundheitlichen Schäden – heutige Zivilisationskrankheiten führen uns dies klar vor Augen.

Ein besonders interessantes Beispiel: Es mehren sich Studien, die Fleischverzehr mit bestimmten Krebsarten und Entzündungen in Verbindung bringen. Die derzeitige Schlussfolgerung ist: Fleisch ist ungesund. Aber wie kann dies sein, wenn doch Jäger und Sammler beträchtliche Fleischmengen gegessen haben und bei ihnen kein Krebs und entzündliche Erkrankungen nachweisbar sind? Die Auflösung ist relativ einfach, wird jedoch kaum wahrgenommen: Es ist nicht Fleisch an sich, sondern das Fleisch aus Massentierhaltung und industrieller Verarbeitung, welches gesundheitliche Probleme auslöst. Denn in diesen Produkten fehlen die nützlichen Omega-3-Fettsäuren aufgrund falscher Fütterung und es werden gesundheitsschädliche Zusatzstoffe beigemischt (Antibiotika, Hormone etc.). Insofern sind diese Studien ein Beleg dafür, dass uns schlechte Nahrungsqualität tatsächlich schadet, und ein Argument *für artgerecht ernährte* Tiere (Biofleisch oder Wildtiere) und für *hochwertige* Verarbeitung. Denn Fleisch gehört zur artgerechten Ernährung der Menschen – jedoch in ursprünglicher Qualität und nicht aus Billigproduktion oder aus der Retorte.

Auch die Qualität von Biopflanzen im Vergleich mit konventioneller Produktion wird schon seit längerer Zeit untersucht. Aktuelle Studien zeigen, dass der Nährstoffgehalt in Bioprodukten tatsächlich höher ist als in konventionellen Produkten, z. B. bezüglich sekundärer Pflanzenstoffe wie Polyphenole und des antioxidativen Profils.

Letztlich sollte jeder individuell testen, welche Nahrungsmittel Wohlbefinden und Gesundheit vermitteln. Wer die Steinzeitkraft in der eigenen Ernährung entdecken möchte, kann sich an das folgende, praxiserprobte Drei-Schritt-Schema halten, das die individuell optimalen Nahrungsmittel ermittelt. Damit kann auch auf alle Ernährungspyramiden, Kalorien- oder Glyx-Tabellen verzichten werden.

1. **Paläolithisch werden: In die Welt der Jäger und Sammler eintauchen** (eine Woche ausprobieren, Effekte beobachten, einen Monat umsetzen):
   - Aus Kühlschrank, Vorratsschrank, Büroschubladen etc. werden alle Nahrungsmittel entfernt, die nicht paläolithisch sind (verschenken Sie sie an andere Menschen), insbesondere Milch/Milchprodukte (Kuh, Schaf, Ziege), glutenhaltige Getreideprodukte (Weizen, Roggen, Hafer, Gerste, Dinkel, Kamut, Einkorn, Emmer – und daraus hergestellte Produkte wie Mehl, Brot, Pizzateig, Gebäck etc.), Hühnerei, Fertigprodukte, Nahrungsmittel mit Zusatz-, Farb- und Konservierungsstoffen.
   - Essen Sie ausschließlich paläolithische Nahrungsmittel: Fleisch, Fisch, Meeresfrüchte, Salat, Gemüse, Früchte, Nüsse, Pilze, frische Kräuter, Honig, Samen (Kakao, Sesam etc.), glutenfreie Getreide (Reis etc.) – essen Sie von allem nur, was Ihnen schmeckt.
   - Achten Sie auf Vielfalt, saisontypische Auswahl, Abwechslung und die bestmögliche Qualität, die Sie besorgen und sich leisten können. Bioprodukte, ursprüngliche Sorten und eigenes Sammeln von Wildpflanzen sind derzeit qualitativ die beste Möglichkeit.

   Hier eine **Austauschliste** für die häufig verwendeten neolithischen Nahrungsmittel:
   - Kuhmilch-Alternativen: Mandelmilch, Kokosmilch, Sojamilch, Reismilch, Cashewmilch, Wasser, Gemüsebrühe etc.
   - Alternativen zu glutenhaltigen Getreiden: Buchweizen, Hirse, Amaranth, Reis, Kartoffeln, Esskastanienmehl, Pastinaken, Quinoa, Süßkartoffeln, Teff etc.
   - Alternativen zu Hühnerei: Gänseei, Wachtelei, Banane (beim Backen)

   Einige Menschen fürchten, dass ein Verzicht auf heutige Grundnahrungsmittel wie Milch zu Mangelerscheinungen führt. Dies ist jedoch nicht der Fall, im Gegenteil: Milch und Milchprodukte können als Calciumquelle problemlos ersetzt werden (vgl. Kapitel IV). Menschen haben zwei Millionen Jahre mit starken

Knochen und ohne Milch von Nutztieren gelebt, dies ist auch heute möglich.

2. **Ackerbau und Viehzucht auf Probe: Austesten neolithischer Nahrungsmittel** (mind. eine Woche ausprobieren, dann evtl. einen Monat umsetzen):
   - Nehmen Sie pro Woche ein Nahrungsmittel wieder in Ihre Ernährung auf, auf das Sie in den letzten Wochen verzichtet haben, z. B. Milch, Ei etc.
   - Beobachten Sie den Effekt …
   - Was Ihnen *nicht* guttut, entfernen Sie von Ihrer Einkaufsliste, probieren Sie dann ein anderes neolithisches Nahrungsmittel aus.
   - Was Ihnen keine Probleme bereitet, können Sie in Ihre Ernährung wieder aufnehmen. Tipp: Bleiben Sie bei kleinen Mengen.
   - Entscheidend ist Ihr individuelles Empfinden, was Ihnen guttut oder Beschwerden bereitet.

3. **Der maßgeschneiderte Ernährungskompass: Individuelle Ernährung für Genuss und Fitness**
   - Stellen Sie sich aufgrund Ihrer Erfahrungen die Nahrungsmittel zusammen, mit denen Sie sich fit fühlen und die Ihnen gut schmecken.
   - Immer wieder ein bewusster Ernährungswechsel in eine rein paläolithische Phase oder neolithische Party zeigt Ihnen bald, was Ihnen dauerhaft guttut.

Bei allen Ernährungsexperimenten sollten Sie immer auf bekannte Allergien oder Unverträglichkeiten achten, ansonsten gibt es keine Restriktionen. Nicht nur, aber auch wenn Sie von einem der in diesem Buch beschriebenen Gesundheitsprobleme betroffen sind (Übergewicht, ADHS, Unverträglichkeiten, Burnout etc.), helfen die zusätzlichen Tipps der jeweiligen Kapitel weiter, um gezielt bestimmte Effekte zu erreichen.

Die Ernährungsmuster der Menschen lassen sich grob in drei

Phasen unterteilen: 1) paläolithisch (altsteinzeitlich): Ernährung für körperlich und geistig Aktive; 2) neolithisch (jungsteinzeitlich, d. h. seit ca. 10 000 Jahren): billige Ernährung für Bevölkerungsmassen; 3) seit Beginn der Industriellen Revolution (d. h. ca. 200 Jahre, insbesondere in den letzten 60 Jahren): Fastfood und Annehmlichkeitslösungen für Gestresste und Bequeme. Die Zukunft wird zeigen, ob es mit Speedfood und Pharmafood weitergeht – oder einer Orientierung am Genuss-Speiseplan der Jäger und Sammler.

Der heutige Lebensstil führt zu Erkrankungen, die vermeidbar wären. Die Ernährung spielt dabei eine zentrale Rolle. Bewegungsaktivität, Regenerationsmöglichkeiten, Einsatz der Talente und soziale Interaktion beeinflussen die Entstehung dieser Krankheiten aber ebenfalls. Daher umfasst das PaläoPower-Prinzip auch diese Lebensbereiche.

Bewegungslust in einer reizvollen Umwelt

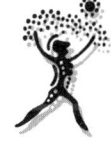
Die körperliche Leistungsfähigkeit wurde in der Altsteinzeit durch beständige körperliche Anstrengung und Herausforderungen in Auseinandersetzung mit der Umwelt entwickelt. Wie sah die natürliche Bewegung aus, die unsere Vorfahren täglich erlebten – und welche Reize wirkten über die Umwelt auf sie ein?

Immer in Bewegung

Jäger und Sammler verbringen einen großen Teil ihres Tages in Bewegung – nahezu lebenslang. Ihr Körperbau ist daher in der Regel schlank und stark. Stundenlanges Sitzen an einer Stelle, wie dies heute in Schule und Büro üblich ist, kennen sie nicht. Ausgiebige Bewegung ist die natürliche Lebensweise der Menschen, eine dauerhaft sitzende Lebensweise nicht.

Jagen und Sammeln integrieren viele verschiedene Bewegungsformen und trainieren sowohl Muskelstärke als auch Ausdauer und

Beweglichkeit: stundenlanges Gehen zwischen Lagerplätzen und Sammelstellen mit einer Gehleistung von ca. 35 km pro Woche, ausdauernder Lauf, Treibjagden und Sprints, Anschleichen, Verstecken, Kriechen, Bücken, Werfen von Steinen und Speeren, Schwimmen, Tauchen, Schlachten, Zerlegen, Graben in hartem oder gefrorenem Boden, Transportieren von Pflanzen und Tieren mit einem Gewicht bis zu 30 Kilogramm, Kochen der Mahlzeiten, Herstellen von Werkzeug oder Musikinstrumenten, abends häufig ausgedehnte Tanzaktivität. Selbst Heilungsprozesse werden teilweise durch Trancetänze, begleitet von Trommelliedern, durchgeführt.

Die haarlose Haut der Menschen und ihre Fähigkeit zu schwitzen sind Hinweise darauf, dass unsere Vorfahren ausdauernd körperlich aktiv waren. Diese hohe Ausdauerleistung blieb selbst nach Einführung von Ackerbau und Viehzucht erhalten.

Jäger und Sammler hatten immer wieder sehr kraftaufwändige Tätigkeiten zu bewältigen, beispielsweise den Transport von erlegten Tieren zum Lager. Solche besonderen Kraftanstrengungen führten teilweise zu arthritischen Abnutzungserscheinungen – ein Hinweis darauf, dass man über eine bestimmte maximale Belastung von Knochen und Muskeln nicht hinausgehen sollte. Mit Beginn der Landwirtschaft nahm die maximale Kraftaufwendung pro Tag ab. Aber erst seit der Industriellen Revolution hat sich nicht nur die Kraft-, sondern auch die Ausdauerleistung der Menschen verringert, in den letzten Jahrzehnten zusätzlich auch die Beweglichkeit. Ein gewisser Ausgleich ist durch passende Sportarten möglich:

- *Ausdauer:* z. B. Joggen, Wandern, Fußball, Schwimmen, Reiten, Langstreckenlauf, Basketball, Fahrradfahren, Aerobic, Tanzen, Rudern, Seilspringen. Für diese Bewegungsformen sind positive Effekt auf Blutdruck, Nerven, Muskulatur, Lungen, Gewicht, Diabetes, Blutfette und Reduktion des Herzinfarktrisikos nachgewiesen.
- *Stärke (Muskelkraft und Knochenstärke):* wird durch alle oben genannten Sportarten erreicht, zusätzlich haben Widerstandstraining und Gewichttraining einen positiven Effekt. Damit kann eine erhöhte Muskeldichte und daher auch Schutz vor Osteoporose erreicht werden, ebenso eine Reduktion von

Herzerkrankungen, Rückenschmerzen, Verletzungen an Muskeln und Skelett, Übergewicht, erhöhte Blutfette. Den Höhepunkt der Muskelkraft erreichen Zwanzig- bis Dreißigjährige; danach nimmt sie allmählich ab, es sei denn, die Muskelkraft wird weiter trainiert: Aktive Sechzig- bis Siebzigjährige können daher eine größere körperliche Stärke haben als inaktive Dreißigjährige.

- *Beweglichkeit (Gelenkigkeit und Flexibilität des Körpers):* ist notwendig für gute Bewegungsabläufe, auch als Schutz vor Verspannungen, Gelenk-, Muskel- und Knochenschäden und insbesondere Bandscheibenvorfällen. Der Höhepunkt der Gelenkigkeit liegt im Alter von 10 bis 15 Jahren, kann aber bis ins hohe Alter erhalten bleiben, wie ältere Balletttänzer und Tanzlehrerinnen zeigen. Gute Beweglichkeitsübungen bieten Yoga und klassische Aufwärm- bzw. Abkühlbewegungen.

Nicht unterschätzen sollte man den Effekt eines trainierten Körpers und eines positiven Körperbewusstseins. Sie sind eine Quelle für Selbstbewusstsein und Zufriedenheit, die sich auch in der positiven Ausstrahlung einer Person bemerkbar machen.

Unsere genetischen Anlagen ermöglichen und erfordern ein hohes Maß an Bewegung und Gelenkigkeit – der heutige Alltag mit seinen Annehmlichkeiten einerseits und dem Unbeweglichkeitszwang in Schulen und an Arbeitsplätzen andererseits immobilisieren viele Menschen. Daher sind auch noch so kleine Gelegenheiten des körperlichen Trainings hilfreich. Genau genommen müsste jede Woche eine Vielzahl an Trainingseinheiten unterschiedlicher sportlicher Aktivitäten absolviert werden, um den Bedürfnissen des menschlichen Körpers gerecht zu werden. Daher werden auch üblicherweise drei Ausdauertrainings pro Woche à 30 bis 90 Minuten empfohlen und ein bis zwei zusätzliche Beweglichkeitstrainings. Paläolithisch betrachtet, genügt dies aber immer noch nicht: Überfällig ist eine Bewegungsrevolution: in der Art, wie Schule abläuft, Arbeitsplätze gestaltet sind und Freizeitaktivitäten gestaltet werden.

Was bedeutet dies konkret? Vor allem eine Änderung der Grundeinstellung: Nicht Stillsitzen ist eine Tugend – sondern Dauerbewegung. Am Beispiel der Bewegungsmuster bei Schulkindern und insbesondere bei ADHS-Kindern sieht man sehr schön, wie häufig sie Hände, Füße und Köpfe ganz natürlich bewegen. Beraubt man sie dieser Möglichkeit, kommt es zu Unruhe, Zappeligkeit bis hin zur Aggression – welche als Verhaltensauffälligkeit oder gar Krankheit interpretiert werden, statt sie als wichtige Warnsignale dafür zu verstehen, dass massiver Bewegungsmangel vorliegt. Kinder brauchen Bewegung. Gerade mit der Erweiterung des Schulsystems auf Ganztagsschulen ist es umso wichtiger, dass dies ausreichend möglich ist. Cafeterien und Aufenthaltsräume, Hausaufgabengruppe und Theater AG werden diesem Bedarf nicht gerecht. Der größte Teil des Unterrichts müsste vom Lernen mit Bewegung bestimmt werden. Fast ebenso wichtig sind das Einbeziehen aller Sinne und der Zugang ins Freie. Eine Ganztagsschule, die nicht mindestens fünf Stunden Bewegung pro Tag ermöglicht (für Ausdauer, Kraft und Beweglichkeit), wird zum Kinder- und Jugendgefängnis.

Ähnliches gilt für Büroarbeit. Angestellte, die acht Stunden und länger in geschlossenen Räumen eingesperrt sind, bauen große Stresslevel auf. Besprechungen, die es nötig machen, mehrere Stunden hintereinander auf einem Stuhl zu sitzen, sind – paläolithisch betrachtet – Marter. Täglicher Zugang ins Freie (damit ist nicht die von Autos belebte Straße gemeint, sondern eine natürliche Umgebung) ist ebenso notwendig wie eine andere Arbeitsplatzgestaltung und Besprechungskultur. Warum nicht grundsätzlich als Besprechungsort einen Spaziergang im Park einführen? Was spricht gegen eine generelle Besprechungsbegrenzung auf dreißig Minuten, stets gefolgt von einer Bewegungspause? Warum nicht die Schreibtischarbeit spätestens nach 20 Minuten unterbrechen und Bewegungs- oder Beweglichkeitseinheiten einlegen? Der gewünschten Produktivität der Mitarbeiter würde dieses Umdenken sicher guttun – der individuellen Gesundheit und dem Wohlbefinden auch.

Es sollte nicht der individuellen Initiative überlassen bleiben müssen, einen Ausgleich für die erzwungene Unbeweglichkeit während des Tages in der verhältnismäßig kurzen freien Zeit am Nachmittag oder Abend zu leisten. Wäre intensive Bewegung ein selbstverständlicher Teil des Tagesablaufs, blieben uns viele Beschwerden wie Bandscheibenvorfälle, muskuläre Verspannungen, Schäden an Muskeln und Knochen, Bluthochdruck, Gefäßverengung, Übergewicht, AD(H)S und Burnout erspart.

Sinnlichkeit und ein reizvolles Leben

Von Kindesbeinen an bis ins hohe Alter trainieren Jäger und Sammler täglich ihre Ausdauer, Stärke und Beweglichkeit, und dies immer in direkter Auseinandersetzung mit der Natur: Sonne, Regen, Wind, Hitze, Nebel, Kälte, Sturm, Parasiten, Bakterien, Viren, Blütenpollen, Sand, Staub, unbekannte Pflanzen und ihre Inhaltsstoffe etc. Heute schirmen wir uns so gut wie irgend möglich von diesen Reizen ab: mit Klimaanlagen, Heizungen, Haushaltsreinigern, Unkrautvernichtungsmitteln oder Ähnlichem.

Dabei werden zwar die unbequemen Reizeinwirkungen (scharfer Wind oder Regen ins Gesicht, angefrorene Finger etc.) reduziert, sie trainieren den Körper dann aber auch nicht mehr. Selbst die positiven Reize gehen weitgehend verloren (Tageslicht für den Schlaf-Wach-Rhythmus, anregender Geruch eines Sommerfeldes, beruhigendes Geräusch eines Bachs etc.). *Seh- und Hörsinn* benötigen eine naturnahe Umgebung, um sich zu regenerieren. *Geschmacks- und Tastsinn* werden durch unterschiedliche Reize trainiert und sind mit Einheitsgeschmack und rein angenehmen Tasterlebnissen unterfordert. Der *Temperatursinn* erlahmt durch Klimaanlagen und Heizungen, die konstante Temperaturen erzeugen. Unebenes, freies Gelände hält den *Gleichgewichtssinn* auf Trab und schützt nicht nur ältere Menschen vor Stürzen. Die innere *Körperwahrnehmung* erkennt z. B. die Spannkraft von Muskeln und Sehnen, den Blutdruck oder Krankheitserreger. Fehlender Aufenthalt im Freien unterfordert das Immunsystem und kann so zu Allergien führen. Die Wirkung der Außenreize auf den Körper hält ihn fit, wappnet gegen Krankheiten und trainiert die optimale Leistungsfähigkeit.

Mit unseren Sinnen nehmen wir die Umwelt wahr, nehmen Reize auf und reagieren darauf. Fehlt diese Vielfalt der Sinneseindrücke, kommt es zu einem Trainingsrückstand, einem Mangel an entscheidenden Komponenten für den Aufbau körperlicher Leistungsfähigkeit.

Dies ist mit Sporteinheiten und Beweglichkeitsübungen in Innenräumen allein nicht zu erzielen. Deshalb ist z. B. das Training in einem Fitness-Studio zwar besser als unbewegliches Sofasitzen – aber es ist nur das halbe Training, solange die Außenreize der Natur fehlen und die Sinnlichkeit außen vor bleibt.

Die paläolithische Forderung lautet daher: Körperliche Bewegung und Sinnlichkeit sollten wieder großen Raum einnehmen – als intensives Körperempfinden, Hingabe an das Erleben aller Sinne, als Körper-, Bewegungs- und Wahrnehmungslust, unmittelbares Erleben von Umwelt und Natur. Wer den Schutzwall gegen die Außenreize wieder durchlässig macht, die Umwelt intensiv erlebt, trainiert seinen Körper optimal. Das reicht vom Genuss eines Essens mit allen Sinnen über das Körpererleben beim Joggen in jeder Jahreszeit, die Freude am Spiel, das Wiederentdecken des Camping-Spaßes bis hin zum wohligen Spaziergang barfuß über einen Sandstrand, Wiesen- oder Waldboden. Freiluftbüros und Waldschulen werden erst mal Utopien bleiben; doch die Orientierung daran könnte für die Förderung eines reizvolleren Lebens auch im Schul- und Berufsalltag sorgen.

Entspannt im eigenen Rhythmus

 Das Grundbedürfnis nach Erholung ist als Artikel 24 in der Allgemeinen Erklärung der Menschenrechte festgeschrieben und bezieht sich auf die Begrenzung der Arbeitszeit, das Recht auf Freizeit und regelmäßigen, bezahlten Urlaub. Aber dies sagt nur wenig darüber aus, wie eine für Menschen optimale Erholung aussieht, wie der natürliche Rhythmus von Wachen und Schlafen, Anstrengung und Entspannung abläuft. Dazu geben moderne Forschungsdisziplinen wie die Chronobiologie und das Verhalten heutiger Jäger-und-Sammler-Gruppen Auskunft.

Chronobiologie: Die Entdeckung der inneren Uhr

Die Chronobiologie beschäftigt sich seit 1937 mit dem Einfluss zeitlicher Abläufe auf biologische Prozesse (*chronos*, griech.: Zeit). Ihre wichtigste Entdeckung ist die ‹innere Uhr› der Menschen: Viele Körperprozesse sind in einem Tag-Nacht-Rhythmus getaktet (Körpertemperatur, Funktion von Leber und Niere, Atmung, Hormonproduktion, Schmerzempfinden, Schlaf) oder in einem Monatsrhythmus (Menstruationszyklus) bzw. Jahresrhythmus (Gewicht, Pupillengröße, Stimmung). Gesteuert wird diese innere Uhr durch den Suprachiasmatischen Kern (SCN). Er besteht aus zwei Nervenbündeln, die beim Menschen etwa 2 bis 3 cm hinter der Nasenwurzel liegen, oberhalb der Kreuzung der beiden Sehnerven. Die Informationsweiterleitung aus dem SCN setzt die Bildung von Hormonen in Gang, etwa von Sexualhormonen und dem Schlafhormon Melatonin. Sie passen die entsprechenden Körperfunktionen dem Zustand der inneren Uhr an und synchronisieren sie mit dem äußeren Tagesablauf.

Für den täglichen Gebrauch sehr nützliche Erkenntnisse sind z. B. der Verlauf des Schmerzempfindens: Wer einen schmerzhaften Eingriff bei einem Zahnarzt vor sich hat, sollte als Termin den frühen Nachmittag wählen, da dann das Schmerzempfinden am geringsten ist, während ein Termin am frühen Morgen besonders ungünstig ist. Auch die Wirkung von Medikamenten ist oft tageszeitabhängig, so dass zur richtigen Tageszeit eine Verringerung der Dosierung bei Schmerzmitteln oder nebenwirkungsreichen Chemotherapien möglich ist.

Den inneren Rhythmus finden

In den letzten 25 Jahren haben fast 500 Menschen mehrere Tage bis Wochen in einem Bergbunker neben dem Kloster Andechs bei München verbracht und fernab von Außeneinflüssen nach ihrem eigenen Rhythmus gelebt. Daraus wurden viele Erkenntnisse zur

Dynamik des Schlafs und bestimmter Körperfunktionen gewonnen. Lässt man Menschen so abgeschirmt ihren Tag verbringen, haben sie von Natur aus meist einen 25-Stunden-Rhythmus. In ihrer normalen Umgebung wird dieser innere Rhythmus über äußere Reize mit dem 24-Stunden-Tag synchronisiert. Der wichtigste *Taktgeber* ist das *Tageslicht*. Seine Wirkung auf den Körper macht sich ab einer Stärke von mindestens 2500 Lux über sechs Stunden bemerkbar. Der zweitwichtigste Faktor sind *soziale Kontakte*, gefolgt von einer klaren *Tagesstruktur* anhand typischer Aktivitäten (Essens-, Arbeitszeiten, Freizeitaktivitäten etc.). Hier zeigt sich erneut die Bedeutung einer ‹reizvollen› Umgebung für die Funktion der Körperprozesse. Fehlende Taktgeber oder Störungen in diesem Rhythmus führen z. B. bei älteren oder gestressten Menschen zu Schlafmangel, Unfällen und verringerter körperlicher und geistiger Fitness.

Die beiden wichtigsten *Körperfunktionen*, die an den Tagesrhythmus gekoppelt sind, sind *Körpertemperatur* und *Schlaf*. Die Körpertemperatur hat im Tagesverlauf zwei Tiefs, das erste gegen drei Uhr morgens. Sind Menschen in dieser ‹biologischen Geisterstunde› wach, frösteln sie, haben Hunger und ihre Stimmung sinkt. In dieser Zeit finden überproportional viele Unfälle statt, denn die innere Uhr steht auf ‹Schlaf›, und die Körperfunktionen sind entsprechend heruntergefahren. Autofahrten um diese Zeit, Flüge oder auch Operationen etc. sollte man daher möglichst meiden. Auch Nacht- und Schichtarbeit wirken sich aus diesem Grund negativ auf die Körperfunktionen aus.

Das zweite Tagestief liegt zwischen 13 und 14 Uhr. Daher haben ca. 70 bis 80 Prozent der Menschen das Bedürfnis, mittags zu schlafen. Einige schlafen sogar heimlich, da der Mittagsschlaf in den Industrienationen häufig als Vergnügen oder lediglich als Notwendigkeit für Kinder, Kranke oder alte Menschen angesehen wird. In Ländern nahe des Äquators oder im südlichen Europa ist aufgrund der Mittagshitze oft eine Siesta möglich. Aber je weiter die Industrialisierung fortschreitet, desto weniger bleibt ein Mittagsschlaf fester Bestandteil des Tages. Und dies, obwohl Erfahrung und moderne wissenschaftliche Erkenntnisse zeigen, dass eine

Ruhephase in der Mittagszeit Konzentration, Reaktionsschnelligkeit, Fehlerfreiheit und Stimmung deutlich steigert. Auch LKW-Fahrer, Piloten und Kabinenpersonal auf Langstreckenflügen profitieren von einer kurzen Schlafphase während der Arbeitszeit – zur eigenen Sicherheit und der anderer Verkehrsteilnehmer bzw. Fluggäste.

Die Kunst des Tagschlafs gelingt mit ein wenig Übung, wenn dafür ein ruhiger Raum, ein Liegesessel (besser noch ein Bett) und nach individuellem Rhythmus eine Schlafzeit von etwa 10 bis 30 Minuten zur Verfügung stehen. Eine kurze Aufwachzeit von etwa drei Minuten und insgesamt eine Wiederanlaufphase von bis zu einer Viertelstunde optimieren diese wichtige Regenerationsphase. Mittagsschlaf (bzw. ein Tagschlaf) ist für alle diejenigen empfehlenswert, die unter Schlafstörungen in der Nacht leiden, einen zu kurzen Nachtschlaf haben, lange oder monotone Arbeiten ausführen, über Zeitzonen hinweg unterwegs sind, Schichtarbeit leisten oder auch nur individuell das Bedürfnis nach einer kurzen Schlafphase zur Erholung verspüren. Unternehmen täten gut daran, ihren Mitarbeitern diese Regeneration innerhalb des Arbeitsalltags zu ermöglichen und die entsprechenden Voraussetzungen dafür zu schaffen.

Die optimale, individuelle Schlafdauer ist unterschiedlich. Ähnliches gilt für die optimale Schlafzeit. Das Spektrum reicht von Morgentypen (‹Lerchen›), die schon früh am Morgen energiegeladen sind, dafür am frühen Abend zu Bett gehen möchten, bis hin zu Abendtypen (‹Eulen›), welche einen langsamen Start in den Tag haben, dafür abends lange wach und aktiv sind. Diese Unterschiede im Schlaf-Wach-Rhythmus im Vergleich mit der externen Tageszeit sind vermutlich angeboren. Mit großer Willenskraft kann man sich an bestimmte Aufsteh- und Schlafenszeiten gewöhnen, eine völlige Umprogrammierung scheint aber nicht möglich zu sein. Für die beiden Extremtypen ist es von besonderer Bedeutung, die richtige Berufswahl und den passenden Arbeitsplatz zu finden: Abendtypen sollten keine Berufe wählen, welche frühes Aufstehen erfordern; generell sind Selbständigkeit oder Arbeitsplätze mit Gleitzeitregelungen hilfreicher, um zur bestmöglichen Tageszeit mit der

Arbeit beginnen und enden zu können. Wer wichtige Aufgaben erledigen bzw. Mitarbeiter oder Geschäftspartner zu effektiven Treffen einladen möchte, sollte darauf achten, dass diese nicht zu biologisch ungünstigen Zeitpunkten stattfinden (Mittagszeit) und
weder Lerchen noch Eulen durch einen sehr frühen oder sehr spä-
ten Beginn unnötigem Stress und mangelnder Regeneration ausgesetzt werden.

Äußere Taktgeber optimieren

Zum Rhythmus der Wochenstruktur gibt die Lebensweise heutiger
Jäger-und-Sammler-Gruppen Auskunft. Das anstrengende Jagen
und Sammeln findet ca. zweimal pro Woche für je ein bis zwei Tage
à sechs bis acht Stunden statt. Solche Tage mit sehr großer Anstrengung werden abgelöst von ein bis zwei Tagen verhältnismäßig großer Ruhe. Die übrigen Tage verlangen eine geringe bis mittlere Belastung: Werkzeugherstellung, Reparatur, das Sammeln von Holz,
Verarbeitung von Nahrungsmitteln etc. Immer wieder werden auch
Ausflüge zu Verwandten oder Bekannten in Nachbarlager unter-
nommen. Neben Gesprächen, Mittagsschlaf und Ruhephasen am
Tag ist stundenlanges Tanzen an mehreren Nächten pro Woche eine
typische Freizeitbeschäftigung.

Dieser ‹paläolithische Rhythmus› von ein bis zwei Arbeitstagen,
gefolgt von drei bis vier Tagen Freizeit für Haushalt und Werk-
zeugpflege und einigen Urlaubstagen, erscheint in der modernen
Welt unvorstellbar. Aber der Bedarf an flexiblen Arbeitszeitmodel-
len zeigt, wie sehr der paläolithische Rhythmus noch in uns steckt
und sich das Wohlbefinden und die Leistung steigern ließen, wenn
die Arbeitswelt entsprechend umstrukturiert würde.

Sehr wenige Tätigkeiten verlangen bei Jägern und Sammlern ein
Leben gegen den biologischen Rhythmus: so etwa das Bewachen
des Feuers in der Nacht. Aber dies sind Ausnahmen, die von der
Gruppe auf ein Mindestmaß reduziert werden. Im paläolithischen
Rhythmus völlig unbekannt sind Tätigkeiten oder Zustände, die
sich vom Tag-Nacht-Rhythmus oder der Zeitzone vollständig ent-

koppeln bzw. keine ungestörte Erholung mehr zulassen. Dazu zählen vor allem:

- *Arbeitsabläufe entgegen der inneren und äußeren Taktung*, z. B. wenn der Arbeitstag für Lerchen zu lange dauert oder für Eulen zu früh beginnt, Aufgaben und Besprechungszeiten in biologisch ungünstige Zeiten fallen (vgl. ‹Mittagsloch› und ‹Geisterstunde›). Diese Situation lässt sich relativ einfach organisatorisch ändern. Soziale Kontakte und eine klare Tagesstruktur dienen zusätzlich als Synchronisationshilfe der inneren Uhr. Die Tagesstruktur muss dabei nicht dem üblichen Schema folgen, sondern kann individuell gestaltet sein (z. B. die Uhrzeiten für Schlaf und Mahlzeiten), wichtig ist ein typisches Grundmuster.

- *Schichtarbeit und Nachtarbeit*, welche in größerem Umfang erst mit der uneingeschränkten Verfügbarkeit elektrischen Stroms im 20. Jahrhundert aufkam. 1980 arbeiteten mehr als 10 Prozent der Erwerbstätigen in Deutschland gelegentlich nachts, mehr als 2 Prozent ständig. Nacht- und Schichtarbeit haben gravierende Gesundheitsbeschwerden zur Folge und sollten auf das absolute Minimum reduziert werden.

- *Fehlendes Tageslicht durch fast ausschließlichen Aufenthalt in geschlossenen Räumen:* Ausreichend Tageslicht (am besten vormittags) ermöglicht einen guten Schlaf-Wach-Rhythmus und verhindert Schlafmangel. Die zweitbeste Lösung ist ein optimiertes Arbeitslicht durch entsprechende Spezialleuchten. Die durchschnittliche Bürobeleuchtung liegt bei 300 bis 500 Lux, Tageslicht hat bei Bewölkung 5000 Lux, helles Sonnenlicht 20 000 bis 100 000 Lux.

- *Permanent reduzierte Schlafzeit:* Mittagsschlaf ist bei Jägern und Sammlern nach Bedarf üblich, durch die an den Tag-Nacht-Wechsel angepassten Schlafzeiten steht auch eine ausreichende Schlafmenge zur Verfügung. Eine Rückkehr zu diesen Gewohnheiten wäre auch heute durchaus möglich, wenn sich Arbeitgeber von der daraus resultierenden erhöhten Leistungsfähigkeit überzeugen lassen.

- Hohe und kontinuierliche *Lärmbelastung*, z. B. bei Wohnorten in Autobahn- und Flughafennähe, durch hohe Geräuschpegel in Büros, Verkehrslärm in Städten, laute Arbeitsgeräte etc. Dem lässt sich mit lärmarmen Bürogeräten, Tempolimits, Nachtflugverboten und großflächigen verkehrsfreien Zonen in Städten begegnen (man denke an die erholsame Atmosphäre in Venedig oder auf Borkum).
- *Zeitzonenflüge*, für viele Manager keine Ausnahme, sondern häufige Realität. Trotz der wertvollen persönlichen Kontakte, die dadurch ermöglicht werden, sind andere moderne Kommunikationsmittel hilfreich, die körperliche Belastung wieder zu reduzieren.
- *Sommerzeit*, die ursprünglich als Energiesparmaßnahme eingeführt wurde. Da aber mehr Energie verbraucht als gespart wird, sollte diese für viele Menschen belastende Zeitverschiebung in Frage gestellt werden.
- *Ständige Verfügbarkeit* durch mobile Kommunikationsmittel, welche ungestörte Abende oder Urlaubszeiten nahezu unmöglich macht – es sei denn, man verschafft sich rigoros den entsprechenden Freiraum.

Die Mehrzahl dieser äußeren Faktoren lässt sich regulieren. In Verbindung mit dem Bedarf, dem individuellen inneren Rhythmus von Schlaf-, Arbeits- und Pausenzeiten folgen und in Ruhe den anstehenden Tätigkeiten nachgehen zu können, hätte dies jedoch weitreichende Konsequenzen für die maximal zumutbare Arbeitsbelastung pro Person, die Gestaltung von Arbeitsplätzen und Produktionsprozessen – eine langfristige gesellschaftspolitische Aufgabe.

Als persönliche Regenerationsrevolution ist allerdings eine Vielzahl an Experimenten sofort umsetzbar. Starten Sie mit dem für Sie einfachsten oder extremsten Versuch folgender Beispiele: Ausschlafen ohne Wecker; ein Wochenende oder eine ganze Woche ohne Armbanduhr; ein kompletter Lesetag; ein halber Tag in einem Museum – evtl. nur in ein bis zwei Sälen, möglichst zur besucherärmsten Zeit; statt Einkaufshektik am Samstag einmal nur im Café sitzen, Wetter und Menschen beobachten und Paläolithisches genießen; ein Tag im Bett; eine Tageswanderung in ruhiger Umgebung; ein Lachyoga-Kurs; ein Tag oder eine Nacht nur mit Musik; ein ‹Traumtag› nur für Sie allein an einem ruhigen, angenehmen Ort mit Ausblick (Berg, Turm, Burg, Brücke, Schiffsdeck, Wasserfall, Düne …) – und dem Planen neuer Lebensziele und Visionen; eine Hüttenwanderung im Gebirge; eine Nacht im Garten zelten; eine Nachtwanderung; das Telefon im Büro auf Kollegen umleiten und den Tag über ‹offline› sein; Yoga-Atemübungen ausprobieren … Zum Start sollten Sie wenigstens eine Regenerationseinheit pro Monat wählen, als Regenerationsprofi mindestens eine pro Woche.

Mit Talentvielfalt zu neuen Ufern

Nicht nur körperliche Merkmale, sondern auch geistige Fähigkeiten der Menschen haben sich in der Umwelt der Jäger und Sammler entwickelt. Bestimmte Talente waren besonders vorteilhaft, wie das Beispiel ADHS zeigt: *Schnelle Auffassungsgabe und Reizverarbeitung* oder *schnelle Reaktionsfähigkeit* waren vor allem während des Erkundens neuer Gebiete nützlich – und sind auch heute noch für besondere Aufgaben und Berufe hilfreich. Im Zusammenhang mit Burnout zeigt sich, dass auch *Leistungswille, Hilfsbereitschaft, Durchhaltevermögen, Mut und Ausdauer bei der Verfolgung langfristiger Ziele* genetisch verankerte Strategien sind. Aber allzu schnell geraten solche Talente in Misskredit, wenn die Umweltbedingungen nicht mehr der Jäger-und-Sammler-Umwelt entsprechen. Besondere Aufmerksamkeit gilt daher nicht nur der Ernährungsumstellung, der Optimierung des körperlichen Trainings und der Regenerationsmöglichkeiten. Auch die heutige Haltung gegenüber scheinbar störenden Verhaltensweisen gilt es zu überdenken, die darin *verborgenen paläolithischen Stärken* und *Talente* wieder zu entdecken und sie entsprechend zu fördern – nicht nur bei ADHS oder Burnout, sondern generell.

Wissen wird heute weitgehend in der Schule erworben. Gerade in einer beschleunigten, hochtechnisierten und medialen Umwelt muss man die Frage stellen, ob das vorherrschende Schulmodell noch passend ist. Dabei geht es nicht um die bekannte Kritik am Frontalunterricht, sondern um die generelle Frage, ob Erwachsene Kinder und Jugendliche unterrichten sollten. Die bei heutigen Jägern und Sammlern häufigste Form des Lernens verläuft über *Spiel, Beobachtung und Erkundung* – nur gelegentlich von etwas älteren Kindern oder Erwachsenen angeleitet. Dass dies auch an modernen Universitäten optimal ist, wurde kürzlich gezeigt: Studierende, die sich die Lerninhalte selbst und eher experimentell (mit nur geringer Anleitung) erarbeiten, zeigen ein deutlich gesteigertes Lernergebnis. Aus dieser Erkenntnis ließe sich eine generelle Neustrukturierung des Lernens und der Kreativitätsförderung ableiten, angefangen von Kindergärten über Universitäten bis hin zu Arbeitsplätzen – ein gewaltiger gesellschaftlicher Prozess. Auf den ersten Blick erscheint dies kaum möglich, langfristig gesehen aber mag die Rückkehr zu den paläolithischen Wurzeln des spielerischen, beobachtenden und erkundenden Lernens in einer nahezu gleichaltrigen Gruppe eine besonders erfolgreiche Zukunftsstrategie sein.

Die Erkenntnisse zur Entstehung von Burnout zeigen, dass der entscheidende Mechanismus für ein gelungenes und als sinnvoll empfundenes Leben *eigene, realistisch gesetzte Ziele* sind. Diese stehen häufig im Konflikt mit gesellschaftlichen Gegebenheiten und es bedarf einer gehörigen Portion Mut und Kreativität bei der Umsetzung neuer Handlungsstrategien. Auf den ersten Blick erscheint dies den Meisten als ein Ding der Unmöglichkeit. So wirkt etwa das Aufbrechen einer Familienstruktur durch Trennung der Eltern vor allem dann fast unvorstellbar, wenn die Kinder noch klein sind. Auch hier hilft der Blick auf paläolithische Patchwork-Familienstrukturen und die durchaus praktizierte Trennung von Paaren, um einer entsprechenden Entscheidung im modernen Leben den Schrecken zu nehmen und nach neuen Perspektiven zu suchen.

Wie kann es gelingen, *neue Ziele zu erreichen*? Gute Ziele sind konkret (z. B. einen neuen Lagerplatz innerhalb von zwei Tagen zu finden oder ein Buch innerhalb eines Jahres zu schreiben). Sie müssen aber auch erreichbar und realistisch sein (allein ein Mammut zu erlegen gehört nicht dazu, drei Kilogramm in drei Monaten abzu-nehmen schon). Diese Art der Zielsetzung wird auch heute als Ma-nagement-Methode gelehrt (SMARTe = kluge Ziele sind *s*pezifisch, *m*essbar, *a*usführbar, *r*ealistisch, *t*erminiert). Besonders einfach und mit dem größten Effekt sind sie umsetzbar, wenn die *gesetzten Zie-le mit den inneren Bedürfnissen übereinstimmen*. Das biologische Lust-Unlust-Programm zeigt an, ob dies gegeben ist, wenn man mit allen Sinnen das Endergebnis ‹probefühlt›: Wie wird das Ergeb-nis aussehen? Mit welchen Worten werde ich darüber erzählen? Wie werde ich mich fühlen? Wie wird der Erfolg schmecken, rie-chen? Nutzen Sie die Kraft der Bilder und Emotionen, die bei die-ser Gedanken- und Gefühlsreise entstehen, um zu entscheiden, ob Ihr geplantes Ziel mit Ihren Bedürfnissen übereinstimmt. Jäger und Sammler sind Experten im Einfühlen in die jeweilige Situation – stellen Sie sich die Jagd- oder Sammelsituation vor, in der das Ziel greifbar ist, aber Windverhältnisse, Gerüche, Bodenbeschaffenheit etc. beachtet werden müssen, um Tieren und Pflanzen auf die Spur zu kommen. Auch die späteren Erzählungen, wie gejagt wurde, und die Darstellung der Situationen und Gefühle nehmen großen Raum ein. Elementare Bestandteile dieser Inszenierungen sind Humor, Musik und Tanz – auch die berühmten Höhlen- und Fels-malereien zeigen, dass die Anregung der Fantasie ein essentieller Bestandteil des erfolgreichen Meisterns paläolithischer Herausfor-derungen war.

Die größte geistige Leistung ist es, neue Wege in schwierigen, auch aussichtslos erscheinenden Situationen zu finden – sei es indi-viduell oder in einer Gruppe. Darin waren Jäger und Sammler be-sonders talentiert, indem sie Begabungen, Mut und Fantasie kom-binierten. Als ihre Nachkommen haben wir beste Voraussetzungen, diese Talente und Methoden auch heute erfolgreich zu nutzen.

Gelungene Gruppendynamik

Menschen sind soziale Wesen – sie leben in Gruppen und sind von der Interaktion mit anderen Gruppenmitgliedern abhängig. Dies kann einerseits zusätzlichen Schutz bedeuten, Unterstützung, das Fördern von Talenten, Kreativitätssteigerung und Kooperation. Andererseits sind die Interessen der Individuen und die Gesamtgruppeninteressen oft nicht identisch. So kommt es neben Kooperation auch zu Konflikten und Kampf – in der eigenen Gruppe und in der Auseinandersetzung mit anderen Gruppen.

Erfolgreiche Handlungsmuster der Jäger und Sammler waren zum einen die *Gleichwertigkeit* der Gruppenmitglieder. Zum anderen waren die *Entwicklung gemeinsamer Fantasien, Begeisterung und Identifikation mit der Gruppe* über Feiern, darstellende Kunst, Tanz, Musik und Geschichten elementar. Darüber hinaus existierten Mechanismen, um *Aggression zu kommunizieren und auszuleben, ohne die Gruppe zu gefährden*. Dies alles gelang in egalitären Gruppen der Jäger und Sammler einfacher als in heutigen, hierarchischen Strukturen mit immensen Gruppengrößen.

Heutige Hierarchien sind kaum zu umgehen. Man darf auch die davon ausgehenden Versuche subtiler bis massiver Einflussnahme auf Individualinteressen nicht unterschätzen. Sie betreffen, wie wir gesehen haben, von der Ernährung über das Berufs- und Familienleben bis zur Suche nach dem Sinn des Lebens alle Facetten der Lebensgestaltung. Was der Einzelne dagegen geltend machen kann, ist die *biologische Notwendigkeit des Vorrangs realistischer, selbstbestimmter Ziele und des individuellen Wohlergehens* – letztlich ist dies auch zum Nutzen der Gruppe.

Die zweite moderne Strategie besteht in der Bildung möglichst vieler kleiner und großer Gruppen im persönlichen Umfeld, die gleiche Interessen vertreten, Talente der Einzelmitglieder wertschätzen, gemeinsam für Interessen einstehen und gemeinsam genießen und lachen – sozusagen die *Guerillataktik der Jäger-und-Sammler-Gruppenbildung innerhalb heutiger Hierarchien*. Dies ist in Partnerschaften ebenso möglich wie am Arbeitsplatz, im Freundes- und Bekanntenkreis oder Netzwerken Gleichgesinnter. Bewährte Handlungsmuster in solchen Gruppen sind das «Win-win-» bzw. «Mehrwert-Denken», d. h., die Handlungsprämisse, Interessen, Wünsche und Nutzen des anderen Partners mit zu berücksichtigen, da die Handlungen in egalitären Gruppen auf Wechselseitigkeit beruhen.

Spieltheoretisch wurde gezeigt, dass das sogenannte ‹Tit-for-tat›-Handlungsmuster in Gruppen äußerst erfolgreich ist, um dauerhaft kooperatives Handeln auch bei unterschiedlichen Interessen der Einzelnen zu ermöglichen. Tit-for-tat («Wie du mir, so ich dir» – sowohl im Negativen wie im Positiven) beruht auf folgendem Prinzip: In der ersten Interaktion wird immer kooperiert, danach genauso gehandelt, wie das Gegenüber in der vorangegangenen Aktion gehandelt hat, d. h., auf Kooperation folgt Kooperation, auf unkooperatives Verhalten folgt unkooperatives Verhalten. Zum Erfolg dieser Handlungsstrategie zählen vier Elemente: Klarheit der Regel, Freundlichkeit der Strategie, Provozierbarkeit (d. h., unkooperatives Handeln des Gegenübers wird geahndet, dadurch werden Individuen nicht dauerhaft übervorteilt), Nachsichtigkeit (Kooperation wird sofort wieder aufgenommen, wenn das Gegenüber kooperativ ist, d. h., es gibt kein nachtragendes Verhalten). Kombiniert mit einer begrenzten Nachsichtigkeit, wenn ein sonst kooperativer Partner einmalig unkooperativ war, zählt die Tit-for-tat-Strategie auf Dauer zu den erfolgreichsten Handlungsoptionen innerhalb von Gruppen.

Erfolgreiche erste Schritte

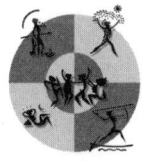

Das moderne Leben hat bislang eine Verlängerung der Lebenszeit gebracht, die allerdings meist ab der zweiten Lebenshälfte mit Zivilisationskrankheiten verbunden ist. Eine kleine Menschengruppe widersetzt sich diesem scheinbar zwangsläufigen Verlauf: die rüstigen über Hundertjährigen.

Was ist ihr Geheimnis? Gibt es ein Rezept für ein langes, gesundes Leben? Ohne Anspruch auf Repräsentativität finden sich in aktuellen Berichten folgende Hinweise: Neben guten Genen sind auch gute Gewohnheiten wichtig, wie gesunde Ernährung (Obst, Gemüse, Nüsse, Bohnen, Omega-3-Fettsäuren, maßvolle Portionen, frische, ursprüngliche und unverarbeitete Nahrungsmittel), sportliche Aktivität bis ins hohe Alter, Genuss (etwas Rotwein als Schlummertrunk), aktive Einbindung in eine soziale Gruppe (Familie, Kartenspiel, Gespräche mit Freunden), Meisterung von Schwierigkeiten (Kriegswirren, Scheidung), positive und fröhliche Lebenseinstellung, Ruhephasen, unabhängige Lebensführung (berufstätig sein, auch wenn dies nicht üblich ist, eine Überzeugung oder Lebensaufgabe haben) sowie Selbstbestimmung.

Die Spur führt deutlich Richtung PaläoPower: eine genussvolle, den Körperbedürfnissen angepasste Nahrung, aktives körperliches Training, Ausgleichszeit, oft in Verbindung mit gelungener sozialer Interaktion, das Nutzen der eigenen Talente beim Meistern schwieriger Situationen und den Lebensumständen angepasste, selbstbestimmte Ziele. Es scheint so, als sei den über Hundertjährigen unbewusst eine gute Kombination dieser PaläoPower-Elemente gelungen.

Wie sehr die einzelnen PaläoPower-Komponenten tatsächlich ineinandergreifen, zeigt sich auch am Beispiel des japanischen Erfolgsautors Haruki Murakami. In seinem Buch *Wovon ich rede, wenn ich vom Laufen rede* aus dem Jahr 2007 beschreibt er, welchen Einfluss sein Entschluss, Buchautor zu werden, auf sein Leben hat. Sein Talent kommt erst richtig zur Geltung, als er sportlich aktiv wird (als Langstrecken- und Marathonläufer) und seine Ernährung nahezu paläolithisch ausrichtet. Eindrücklich ist auch seine Schilderung, wie das Ignorieren biologischer Erschöpfungssignale zu Burnout-ähnlichen Zuständen führt. Sein Paläo-Power-Kompass war also für Talente, Training und Ressourcen richtig ausgerichtet. Regeneration und Interaktion waren hingegen nicht ausreichend integriert und mussten wieder ins Lot gebracht werden.

Aus den Erkenntnissen zur Entstehung von Zivilisationskrankheiten und den allgemeinen Prinzipien zu einem Leben im Einklang mit dem genetischen Erbe ergeben sich die folgenden elementaren Punkte für den PaläoPower-Kompass:

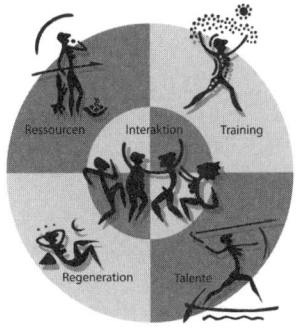

Ressourcen
- Genuss und Qualität sind die Leitschnur für Ihre Ernährung.
- Verwenden Sie vorwiegend paläolithische Nahrungsmittel.
- Reduzieren bzw. meiden Sie neolithische und vor allem industriell verarbeitete Nahrungsmittel.
- Passen Sie die Auswahl der Nahrungsmittel Ihrem spezifischen Nährstoffbedarf in bestimmten Lebenssituationen an (ADHS, Burnout, Schwangerschaft etc.).
- Geben Sie sexuellen Signalen und dem Gruppenzusammenhalt über gemeinsames und hochwertiges Essen große Bedeutung und viel Zeit.

Training
- Jeder Schritt zählt: Nutzen Sie jede auch noch so kleine Möglichkeit für Bewegung, Körperwahrnehmung und Sinnlichkeit.
- Suchen Sie eine Vielfalt an Möglichkeiten, um Ausdauer, Kraft und Beweglichkeit zu trainieren – jeweils nach Ihren persönlichen Präferenzen.
- Je mehr Tageslicht und Bewegung im Freien, desto besser.
- Wählen Sie eine natürliche Umwelt mit einer Vielzahl an Reizen: wechselnde Temperatur, Licht, Geruch, Untergrund; Kontakt zu harmlosen Mikroorganismen, die das Immunsys-

tem stimulieren, Aufenthalt in unterschiedlichen Landschaften etc.

Regeneration

- Gönnen Sie sich Entspannung in der für Sie angenehmen Form: freie Zeit, beruhigende Atmung, angenehme Ziele, Essensqualität, gemeinsames Feiern, Pflege einer positiven Lebenseinstellung etc.
- Nutzen Sie ausreichend Schlaf zur Regeneration und Restrukturierung von Gedanken und kreativen Ideen.
- Genießen Sie die beruhigende Wirkung der Natur.
- Leben Sie Ihren individuellen inneren Rhythmus.

Talente

- Entdecken Sie Ihre individuellen Fähigkeiten, Begabungen und individuellen Bedürfnisse.
- Fördern Sie Ihre Talente, entfesseln Sie Ihre Kreativität – und die der Menschen in Ihrem Umfeld.
- Wählen Sie den Umständen entsprechende, realistische Lebensziele und einen angemessenen Aufwand zur Umsetzung.
- Ermöglichen Sie den Erwerb von Wissen und Fähigkeiten durch Interaktion von Gleichaltrigen oder Menschen mit ähnlichen Interessen.

Interaktion

- Suchen Sie Gleichgesinnte und fördern Sie wechselseitig Talente sowie Offenheit und Möglichkeiten zur Identifikation mit gemeinsamen Zielen.
- Behalten Sie das individuelle Wohlergehen vor Fremdinteressen im Fokus.
- Entwickeln Sie Strategien, um die Ambivalenz zwischen Konflikten und Kooperation innerhalb von Gruppen ausleben zu können.
- Finden Sie die für Sie optimale Anzahl sozialer Kontakte.
- Genießen Sie die Interaktion mit Menschen – vom Flirten bis zur Bildung gelungener Netzwerke.

Wir halten heute zwei Schätze in der Hand: die Errungenschaften der Zivilisation und das paläolithische Erbe. Beide haben ihre glänzenden und ihre Schattenseiten. Den Gewinn an technischen, medialen und medizinischen Optionen innerhalb der modernen Welt möchte kaum jemand missen; mit ihnen ist jedoch oft ein gesundheitlicher und emotionaler Preis in Form von Zivilisationskrankheiten verbunden, der gerne verdrängt wird. Im Vergleich dazu erscheint der paläolithische Weg, im Einklang mit den genetischen Erfolgsprogrammen in der heutigen Umwelt zu leben, erst einmal aufwändiger und weniger bequem. Dafür wachsen dadurch langfristig die Chancen auf ein erfülltes, gesundes und genussvolles Leben. Man kann zum biologischen Erbe stehen, wie man will: es hassen, ignorieren, respektieren oder lieben. Aber Tatsache ist: Nur ein Leben, dass *nicht gegen*, sondern *mit* der eigenen Natur geführt wird, kann auf Dauer erfolgreich sein.

Ergänzende Literatur sowie Rezepte und Tipps zur Umsetzung des PaläoPower-Prinzips finden sich unter www.palaeo-power.de.

Dank

Herausforderungen und Gruppendynamik fördern geistige Talente. So ist auch dieses Buch durch vielfältige Interaktionen, anregende Gespräche, kritische Fragen und Hinweise bereichert worden. Mein herzlicher Dank gilt daher allen, die mich bestärkt und im positiven Sinn besonders gefordert haben.

Dies sind vor allem die beiden Menschen, die mich auf alle erdenkliche praktische, emotionale und intellektuelle Weise unterstützt und besondere Geduld während meiner langen Schreibtischstunden aufgebracht haben: *Thomas Junker* (mein Mentor und Mitstreiter, meine Motivations- und Glücksquelle – ohne dich wäre dieses Buch nicht, was es ist) und *Marcel Janick Paul* (mein außergewöhnlicher Sohn, dessen scheinbar versalzener Tomatensalat PaläoPower ins Rollen brachte – deine Ideen, Rezepte und Recherchen sind eine immer neue Inspiration).

Für Anregungen vielfältiger Art danke ich auch ganz herzlich: *Haroon Ahmad* (begeisternder PaläoPower-Botschafter, für kreative Impulse und wertvollen Rat); *Angelika Beck* (für klare Statements zum Lehreralltag); *Barbara Berghaus* (für sportliche Tipps und Talent im ‹Rückenfreihalten›); *Stefan Bollmann* und *Angelika von der Lahr* (für das engagierte Lektorat, die angenehme und herzliche Zusammenarbeit); *Sandra Bundschuh* (für hilfreiche Rückmeldungen zum Manuskript); *Monika und Bernolf Eibl-Eibesfeldt* (für erholsame und inspirierende Tage auf der Hütte bei Brixen); der *Giordano Bruno Stiftung* (insbesondere *Herbert Steffen, Bibi Binot, Carsten Frerk, Michael Schmidt-Salomon* und *Elke Held*, die mit klarem Denken, großer Herzlichkeit und besonderer Lebensfreude dem evolutionären Humanismus und inspirierenden Gesprächen eine Heimat bieten), *Gudrun Jäger* (für anregende Hinweise rund um Ernährung, Bewegung und Talente); *Eva Kruft* (mein Vorbild und Leuchtturm für viele Lebenslagen); *Walter Mann* (für literarische Expertise sowie anregende geistige und lukullische Impulse); *Dieter Möller* (für aktuelle Hinweise zu Ernährungstrends); *Helge Nyncke* (für die einfühlsame Umsetzung der Paläo-Power-Illustrationen); *Ingrid und Norbert Paul* (für eine grandiose genetische Ausstattung, den festen Boden unter meinen Füßen und leckere Rezepte); *Thomas Pechar* (für einen energetisierenden Krimi); *Sabine Piarry, Anne-Kerstin Busch* und *Corinna Leitold* vom Netzwerk Ganzheitlichkeit (für lebendiges und wertschätzendes Fördern von Talenten); *Carola Schlüter* und *Hans Zitko* (für kritisches Hinterfragen und die Freude an der Diskussion biologischer Theorien); *Andrea Treß* (für vielfältige kulinarische und musikalische Unterstützung – und wegweisende Worte); *Matthias Wilke* (für eine heiße Spur zum Thema ADHS); *Andrea Wolscht* (für wertvolle psychologische Expertise); last but not least: allen *Teilnehmerinnen und Teilnehmern meiner Online-Kurse, Vorträge und Seminare* (für anregende und intensive Diskussionen, kritische und fantasievolle Rückmeldungen, Rezeptideen und ihren Mut, Paläo-Power zu entdecken).

Frankfurt am Main, im Januar 2012

Literatur

I. Zivilisationskrankheiten

Darwin, C. 1859. On the origin of species by means of natural selection, or the preservation of favoured races in the struggle for life, London (Reprint der ersten deutschen Ausgabe von 1860: Über die Entstehung der Arten im Thier- und Pflanzenreich durch natürliche Züchtung oder Erhaltung der vervollkommneten Rassen im Kampfe um's Daseyn. T. Junker (Hrsg.), Wissenschaftliche Buchgesellschaft, Darmstadt, 2008)

Darwin, C. 1871. The decent of man, and selection in relation to sex. 2 vols. Murray, London (dt. Ausgabe: Die Abstammung des Menschen und die geschlechtliche Zuchtwahl, 1871)

Diamond, J. 1994. Der dritte Schimpanse – Evolution und Zukunft des Menschen. Fischer Taschenbuchverlag, Frankfurt a. M. (5. Auflage 2003)

Eaton, S. B., M. Shostak, M. Konner. 1988. The paleolithic prescription – A programm of diet & exercise and a design for living. Harper & Row, New York

Ferenczi, E. A., et al. 2010. Can a statin neutralize the cardiovascular risk of unhealthy dietary choices? Am J Cardiol. 106(4):587–592

Floss, H. 2009. Schnee von gestern oder Rezept für heute? Die Steinzeitküche. In: Eiszeit. Kunst und Kultur. Begleitband zur Großen Landesausstellung Baden-Württemberg 2009, Jan Thorbecke Verlag, Ostfildern

Galindo, M. M., et al. 2011. G protein-coupled receptors in human fat taste perception. Chem Senses. doi: 10.1093/chemse/bjr069, 25. 8. 2011

Ganten, D., T. Spahl, T. Deichmann. 2009. Die Steinzeit steckt uns in den Knochen – Gesundheit als Erbe der Evolution. Piper, München/Zürich

Gaudzinski-Windheuser, S., O. Jöris (Hrsg.). 2006. 600 000 Jahre Menschheitsgeschichte in der Mitte Europas. Verlag des Römisch-Germanischen Zentralmuseums, Mainz

Haidle, M. 2009. Mir ist heute gar nicht wohl! Erkrankungen und Verletzungen in der Altsteinzeit. In: Eiszeit. Kunst und Kultur. Begleitband zur Großen Landesausstellung Baden-Württemberg 2009, Jan Thorbecke Verlag, Ostfildern

Junker, T. 2006. Die Evolution des Menschen. C. H. Beck, München

Junker, T., S. Paul. 2009. Der Darwin-Code. Die Evolution erklärt unser Leben. C. H. Beck, München

Kind, C.-J. 2009. Gruben und Steinkreise. Die Hütten und Zelte der Altsteinzeit. In: Eiszeit. Kunst und Kultur. Begleitband zur Großen Landesausstellung Baden-Württemberg 2009, Jan Thorbecke Verlag, Ostfildern

Kutschera, U. 2008. Evolutionsbiologie. Verlag Eugen Ulmer, Stuttgart, 3. Auflage

Mahdavi, A., et al. 2008. A biodegradable and biocompatible gecko-inspired tissue adhesive. PNAS 105(7):2307–2312

Meyer, A. 2008. Evolution ist überall. Böhlau Verlag, Wien/Köln/Weimar

Münzel, S. C., N. J. Conard. 2004. Cave bear hunting in the Hohle Fels, a cave site in the Ach Valley, Swabian Jura. Revue de Paléobiologie 23(2):24–35

Münzel, S. C. 2009. Im Schlaf. Höhlenbärenjagd vor 30 000 Jahren. In: Eiszeit. Kunst und Kultur. Begleitband zur Großen Landesausstellung Baden-Württemberg 2009, Jan Thorbecke Verlag, Ostfildern

Napierala, H., H.-P. Uerpmann. 2009. Jäger und Gejagte. Eiszeitliche Groß-wildjagd in der Mammutsteppe. In: Eiszeit. Kunst und Kultur. Begleitband zur Großen Landesausstellung Baden-Württemberg 2009, Jan Thorbecke Verlag, Ostfildern

Nesse, R. M., G. C. Williams. 1994. Why we get sick – The new science of Darwinian medicine. Random House, New York (dt.: Warum wir krank werden – Die Antworten der Evolutionsmedizin, C. H. Beck, München 1997)

Owen, L. R. 2009. Männer jagen, Frauen kochen? Die Geschlechterrollen im Jungpaläolithikum. In: Eiszeit. Kunst und Kultur. Begleitband zur Großen Landesausstellung Baden-Württemberg 2009, Jan Thorbecke Verlag, Ost-fildern

Paul, S. 2011. Zivilisationskrankheiten – Neue Lösungswege der Evolutionä-ren Medizin. In: Darwin und die Bioethik. L. Kovács, J. Clausen, T. Pott-hast (Hrsg.). Verlag Karl Alber, Freiburg/München

Riehl, S., L. R. Owen. 2009. Nicht nur vom Fleisch allein … Das reiche pflanz-liche Nahrungsangbot der Eiszeit. In: Eiszeit. Kunst und Kultur. Begleit-band zur Großen Landesausstellung Baden-Württemberg 2009, Jan Thor-becke Verlag, Ostfildern

Shostak, M. 1982. Nisa erzählt: Das Leben einer Nomadenfrau in Afrika. Ro-wohlt Verlag, Reinbek; 2. Auflage Oktober 2001

Wrangham, R., N. Conklin-Brittain. 2003. Cooking as a biological trait. Comp Biochem Physiol. Part A 136:35–46

Wuketits, F. M. 1997. Soziobiologie. Die Macht der Gene und die Evolution sozialen Verhaltens. Spektrum Akademischer Verlag, Heidelberg/Berlin/Oxford

Zahavi, A. 1975. Mate selection – A selection for a handicap. J Theor Biol. 53:295–214

II. Übergewicht, Diabetes, Herzinfarkt

Adam, T. C., E. S. Epel. 2007. Stress, eating and the reward system. Physiol Behav. 91(4):449–458

Anandacoomarasamy, A. 2009. Obesity and the musculoskeletal system. Curr Opin Rheumatol. 21(1):71–77

Andersen, J. L., et al. 2003. Resistance training and insulin action in humans: effects of de-training. J Physiol. 551:1049–1058

Arumugam, M. et al. 2011. Enterotypes of the human gut microbiome. Nature 43:174–180

Baumann, D. 2010. Pharma-Food von Nestlé. Frankfurter Rundschau, 27. 9. 2010

Biesalski, H. K., et al. 2010. Ernährungsmedizin. Georg Thieme Verlag, Stuttgart, New York, 4. Auflage

Bose, M., et al. 2009. Stress and obesity: the role of the hypothalamic-pituitary-adrenal axis in metabolic disease. Curr Opin Endocrinol Diabetes Obes. 16(5):340–346

Bravata, D. M., et al. 2007. Using pedometers to increase physical activity and improve health. A systematic review. JAMA 298(19):2296–2304

Breakfast is best. 2009. Campaign Charter. www.breakfastisbest.eu

Brown, R. J., et al. 2010. Artificial sweeteners: A systematic review of metabolic effects in youth. Int J Pediatr Obes. 5(4):305–312

Bruce, K. D., M. A. Hanson. 2010. The developmental origins, mechanisms, and implications of metabolic syndrome. J Nutr. 140:648–652

Carone, B. R., et al. 2010. Paternally induced transgenerational environmental reprogramming of metabolic gene expression in mammals. Cell 143:1084–1096

Castaneda, C., et al. 2002. A randomized controlled trial of resistance exercise training to improve glycemic control in older adults with type 2 diabetes. Diabetes Care 25(12):2335–2341

Chakravarty, E. F., et al. 2008. Reduced disability and mortality among aging runners. Arch Intern Med 168(15):1638–1646

Cherkas, L. F., et al. 2008. The association between physical activity in leisure time and leucocyte telomere length. Arch Intern Med. 168:154–158

Christakis, N. A., J. H. Fowler. 2007. The spread of obesity in a large social network over 32 years. NEJM 357:370–379

Cordain, L., et al. 2005. Origins and evolution of the Western diet: health implications for the 21st century. Am J Clin Nutr. 81:341–354

Danitschek, A. 2010. Lebensmittelimitate. Ernährung und Medizin 25:31–33

DGE (Deutsche Gesellschaft für Ernährung). 2005. Junge Leute sind häufig Frühstücksmuffel. DGE Info 04/2005

Dapd. 2011. Marathonläuferin mit 92 Jahren. Frankfurter Allgemeine Zeitung, 6. 4. 2011

Eaton, S. B., M. Shostak, M. Konner. 1988. The paleolithic prescription – A programm of diet & exercise and a design for living. Harper & Row, New York

Eibl-Eibesfeldt, I. 1987. Grundriß der vergleichenden Verhaltensforschung. Piper, München/Zürich, 7. überarbeitete und erweiterte Auflage

Elmadfa, I., et al. 2010. Die große GU Nährwert Kalorien Tabelle 2010/2011, Gräfe und Unzer, München

Foster, M. T., et al. 2006. Social defeat increases food intake, body mass, and adiposity in Syrian hamsters. Am J Physiol Regul Integr Comp Physiol. 290:R1284–R1293

Fowler, S. P., et al. 2008. Fueling the obesity epidemic? Artificially sweetended beverage use and long-term weight gain. Obesity 16:1894–1900

FuttMV (Futtermittelverordnung). 2006. Anlage 3, Zusatzstoffe; Stand: 31. 12. 2006

Gangwisch, J. E. 2009. Epidemiological evidence for the links between sleep, circadian rhythms and metabolism. Obes Rev. Suppl 2:37–45

Ganten, D., T. Spahl, T. Deichmann. 2009. Die Steinzeit steckt uns in den Knochen – Gesundheit als Erbe der Evolution. Piper, München/Zürich

GEO Magazin. 2006. Psychosomatik: Hamster neigen zu Kummerspeck. Nr. 07/06

Gruber, C. 2010. Metzger nimmt Urteil nun an. Westdeutsche Allgemeine Zeitung, 2. 2. 2010

Halliday, J. 2011. Symrise beefs up its authentic meat flavour range. Food navigator.com, 1. 4. 2011

Harris, M. 1985. Wohlgeschmack und Widerwillen. Die Rätsel der Nahrungstabus. Klett-Cotta, Stuttgart, 4. veränderte Auflage, 2005

Herrmann, M.-E., B. Hermey. 2010. Frühstück – die wichtigste Mahlzeit des Tages? Ernährung und Medizin 25:44–48

Hirschfelder, G. 2001. Europäische Esskultur – Geschichte der Ernährung von der Steinzeit bis heute. Campus Verlag, Frankfurt/New York [Studienausgabe 2005]

Hotamisligil, G. S. 2006. Inflammation and metabolic disorders. Nature 444: 860–867

Houben, K., et al. 2010. Guilty pleasures: Implicit preferences for high calorie food in restrained eating. Appetite 55(1):18–24

Junker, T. 2011. Die 101 wichtigsten Fragen: Evolution. C. H. Beck, München

Kant, A. K., et al. 1997. Evening eating and subsequent long-term weight change in a national cohort. Int J Obes. 21(5):407–412

Keith, S. W., et al. 2006. Putative contributors to the secular increase in obesity: exploring the roads less traveled. Int J Obes. 30:1585–1594

Klug, C., et al. 2008. Wer schlecht schläft, stirbt früher – Untersuchungen zur Nacht- und Schichtarbeit. Edition Offene Akademie im Arbeiterbildungszentrum, Hans-Böckler-Stiftung, Düsseldorf

Köhn, R. 2011. McDonald's will auf 1500 Restaurants wachsen. Frankfurter Allgemeine Zeitung, 23. 2. 2011

Köhn, R. 2011 b. Fast-Food-Genießer. Frankfurter Allgemeine Zeitung, 23. 2. 2011

Kolb, H., T. Mandrup-Poulsen. 2010. The global diabetes epidemic as a consequence of lifestyle-induced low-grade inflammation. Diabetologica 53:10–20

Kuenheim, H. von. 2003. Saukomisch, die Geschichte. DIE ZEIT, 11.9.2003

Kurth, B.-M., A. Schaffrath Rosario. 2007. Die Verbreitung von Übergewicht und Adipositas bei Kindern und Jugendlichen in Deutschland. Ergebnisse des bundesweiten Kinder- und Jugendgesundheitssurveys (KiGGS). Bundesgesundheitsblatt Gesundheitsforschung – Gesundheitsschutz 50:736–743

Leproult, R., E. Van Cauter. 2010. Role of sleep and sleep loss in hormonal release and metabolism. Endocr Dev. 17:11–21

Loc. 2001. Bismarcker meldet Patent auf die Power-Fritte an. Westdeutsche Allgemeine Zeitung, 26.7.2001

Löser, C. 2002. Mangelernährung im Krankenhaus – Prävalenz, klinische Folgen, Budgetrelevanz. Hess Ärztebl. 5/2002:271–276

Löser, C. 2010. Unter- und Mangelernährung im Krankenhaus. Klinische Folgen, moderne Therapiestrategien, Budgetrelevanz. Dtsch Ärztebl. 107(51–52):911–917

Martin, B. W., U. Mäder. 2002. Körperliches Aktivitätsverhalten in der Schweiz. In: Körperliche Aktivität in Prävention und Therapie. Evidenzbasierter Leitfaden für Klinik und Praxis. Marseille Verlag, München, S. 45–55

Mattes, R. D., B. M. Popkin. 2009. Nonnutritive sweetener consumption in humans: effects on appetite and food intake and their putative mechanisms. Am J Clin Nutr. 89(1):1–14

McAllister, E. J., et al. 2009. Ten putative contributors to the obesity epidemic. Crit Rev Food Sci Nutr. 49(10):868–913

Merz, B. 2009. Arbeitsmedizin: Nachtarbeit, ein weiterer Risikofaktor für Brustkrebs. Welche Konsequenzen ziehen wir daraus? Schweizerisches Medizinisches Forum 9:6–7

Mensink, G. B. M. 1999. Körperliche Aktivität. Gesundheitswesen 61, Sonderheft 2:S126–S131

Munro, N. D., L. Grosman. 2010. Early evidence (ca. 12,000 B. P.) for feasting at a burial cave in Israel. PNAS 10.1073/pnas.1001809107

Muth, J. 2005. Steinzeitdiät – Der Ruf der Wildnis. Eu. L. E.N-Spiegel 5–6/2005, S. 1–2

Nakata, S., et al. 2008. Spontaneous myocardial infarction in mice lacking all nitric oxide synthase isoforms. Circulation 117:2211–2223

Ordovas, J. M., T. Tanaka. 2007. Are dietary preferences linked to genes? Future Lipidol. 2(5):485–488

Paczensky, G. v., A. Dünnebier. 1999. Kulturgeschichte des Essens und Trinkens. Genehmigte Sonderausgabe des Orbis Verlags, München

Pejovic, S., et al. 2010. Leptin and hunger levels in young healthy adults after one night of sleep loss. J Sleep Res. 19(4):552–558

Peter, P. 2008. Kulturgeschichte der deutschen Küche. C. H. Beck, München

Pies, C., R. Hauss. 2010. Können Darmbakterien dick machen? Naturheilpraxis 10/2010:1202–1207

Pollmer, U., M. Niehaus. 2010. Food-Design – Panschen erlaubt. S. Hirzel Verlag, Stuttgart

Poston, L., et al. 2011. Obesity in pregnancy: Implications for the mother and lifelong health of the child. A consensus statement. Pediatr Res. 69(2):175–180

Sacn (Scientific Advisory Committee on Nutrition). 2010. Iron and health. TSO, London

Schmid, S. M., et al. 2008. A single night of sleep deprivation increases ghrelin levels and feelings of hunger in normal-weight healthy men. J Sleep Res. 17(3):331–334

Setzwein, M. 2004. Ernährung – Körper – Geschlecht. Zur sozialen Konstruktion von Geschlecht im kulinarischen Kontext. VS Verlag für Sozialwissenschaften, Wiesbaden

Schusdziarra, V., et al. 2011. Impact of breakfast on daily energy intake – an analysis of absolute versus relative breakfast calories. Nutr J. 10:5–12

Schulz, L. O., et al. 2006. Effects of traditional and western environments on prevalence of type 2 diabetes in Pima Indians in Mexico and the U. S. Diabetes Care 29(8):1866–1871

Sekine, M., et al. 2002. A dose-response relationship between short sleeping hours and childhood obesity: results of the Toyama birth cohort study. Child Care Health Dev. 28(2):163–170

Sigal, R. J., et al. 2007. Effects of aerobic training, resistance training, or both on glycemic control in type 2 diabetes. Ann Intern Med. 147:357–369

Starling, S. 2010. Nestlé enters functional foods ring as claims climate heats up. www.nutraingredients.com, 30. 9. 2010

Sommer, V. 2008. Schimpansenland. C. H. Beck, München

Stellman, S. D., L. Garfinkel. 1986. Artificial sweetener use and one-year weight change among women. Prev Med. 15(2):195–202

Stengel, S. von, et al. 2009. Körperliches Training und das 10-Jahres CHD-Risiko bei Frauen über 65 Jahren mit metabolischem Syndrom. Deutsche Zeitschrift für Sportmedizin 60(9):281–287

Stewart, J. E., et al. 2010. Oral sensitivity to fatty acids, food consumption and BMI in human subjects. Br J Nutr 104:145–152

Tinbergen, N. 1951. The study of instinct. Oxford University Press, New York/Oxford, Reprint 1969

Vijay-Kumar, M., et al. 2010. Metabolic syndrome and altered gut microbiota in mice lacking toll-like receptor 5. Science 328:228–231

VZHH. 2011. «Hühnersuppe» mit 0,1 % Hühnerfleisch. Verbraucherzentrale Hamburg, 10. 8. 2011

Wardle, J. et al. 2008. Evidence for a strong genetic influence on childhood adiposity despite the force of the obsogenic environment. Am J Clin Nutr. 87(2):398–404

WHO. 2011. Obesity and overweight. Fact Sheet N°311, updated March 2011

Wuketitis, F. M. 2011. Wie der Mensch wurde, was er isst. Die Evolution menschlicher Ernährung. S. Hirzel Verlag, Stuttgart

Yang, Q. 2010. Gain weight by «going diet»? Artificial sweeteners and the neurobiology of sugar cravings. Yale Journal of Biology and Medicine 83:101–108

III. ADS und ADHS

Abrams, K. J., H. Ludwig. 2000. ADHD – Aufmerksamkeitsstörung und Hyperaktivität bei Kindern und Erwachsenen. Alternativen zur medikamentösen Behandlung. AV-Publikation, Neusiedl am See

Albayrak, Ö. 2008. Genetic aspects in attention-deficit/hyperactivity disorder. J Neural Transm. 115(29):305–315

Allende, I. 1994. Paula. Suhrkamp Verlag, Frankfurt am Main

Amminger, G. P., et al. 2007. Omega-3 fatty acids supplementation in children with autism: a double-blind randomized, placebo-controlled pilot study. Biol Psychiatry 61:551–553

Anonymous. 2010. City life and the brain. On The Brain – The Harvard Mahoney Neuroscience Institute Letter 16(3):1–3

Arbeitsgemeinschaft ADHS der Kinder- und Jugendärzte. 2009. ADHS bei Kindern und Jugendlichen. Leitlinie in der aktualisierten Fassung von 2007 bzw. 2009 für das Kapitel Medikamente

Arcos-Burgos, M., et al. 2010. A common variant of the latrophilin 3 gene, LPHN3, confers susceptibility to ADHD and predicts effectiveness of stimulant medication. Mol Psychiatry 15(11):1053–1066

Bachner-Melman, R., et al. 2005. Dopaminergic polymorphisms associated with self-report measures of human altruism: a fresh phenotype for the dopamine D4 receptor. Mol Psychiatry 10:333–335

Beaver, K. M., et al. 2007. A gene x gene interaction between DRD2 and DRD4 is associated with disorder and antisocial behavior in males. Behav Brain Funct. 3:30–37

Bekkhus, M., et al. 2010. Intrauterine exposure to caffeine and inattention/overactivity in children. Acta Paediatr. 99(6):925–928

Berman, M. G., J. Jonides, S. Kaplan. 2008. The cognitive benefits of interacting with nature. Psychol Sci. 19(12):1207–1212

Biedermann, H. 2007. KiSS-Kinder – Ursachen, (Spät-)Folgen und manualtherapeutische Behandlung frühkindlicher Asymmetrie. Georg Thieme Verlag, Stuttgart/New York (3. Auflage)

Biesalski, H. K., et al. 2002. Vitamine, Spurenelemente und Mineralstoffe. Georg Thieme Verlag, Stuttgart

Biesalski, H. K., et al. 2010. Ernährungsmedizin. Georg Thieme Verlag, Stuttgart

Boorde, A. 1542. The fyrst boke of the introduction of knowledge made by Andrew Borde, of physycke doctor: A compendyous regyment; or, A dyetary of helth made in Mountpyllier. F. J. Frunivall [Hrsg.], Early English Text Society, London 1870

Bös, K. 2003. Motorische Leistungsfähigkeit von Kindern und Jugendlichen. In: W. Schmidt, I. Hartmann-Tews, W.-D. Brettschneider (Hrsg.). Erster Deutscher Kinder- und Jugendsportbericht. Verlag Karl Hoffmann, Schorndorf

Bouchard, M., et al. 2007. Hair manganese and hyperactive behaviors: pilot study of school-age children exposed through tap water. Environ Health Perspect. 115(1):122–127

Breidenstein, E. 2005. Diät bei AD(H)S – kalter Kaffee? Pädiatrie 4/05:7–9

Breithecker, D. 2002. Bewegte Schüler – Bewegte Köpfe. Unterricht in Bewegung. Chance einer Förderung der Lern- und Leistungsfähigkeit? Bundesarbeitsgemeinschaft für Haltungs- und Bewegungsförderung e. V., Wiesbaden

Brookes, K., et al. 2006. The analysis of 51 genes in DSM-IV combined type attention deficit hyperactivity disorder: association signals in DRD4, DAT1 and 16 other genes. Mol Psychiatry 11:934–953

Bundesamt für Gesundheit. 2002. Entwicklung der Anzahl Verschreibungen für Ritalin® (Methylphenidat) im Kanton Neuenburg zwischen 1996 und 2000. BAG Bulletin 15/02: 284–289

Bundesamt für Gesundheit. 2010. Lebensmittelfarbstoffe und Hyperaktivität. Stellungnahme vom 17. 8. 2010

Bundesregierung. 2006. Antwort der Bundesregierung auf die Kleine Anfrage der Abgeordneten Dr. Harald Terpe, Kai Boris Gehring, Birgitt Bender, weiterer Abgeordneter und der Fraktion BÜNDNIS 90/DIE GRÜNEN – Drucksache 16/3045: Verschreibung von Medikamenten an Kinder und Jugendliche bei Aufmerksamkeitsdefizit-Hyperaktivitätsstörung. Drucksache 16/3394, 13. 11. 2006

Carter, C. M., et al. 1993. Effects of a few food diet in attention deficit disorder. Arch Dis Child. 69:564–568

Chang, F. M., et al. 1996. The world-wide distribution of allele frequencies at the human dopamine D4 receptor locus. Hum Genet 98(1):91–101

Chen, C., et al. 1999. Population migration and the variation of dopamine D4 receptor (DRD4) allele frequencies around the globe. Evolution and Human Behavior 20:309–324

Deslauriers, L., et al. 2011. Improved learning in a large-enrollment physics class. Science 332:862–864

Deutsche Forschungsanstalt für Lebensmittelchemie (Hrsg.) 2009. Der kleine Souci-Fachmann-Kraut: Lebensmitteltabelle für die Praxis. Wissenschaftliche Verlagsgesellschaft, Stuttgart (4. Auflage)

Deutscher Tierschutzbund. 2010. Die Haltung von Legehennen. Informationsbroschüre

DGHNO (Deutsche Gesellschaft für Hals-Nasen-Ohren-Heilkunde, Kopf- und Hals-Chirurgie). Diagnose und Therapie der obstruktiven Schlafapnoe bei Kindern: Schnarchen verschlechtert Schulnoten. Pressemitteilung zur 81. Jahresversammlung 2010, 12.–16. 5. 2010

DGSM (Deutsche Gesellschaft für Schlafforschung und Schlafmedizin). 2009. S3-Leitlinie Nicht erholsamer Schlaf/Schlafstörungen. Somnologie 13:4–160

Diekelmann, S., J. Born. 2010. The memory function of sleep. Nat Rev Neurosci. 11:114–126

Ding, Y.-C., et al. 2002. Evidence of positive selection acting at the human dopamine receptor D4 gene locus. PNAS 99(1):309–314

Dsj. 2008. Stellungnahme des dsj-Vorstands zum Zweiten Deutschen Kinder- und Jugendsportbericht. Deutsche Sportjugend e. V.

Eaton, W. O., et al. 2001. The waxing and waning of movement: implications for psychological development. Developmental Review 21:205–223

EFSA. 2008. Bewertung der Ergebnisse der Studie von McCann et al. (2007) zu den Auswirkungen einiger Farbstoffe und von Natriumbenzoat auf das Verhalten von Kindern. The EFSA Journal 660:2–5

EFSA. 2009. EFSA aktualisiert wissenschaftliche Empfehlung zur Frage der Sicherheit von sechs Lebensmittelfarben. Pressemitteilung vom 12. November 2009

Egger, J., C.M Carter, P. J. Graham, D. Gumley, J. F. Soothill. 1985. Controlled trial of oligoantigenic treatment in the hyperkinetic syndrome. Lancet 325(8428):540–545

Eisenberg, D. T. A., et al. 2007. Examining impulsivity as an endophenotype using a behavioral approach: a DRD2 Taq I A and DRD4 48-bp VNTR association study. Behav Brain Funct. 3:2–15

Elmadfa, I., et al. 2010. Die große GU Nährwert Kalorien Tabelle 2010/2011, Gräfe und Unzer, München

Europäisches Parlament und Rat. 2008. Verordnung (EG) Nr. 1333/2008 des Europäischen Parlaments und des Rates vom 16. Dezember 2008 über Lebensmittelzusatzstoffe, geändert am 23. 3. 2010 und berichtigt am 27. 4. 2010

Faraone, S. V., et al. 2005. Molecular genetics of attention-deficit/hyperactivity disorder. Biol Psychiatry 57:1313–1323

Feingold, B. F. 1974. Why your child is hyperactive. Random House, New York

Feingold, B. F. 1975. Hyperkinesis and learning disabilities linked to artificial food flavors and colors. Am J Nurs. 75(5):797–803

Fischer, B. 2007. Hören, Sehen, Blicken, Zählen. Teilleistungen und ihre Störungen. Verlag Hans Huber, Bern

Fritze, J. 2010. Psychopharmaka-Verordnungen: Ergebnisse und Kommentare zum Arzneiverordnungsreport 2009. Psychopharmakotherapie 17:240–250

Gardner, M. L. G. 1985. Production of pharmacologically active peptides from foods in the gut; In: Food and the Gut, J. O. Hunter, V. A. Jones (Hrsg.), Baillière Tindall; S. 121–134

Gemeinsamer Bundesausschuss. 2010. Anlage III – Übersicht über Verordnungseinschränkungen und -ausschlüsse in der Arzneimittelversorgung durch die Arzneimittel-Richtlinie und aufgrund anderer Vorschriften. Version vom 1. 12. 2010

Gittelman, R., B. Eskenazi. 1983. Lead and hyperactivity revisited. Arch Gen Psychiatry 40(8):827–833

Gundert, A. 1953. Marie Hesse. Die Mutter von Hermann Hesse. Ein Lebensbild in Briefen und Tagebüchern. Insel-Verlag, Frankfurt a. M., Leipzig [1. Auflage 1977]

Hafer, H. 1978. Nahrungsphosphat als Ursache für Verhaltensstörungen und Jugendkriminalität: Ein Erfahrungsbericht. Kriminalistik Verlag, Heidelberg

Hamazaki, T., et al. 1996. The effect of docosahexaenoic acid on aggression in young adults. J Clin Invest. 97:1129–1133

Hein, J., et al. 2001. Absinth – Neue Mode, alte Probleme. Dtsch Ärztebl 98(42):A2716–2724

Hibbeln, J. R., et al. 2006. Omega-3 fatty acid deficiencies in neurodevelopment, aggression and autonomic dysregulation: Opportunities for intervention. Int Rev Psychiatry 18(2):107–118

Hoffmann, H. 1847. Der Struwwelpeter oder lustige Geschichten und drollige Bilder. Frankfurter Originalausgabe, Esslinger Verlag, 14. Auflage 2010

Howard, A. L., et al. 2010. ADHD is associated with a «western» dietary pattern in adolscents. J Atten Disord. 15(5):403–411

Jensen, P. S., et al. 1997. Evolution and Revolution in Child Psychiatry: ADHD as a disorder of adaption. J Am Acad Child Adolesc Psychiatry 36(12):1672–1679

Jensen, P. S., et al. 2007. 3-year follow-up of the NIMH MTA study. J Am Acad Child Adolesc Psychiatry 46(8):989–1002

Kaplan, S. 1995. The restorative benefits of nature: toward an integrative framework. Journal of Environmental Psychology 15:169–182

Kunsch, K. 1997. Der Mensch in Zahlen. Gustav Fischer Verlag, Stuttgart

Lampert, T., et al. 2007. Körperlich-sportliche Aktivität von Kindern und Jugendlichen in Deutschland. Bundesgesundheitsblatt-Gesundheitsforschung-Gesundheitsschutz 50:634–642

Landesregierung Nordrhein-Westfalen. 2010. Kinderlärm ist Bestandteil des Lebens. Pressemitteilung vom 21. 12. 2010

Largo, R. H., M. Beglinger. 2010. Schülerjahre. Wie Kinder besser lernen. Piper-Verlag, München/Zürich

Lazar, S. W., et al. 2005. Meditation experience is associated with increased cortical thickness. Neuroreport 16(17):1893–1897

Luczak, H. 2000. Wie der Bauch den Kopf bestimmt. GEO-Magazin November 2000

McCann, D., et al. 2007. Food additives and hyperactive behaviour in 3-year-old and 8/9-year-old children in the community: a randomised, double-blinded, placebo-controlled trial. Lancet 370:1560–1567

McGinnis, W. R., et al. 2008 a. Discerning the mauve factor, part 1. Altern Ther Health Med 14(2):40–50

McGinnis, W. R., et al. 2008 b. Discerning the mauve factor, part 2. Altern Ther Health Med 14(3):56–62

Mehl, V. 1999. Fehldiagnose. Dtsch Ärztebl 96(46):A2940–2942

Millichap, J. G. 2008. Etiologic classification of attention-deficit/hyperactivity disorder. Pediatrics 121:e358–e365

Minder, B., et al. 1994. Exposure to lead and specific attentional problems in schoolchildren. J Learn Disabil. 27(6):393–399

Molina, B. S. G., et al. 2007. Delinquent behavior and emerging substance use in the MTA at 36 months: prevalence, course and treatment effects. J Am Acad Child Adolesc Psychiatry 46(8):1027–1039

Oddy, W. H., et al. 2009. The association between dietary patterns and mental health in early adolescence. Prev Med. 49:39–44

O'Reilly, P. O., et al. 1965. The incidence of malvaria. Br J Psychiatry 111:741–744

Payne, J. D., E. A. Kensinger. 2010. Sleep's role in the consolidation of emotional episodic memories. Curr Direct Psychol Science 19:290–295

Pelsser, L. M. J., et al. 2009. A randomised controlled trial into the effects of food on ADHD. Eur Child Adolesc Psychiatry 18:12–19

Pelsser, L. M., et al. 2011. Effects of a restricted elimination diet on the behaviour of children with attention-deficit hyperactivity disorder (INCA study): a randomised controlled trial. Lancet 377:494–503

Pfeiffer, C. C. 1975. Mental and elemental nutrients: A physician's guide to nutrition and health care. Keats Pub

Pietrzik, K., et al. 2008. Handbuch Vitamine – Für Prophylaxe, Beratung und Therapie. Urban & Fischer, München/Jena

Reichelt, K. L., A. M. Knivsberg. 2003. Can the pathophysiology of autism be explained by the nature of the discovered urine peptides? Nutr Neurosci. 6(1):19–28

Remschmidt, H. 2005. Die Aufmerksamkeits-Defizit-Hyperaktivitätsstörung bei Kindern und Jugendlichen. Psychiatrie 2:10–18

Renz-Polster, H. 2009. Kinder verstehen – Born to be wild: Wie die Evolution unsere Kinder prägt. Kösel-Verlag, München

Rimland, B., G. E. Larson. 1983. Hair mineral analysis and behavior: An analysis of 51 studies. J Learn Disabil. 16(5):279–285

Rimland, B. 1983 b. The Feingold Diet: An assessment of the reviews by Mattes, by Kavale and Forness and others. J Learn Disabil. 16(6):331–333

Robert-Koch-Institut. 2007. Die (Krypto-)Pyrrolurie in der Umweltmedizin: eine valide Diagnose? Bundesgesundheitsblatt-Gesundheitsforschung-Gesundheitsschutz 50:1324–1330

Rosler, P. 2007. Neurotransmitter an der Darmschleimhaut – Dopamin. Co'med, Oktober 2007, S. 104–105

Sadigh, P. Käfighaltung statt Ganztagsschule. ZEIT ONLINE, 27. 10. 2010

Schab, D. W., N. T. Trinh. 2004. Do artificial food colors promote hyperacitivity in children with hyperactive syndromes? A meta-analysis of double-blind placebo-controlled trials. J Dev Behav Pediatr. 25(6):423–434

Schlack, R., et al. 2007. Die Prävalenz der Aufmerksamkeitsdefizit-/Hyperaktivitätsstörung (ADHS) bei Kindern und Jugendlichen in Deutschland. Bundesgesundheitsblatt-Gesundheitsforschung-Gesundheitsschutz 50:827–835

Seidler, E. 2004. «Zappelphilipp» und ADHS: Von der Unart zur Krankheit. Dtsch Ärztebl. 101:A239–243 [Heft 5]

Silva, P. A., et al. 2006. Blood lead, intelligence, reading attainment, and behaviour in eleven year old children in Dunedin, New Zealand. J Child Psychol Psychiatry 29(1):43–52

Sinn, N. 2008. Nutritional and dietary influences on attention deficit hyperactivity disorder. Nutr Rev. 66(10):558–568

Tuormaa, T. E. 1995. Adverse effects of zinc deficiency: A review from the literature. J Orthomol Med. 10(3&4):149–164

Turic, D., et al. 2010. DRD4 and DAT1 in ADHD: Functional neurobiology to pharmacogenetics. Pharmacogenomics and Personalized Medicine 3:61–78

Van der Does, A. J. W. 2001. The effects of tryptophan depletion on mood and psychiatric symptoms. J Affect Disord. 64:107–119

Vollmer, G. 1990. Gefahrstoffe. Georg Thieme Verlag, Stuttgart

Wang, E., et al. 2004. The genetic architecture of selection at the human dopamine receptor D4 (DRD4) gene locus. Am J Hum Genet 74(5):932–944

Zaalberg, A., et al. 2010. Effects of nutritional supplements on aggression, rule-breaking, and psychopathology among young adult prisoners. Aggress Behav. 36(2):117–126

Zioudrou, C., et al. 1979. Opioid peptides derived from food proteins. J Biol Chem. 254(7):2446–2449

IV. Allergien und Unverträglichkeiten

Aalberse, R. C., B. M. Stadler. 2006. In silico predictability of allergenicity: from amino acid sequence via 3-D structure to allergenicity. Mol Nutr Food Res. 50(7):625–627

Alpay, K., et al. 2010. Diet restriction in migraine, based on IgG against foods: A clinical double-blind, randomized, cross-over trial. Cephalalgia 30(7): 829–837

Ameratunga, R., S.-T. Woon. 2010. Anaphylaxis to hyperallergenic functional foods. Allergy Asthma Clin Immunol. 6:33–38

Atkinson, W., et al. 2004. Food elimination based on IgG antibodies in irritable bowl syndrome: a randomized controlled trial. Gut 53(10):1459–1464

Bentz, S., et al. 2010. Clinical relevance of IgG antibodies against food antigens in Crohn's Disease: A double-blind cross-over diet intervention study. Digestion 81:252–264

Biesalski, H. K., et al. 2010. Ernährungsmedizin. Georg Thieme Verlag, Stuttgart

Björkstén, B. 2009. The hygiene hypothesis: do we still believe in it? Nestle Nutr Workshop Ser: Pediatr. Program 64:11–18, discussion 18–22, 251–257

Brunner, D., J. Spalinger. 2005. Zöliakie im Kindesalter. Paediatrica 16(3):34–37

Burger, J., et al. 2007. Absence of the lactase-persistence-associated allele in early Neolithic Europeans. PNAS 104(10):3736–3741

Cochrane, S., et al. 2009. Factors influencing the incidence and prevalence of food allergy. Allergy 64:1246–1255

Douard, V., R. P. Ferraris. 2008. Regulation of the fructose transporter GLUT5 in health and disease. Am J Physiol Endocrinol Metab. 295(2):E227–237

Douwes, J., et al. 2008. Farm exposure in utero may protect against asthma, hay fever and eczema. Eur Resp J. 32:603–611

Douwes, J., N. Pearce. 2008. Commentary: The end of the hygiene hypothesis? Int J Epidemiol. 37:570–572

Eckl-Dorna, J., et al. 2010. Exposure of rye (Secale cereale) cultivars to elevated ozone levels increases the allergen content in pollen. J Allergy Clin Immunol. 126(6):1315–1317

Ege, M. J., et al. 2011. Exposure to environmental microorganisms and childhood asthma. NEJM 364(8):701–709

Füssler, C. 2011. Eingebildete Allergiker. Süddeutsche Zeitung, 8. 3. 11

Ganten, D., T. Spahl, T. Deichmann. 2009. Die Steinzeit steckt uns in den Knochen – Gesundheit als Erbe der Evolution. Piper, München/Zürich

Götze, H, A. Mahdi. 1992. Fruktosemalabsorption und dysfunktionelle gastrointestinale Beschwerden. Monatsschrift Kinderheilkunde 140(11): 814–817

Halliday, J. ‹Hyperallergenic› functional foods raise protein concerns. Foodnavigator.com, 22. 12. 2010

Harris, M. 1985. Wohlgeschmack und Widerwillen – Die Rätsel der Nahrungstabus. Klett-Cotta, Stuttgart, 4. veränderte Auflage, 2005

Heel, D. A. van, J. West. 2006. Recent advances in coeliac disease. Gut 55:1037–1046

Hermann-Kunz, E. 1999. Häufigkeit allergischer Krankheiten in Ost- und Westdeutschland. Gesundheitswesen 61, Sonderheft 2:S100–S105

Hernández, C. M. A., et al. 2007. Food allergy mediated by IgG antibodies associated with migraine in adults. Rev Alerg Mex. 54(5):162–168

Höffeler, F. 2009. Das Erbe der frühen Viehzüchter: Geschichte und Evolution der Lactose(in)toleranz. Biologie in unserer Zeit 6(39):378–387

Högenauer, C., et al. 2005. Evalutation of a new DNA test compared with the lactose hydrogen breath test for the diagnosis of lactase non-persistence. Eur J Gastroenterol Hepatol 17:371–376

Ledochowski, M., et al. 2000. Fruktosemalabsorption. Journal für Ernährungsmedizin 3:10–14

Lohi, S., et al. 2007. Increasing prevalence of celiac disease over time. Aliment Pharmacol Ther. 26:1217–1225

López-Expósito, I., et al. 2011. Maternal peanut consumption provides protection in offspring against peanut sensitization that is further enhanced when co-administered with bacterial mucosal adjuvant. Food Res Int. 44(6):1649–1656

Marti, P. 2007. Allergen motifs and the prediction of allergenicity. Immunol Lett. 109(1):47–55

Molberg, O., et al. 2005. Mapping of gluten T-cell epitopes in the bread wheat ancestors: implications for celiac disease. Gastroenterology 128(2):393–401

Morgenstern, V., et al. 2008. Atopic diseases, allergic sensitization, and exposure to traffic-related air pollution in children. Am J Respir Crit Care Med. 177(12):1221–1227

Sigrid Prusko. 2004. Neurodermitis. Kein Grund zum Verzweifeln. Mein Buch, Hamburg

Radauer, C., et al. 2008. The Bet v I fold: an acient, versatile scaffold for binding of large, hydrophibic ligands. BMC Evol Biol. 8:286–304

Rajan, T. V. 2003. The Gell-coombs classification of hypersensitivity reactions: a re-interpretation. Trends Immunol 24(7):376–379

Rakusin, M. A., G. Pekarskaja. 1926. Über das Legumin der Hülsenfrüchte. Zeitschrift für Lebensmitteluntersuchung und -forschung 51(1–2):43–45

Ring, J., et al. 2010. Weißbuch Allergie in Deutschland. Springer Medizin, München, 3. überarbeitete und erweiterte Auflage

Rogers, C. A., et al. 2006. Interaction of the onset of spring and elevated atmospheric CO_2 on ragweed (Ambrosia artemisiifolia L.) pollen production. Environ Health Perspect. 114(6):865–869

Rubio-Tapia, A. 2009. Increased prevalence and mortality in undiagnosed celiac disease. Gastroenterology 137(1):88–93

Rumessen, J. J., E. Gudmand-Høyer. 1986. Absorption capacity of fructose in healthy adults. Comparison with sucrose and its constituent monosaccharides. Gut 27:1161–1168

Rusch, V. 1999. Bakterien – Freunde oder Feinde. Urania Verlag, Berlin

Sales, M. P., et al. 2000. Do legume storage proteins play a role in defending seeds against bruchids? Plant Physiol. 124:515–522

Scadding, G. K., J. Brostoff. 1985. Immunological responses to food. In: Hunter, J. O., V. A. Jones. Food and the gut. Baillière Tindall, London [u.a.]

Schöllmann, C., K. Zimmermann. Intestinale Mikroflora und Immunsystem. Forum Medizin Verlagsgesellschaft, Stockdorf

Schwyn, H.-J., C. Lieners. 2009. Lebensmittelunverträglichkeit – Allergie Typ 3 erkennen und richtig behandeln. AT Verlag, Baden/München

Shewry, P. R., N. G. Halford. 2002. Cereal seed storage proteins: structures, properties and role in graine utilization. J Exp Bot. 53(370):947–958

Truswell, A. S., et al. 1988. Incomplete absorption of pure fructose in healthy subjects and the facilitating effect of glucose. Am J Clin Nutr. 48:1424–1430

Tye-Din, J. A., et al. 2010. Comprehensive, quantitative mapping of T cell epitopes in gluten in celiac disease. Sci Transl Med. 2(41):41–51

Vesa, T. H., et al. 2008. Lactose Intolerance. J Am Coll Nutr. 19(2):165S–175S

Wassermann, D., et al. 1996. Molecular analysis of the fructose transporter gene (GLUT5) in isolated fructose malabsorption. J Clin Invest 98(10):2398–2402

Wilders-Truschnig, M., et al. 2008. IgG antibodies against food antigens are correlated with inflammation and intima media thickness in obese juveniles. Exp Clin Endocrinol Diabetes 116(4):241–245

Wright, E. M., et al. 2003. Intestinal absorption in health and disease – sugars. Best Pract Res Clin Gastroenterol. 17(6):943–956

V. Das Burnout-Syndrom

Akerstedt, T. 2006. Psychosocial stress and impaired sleep. Scand J Work Environ Health 32(6):493–501

Antweiler, C. 2009. Heimat Mensch. Was uns alle verbindet. Muhrmann Verlag, Hamburg

Béliveau, R., D. Gingras. 2008. Krebszellen mögen keine Himbeeren, Kösel-Verlag, München, 7. Auflage

Biesalski, H. K., et al. 2010. Ernährungsmedizin. Georg Thieme Verlag, Stuttgart, New York, 4. Auflage

Boecker, H. 2008. The runner's high: opioidergic mechanisms in the human brain. Cereb Cortex 18:2523–2531

Burisch, M. 2010. Das Burnout-Syndrom – Theorie der inneren Erschöpfung. Springer-Verlag, Berlin/Heidelberg, 4. Auflage

Cannon, W. B. 1915. Bodily changes in pain, hunger, fear and rage – An account of recent researches into the function of emotional excitement. D. Appleton and Company, New York/London

Charron, S., E. Koechlin. 2010. Divided representation of concurrent goals in the human frontal lobes. Science 328(5976):360–363

Conrady, K. O. 1981. Goethe – Leben und Werk, Athenäum Verlag, Frankfurt a. M.; Sonderausgabe 1987, erster Teil

Darwin, C. 1872 [1965]. The expression of the emotions in man and animals. The University of Chicago Press, Chicago/London

Dubé, L., et al. 2005. Affect asymmetry and comfort food consumption. Physiol Behav. 86:559–567

Dux, P. E., et al. 2009. Training improves multitasking performance by increasing speed of information processing in human prefrontal cortex. Neuron 63(1):127–138

Eibl-Eibesfeldt, I. 1987. Grundriß der vergleichenden Verhaltensforschung, Piper-Verlag München/Zürich

Elmadfa, I., et al. 2010. Die große GU Nährwert Kalorien Tabelle 2010/2011, Gräfe und Unzer, München

Flemmer, A. 2011. Mood-Food – Glücksnahrung, Schlütersche Verlagsgesellschaft, Hannover

Freudenberger, H. J. 1974. Staff burn-out. J Soc Iss 30(1):159–165

Goethe, J. W. v. 1821. Wilhelm Meisters Wanderjahre – oder die Entsagenden. Insel Verlag 1982

Grabe, M. 2010. Zeitkrankheit Burnout: Warum Menschen ausbrennen und was man dagegen tun kann. Verlag der Francke-Buchhandlung, Marburg, 4. Auflage

Greene, G. 1960. A burnt-out case. Vintage, Random House, London [2004]

Haffer, J. 2007. Ornithology, evolution and philosophy. The life and science of Ernst Mayr 1904–2005. Springer-Verlag, Berlin/Heidelberg/New York

Hof, J., V. Sommer. 2010. Menschenaffen wie wir. Edition Panorama Germany

Jaggi, F. 2008. Burnout – praxisnah. Georg Thieme Verlag, Stuttgart/New York

Jung, M. 2006. Trennung als Aufbruch: Bleiben oder Gehen? Ein Ratgeber aus der Praxis. Deutscher Taschenbuch Verlag, München

Junker, T., S. Paul. 2009. Der Darwin-Code. Die Evolution erklärt unser Leben. C. H. Beck, München

Kiefer, I., W. Lalouschek. 2009. Stressfood: Mit Ernährung und Stressmanagement aus der Burnout-Falle. Kneipp-Verlag, Wien

Köcher, R. 2011. Junge Frauen – Wirklichkeit und symbolische Politik. Frankfurter Allgemeine Zeitung, 23. 2. 2011

Korczak, D., et al. 2010. Differentialdiagonstik des Burnout-Syndroms. Schriftenreihe Health Technology Assessment (HTA) in der Bundesrepublik Deutschland, Deutsches Institut für Medizinische Dokumentation und Information, Köln

Leproult, R., E. van Cauter. 2010. Role of sleep and sleep loss in hormonal release and metabolism. Endoc Dev. 17:11–21

Lorenz, F. 2009. Wozu brauche ich einen Gott? Rowohlt Taschenbuch Verlag, Reinbek

Meckel, M. 2010. Brief an mein Leben: Erfahrungen mit einem Burnout, Rowohlt Taschenbuch Verlag, Reinbek, 2. Auflage [Mai 2011]

Nietzsche, F. 1878. Menschliches, Allzumenschliches. I. und II. Kritische Studienausgabe. G. Colli, M. Moninari (Hrsg.), Deutscher Taschenbuch Verlag, München 1988

Ophir, E., et al. 2009. Cognitive control in media multitaskers. PNAS 106(37): 15583–15587

Petermann, F. Th. 2004. Burnout im Professional-Sport. Causa sport 1/2004, S. 70–76

Plutchik, R. 2001. The nature of emotions. American Scientist 89:344–350

Pschyrembel. 2011. Klinisches Wörterbuch 2012. Walter de Gruyter Verlag, Berlin/Boston

Rolls, A., et al. 2011. Optogenetic disruption of sleep continuity impairs memory consolidation. PNAS 108(32):13305–13310

Rosen, I. M., et al. 2006. Evolution of sleep quantity, sleep deprivation, mood disturbances, empathy and burnout among interns. Acad Med. 81(1):82–85

Schmidt-Salomon, M. 2009. Jenseits von Gut und Böse. Pendo-Verlag, München

Shostak, M. 1982. Nisa erzählt: Das Leben einer Nomadenfrau in Afrika. Rowohlt Verlag, Reinbek; 2. Auflage Oktober 2001

Siegrist, J. 2010. Effort-reward imbalance at work and cardiovascular diseases. Int J Occup Med Environ Health 23(3):279–385

Taylor, S. E., et al. 2000. Biobehavioral responses to stress in females: tend-and-befriend, not fight-or-flight. Psychol Rev. 107(3):411–429

Topf, M., E. Dilion. 1988. Noise-induced stress as a predictor of burnout in critical care nurses. Heart Lung 17(5):567–574

Venkatraman, V., et al. 2011. Sleep depriviation biases the neural mechanisms underlying economic preferences. J Neurosci. 31(10):3712–3718

Voland, E. 2007. Die Natur des Menschen. C. H. Beck, München

Wadley, L., et al. 2009. Implications for complex cognition from the hafting of tools with compound adhesives in the Middle Stone Age, South Africa. PNAS 106(24):9590–9594

Wagner, C. 1998. Rossini. Eine kulinarisch-musikalische Biographie. Mosaik-Verlag, München

Watson, J. M., D. L. Strayer. 2010. Supertaskers: Profiles in extraordinary multitasking ability. Psychon Bull Rev. 17(4):479–485

Wuketits, F. M. 2008. Lob der Feigheit. S. Hirzel-Verlag, Stuttgart

Zebroff, K. 1973. Yoga für jeden. S. Fischer Verlag, Frankfurt a. M., Limitierte Sonderausgabe 2006

Zulley, J., B. Knab. 2009. Unsere innere Uhr. Mabuse-Verlag, Frankfurt a. M.

VI. Das PaläoPower-Prinzip

Allam, A. H., et al. 2009. Computed tomographic assessment of atherosclerosis in ancient Egyptian mummies. JAMA 302(19):2091–2094

Amos, W., J. I. Hoffmann. 2010. Evidence that two main bottleneck events shaped modern human genetic diversity. PNAS B 277:131–137

Archäologisches Landesmuseum (Hg.). 2009. Eiszeit: Kunst und Kultur. Begleitband zur Großen Landesausstellung Baden-Württemberg 2009, Jan Thorbecke Verlag, Ostfildern

Barton, L., et al. 2009. Agricultural origins and the isotopic identity of domestication in northern China. PNAS 106(14):5523–5528

Bethge, P. Endloser Campingtrip. Der Spiegel 6/2010, S. 146–147

Braun, D. R., et al. 2010. Early hominin diet included diverse terrestrial and aquatic animals 1.95 Ma in East Turkana, Kenya. PNAS 107(22):10002–10007

Buettner, D. 2006. Vital und gesund 100 werden. National Geographic Deutschland, Januar 2006, S. 78–103

Cohen, M. N., G. J. Armelagos. 1984. Paleopathology at the origins of agriculture: Editors' summation. In: Paleopathology at the origins of agriculture. M. N. Cohen, G. J. Armelagos (Hrsg.). Academic Press, Inc., London 1984, S. 585–601

Cordain, L., et al. 2000. Plant-animal subsistence ratios and macronutrient energy estimations in worldwide hunter-gatherer diets. Am J Clin Nutr 71:682–692

Cordain, L. 2002. The paleo diet – Lose weight and get healthy by eating the foods you were designed to eat. John Wiley & Sons, Inc., 2. Auflage 2011

Cordain, L. 2005. Origins and evolution of the Western diet: health implications for the 21st century. Am J Clin Nutr. 81:341–354

Cox, S. 2009. Crop domestication and the first plant breeders. In: Ceccarelli, S., et al. Plant breeding and farmer participation. Food and Agriculture Organisation of the United Nations (FAO), Rom 2009, S. 1–26

Deslauriers, L., et al. 2011. Improved learning in a large-enrollment physics class. Science 332:862–864

Eaton, S. B., M. Shostak, M. Konner. 1988. The paleolithic prescription – A programm of diet & exercise and a design for living. Harper & Row, New York

Eaton, S. B., et al. 2010. Diet-dependent acid load, paleolithic nutrition, and evolutionary health promotion. Am J Clin Nutr. 91:295–297

Ford, E. S., S. Capewell. 2007. Coronary heart disease mortality among young adults in the U. S. from 1980 through 2002. J Am Coll Cardiol. 50(22):2128–2132

Ganten, D., T. Spahl, T. Deichmann. 2009. Die Steinzeit steckt uns in den Knochen – Gesundheit als Erbe der Evolution. Piper, München/Zürich

Gaudzinski-Windheuser, S., O. Jöris (Hrsg.). 2006. 600 000 Jahre Menschheitsgeschichte in der Mitte Europas. Verlag des Römisch-Germanischen Zentralmuseums, Mainz

Gibbons, A. 2010. Tracing evolution's recent fingerprints. Science 329:740–742

Glaser-Lotz, L. 2011. Aktiv nach einem Jahrhundert Leben. Frankfurter Allgemeine Zeitung, 31. 8. 2011

Goethe, J. W. 1812. Aus meinem Leben – Dichtung und Wahrheit. Insel Verlag, Frankfurt am Main 1975

Henry, A. G., et al. 2010. Microfossils in calculus demonstrate consumption of plants and cooked foods in Neanderthal diets. PNAS 108(2):486–491

Hirschfelder, G. 2001. Europäische Esskultur: Eine Geschichte der Ernährung von der Steinzeit bis heute. Campus-Verlag, Frankfurt a. M., Studienausgabe 2005

Hoffmann, M., et al. 2007. Lebensmittelqualität und Gesundheit: Bio-Testmethoden und Produkte auf dem Prüfstand. Baerens & Fuss-Verlag, Schwerin

Janick, J. 1999. The search for new food resources. Plant Biotechnology 16(1):27–32

Jung, M. 2006. Trennung als Aufbruch: Bleiben oder gehen? Ein Ratgeber aus der Praxis. Deutscher Taschenbuch Verlag, München

Junker, T. 2006. Die Evolution des Menschen. C. H. Beck, München

Junker, T., S. Paul. 2009. Der Darwin-Code. Die Evolution erklärt unser Leben. C. H. Beck, München

Lindeberg, S., et al. 2003. Biological and clinical potential of a palaeolithic diet. J Nutri Envir Med. 13(3):149–160

Luca, F., et al. 2010. Evolutinary adaptations to dietary changes. Annu Rev Nutr. 30:291–314

Madeja, M. 2010. Das kleine Buch vom Gehirn: Reiseführer in ein unbekanntes Land. C. H. Beck, München

Max Rubner-Institut, Bundesforschungsinstitut für Ernährung und Lebensmittel. 2008. Nationale Verzehrsstudie II.

Murakami, H. 2007. Wovon ich rede, wenn ich vom Laufen rede. btb Verlag, München

Nemetz, P. N., et al. 2008. Recent trends in the prevalence of coronary disease. Arch Intern Med. 168(3):264–270

Nesse, R. M., G. C. Williams. 1994. Why we get sick – The new science of Darwinian medicine. Random House, New York (dt.: Warum wir krank werden. Die Antworten der Evolutionsmedizin, C. H. Beck, München 1997)

Olshansky, S. J., et al. 2005. A potential decline in life expectancy in the United States in the 21st century. NEJM 352(11):1138–1145

Organ, C., et al. 2011. Phylogenetic rate shifts in feeding time during the evolution of Homo. PNAS 108(35):14555–14559

Paul, S. 2007. Stichwort: «Steinzeit-Ernährung». Naturwissenschaftliche Rundschau 6:333–334

Paul, S. 2009. Jäger, Sammler, Fast-Food-Fans. Natur und Technik – Magazin des Deutschen Museums, München, Nr. 4/2009, S. 10–16

Revedin, A. 2010. Thirty thousand-year-old evidence of plant food processing. PNAS 107(44):18815–18819

Roosevelt, A. C. 1984. Population, health, and the evolution of subsistence: Conclusions from the conference. In: Paleopathology at the origins of agriculture. M. N. Cohen, G. J. Armelagos (Hrsg.). Academic Press, Inc., London 1984, S. 559–583

Shewry, P. R., N. G. Halford. 2002. Cereal seed storage proteins: structures, properties and role in graine utilization. J Exp Bot. 53(370):947–958

Shostak, M. 1982. Nisa erzählt: Das Leben einer Nomadenfrau in Afrika. Rowohlt Verlag, Reinbek; 2. Auflage Oktober 2001

Ströhle, A., et al. 2009. Die Ernährung des Menschen im evolutionsmedizinischen Kontext. Wien Klin Wochenschr. 121:173–187

Ströhle, A., et al. 2011. Diets of modern hunter-gatherers vary substantially in their carbohydrate content depending on ecoenvironments: results from an ethnographic analysis. Nutri Res. 31(6):429–435

Vallverdú-Queralt, A., et al. 2011. Is there any difference between the phenolic content of organic and conventional tomato juices? Food Chemistry, doi:10.1016/j.foodchem.2011.7.017

Worm, N. 2000. Syndrom X oder Ein Mammut auf den Teller. Systemed Verlag, Lünen, 6. Auflage 2004

Wrangham, R. 2009. Feuer fangen. Deutsche Verlags-Anstalt, München

Wuketits, F. M. 2011. Wie der Mensch wurde, was er isst. Die Evolution menschlicher Ernährung. S. Hirzel Verlag, Stuttgart

Yi, X., et al. 2010. Sequencing of 50 human exomes reveals adaptation to high altitude. Science 329(5987):75–78

Zulley, J., B. Knab. 2009. Unsere Innere Uhr. Mabuse Verlag, Frankfurt a. M.

Bildnachweis

Abb. 1: Friederike Kruft
Abb. 2: Foto Ingo Arndt
Abb. 3: Mareke Müller
Abb. 4: ullstein bild – Lineair/Ron Giling
Abb. 5: Christine Hemm
Abb. 6: Katharina Lob
Abb. 7: Christine Hemm
Abb. 8: Christine Hemm
Abb. 10: Bildagentur Huber/Smetek
Abb. 11: M. Baumann/adpic Bildagentur, Bonn
Abb. 12: Benôit Clarys/Archäologisches Landesmuseum
Baden-Württemberg

Die Illustrationen wurden von Helge Nyncke angefertigt.

Evolution, Ernährung und Gesundheit in der Beck'schen Reihe

Thomas Junker/Sabine Paul
Der Darwin-Code
Die Evolution erklärt unser Leben
2010. 224 Seiten mit 22 Abbildungen. Paperback
(Beck'sche Reihe Band 1966)

Thomas Junker
Die 101 wichtigsten Fragen: Evolution
2011. 160 Seiten mit 15 Abbildungen. Paperback
(Beck'sche Reihe Band 7033)

Thomas Junker
Die Evolution des Menschen
2., durchgesehene Auflage. 2008. 127 Seiten mit 23 Abbildungen
und 1 Tabelle. Paperback
(Beck'sche Reihe Band 2409)

Prof. Dr. med. Winfrid Papenfuß
Die Kraft der Selbstheilung
Wie wir Heilungsprozesse anstoßen und unterstützen können
2011. 191 Seiten mit 45 Abbildungen. Paperback
(Beck'sche Reihe Band 6007)

Dr. med. Michael Prang
Vegetarier leben länger
Die 101 größten Gesundheitsirrtümer
159 Seiten. Paperback
(Beck'sche Reihe Band 1824)

Susann Sitzler
Bauchgefühle
Mein Körper und sein wahres Gewicht
2011. 187 Seiten. Paperback
(Beck'sche Reihe Band 6013)

Verlag C.H.Beck